橘井传香

疑难杂症治验录

主编 刘昳 蔡云

中国科学技术出版社

·北京·

图书在版编目（CIP）数据

橘井传香：疑难杂症治验录 / 刘昳，蔡云主编 . — 北京：中国科学技术出版社，2024.6

ISBN 978-7-5236-0632-2

Ⅰ.①橘… Ⅱ.①刘… ②蔡… Ⅲ.①疑难病—验方—汇编 Ⅳ.① R289.5

中国国家版本馆 CIP 数据核字 (2024) 第 071024 号

策划编辑	于 雷 韩 翔
责任编辑	于 雷
文字编辑	卢兴苗
装帧设计	佳木水轩
责任印制	徐 飞

出 版	中国科学技术出版社
发 行	中国科学技术出版社有限公司
地 址	北京市海淀区中关村南大街 16 号
邮 编	100081
发行电话	010-62173865
传 真	010-62179148
网 址	http://www.cspbooks.com.cn

开 本	710mm×1000mm 1/16
字 数	242 千字
印 张	17
版 次	2024 年 6 月第 1 版
印 次	2024 年 6 月第 1 次印刷
印 刷	北京顶佳世纪印刷有限公司
书 号	ISBN 978-7-5236-0632-2/R·3225
定 价	65.00 元

编著者名单

主　编　刘　昳　蔡　云

副主编　边卓琼　彭　宇　杨　洋　张　哲

编　者　（以姓氏汉语拼音为序）

笪晨星　李　洁　李　帅　马海桐

申　艳　孙玉娇　王宏竹　吴　震

于军杰　俞　晨　原　莹　张　莹

张月娇　左梅灵

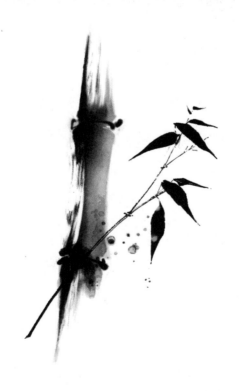

内容提要

　　传承是中医药发展的根基，创新是中医药发展的活力。中医药师承教育是独具特色、符合中医药人才成长和学术传承规律的教育模式，是中医药人才培养的重要途径。郑清莲教授，全国第五批老中医药专家学术经验继承工作指导老师、陕西省名中医，临床经验丰富。本书由郑老的学术经验继承人刘昳、蔡云及传承工作室成员根据平日里跟师所见、所闻、所思汇编而成。全书共5章，主要对郑老的行医之路、学术主张、治疗病种、临床用药经验等进行总结整理，并通过典型医案分析探讨了郑老的临床辨证用药思路，对于跟师学习中的困惑，则以师徒对话的形式呈现。本书论述全面，临床实用性强，适合广大临床医务工作者、中医爱好者参考学习。

序

"中医药学是一个伟大的宝库。"师承教育是中医药传承发展的重要方式，促进建立和推广名老中医师带徒工作，是加快中医药人才培养的有效途径。1990年国家人事部、卫生部、中医药管理局联合发文，要求采取紧急措施，做好老中医药专家学术经验继承工作，随后，在全国遴选出近500名具有独到经验和专长的老中医药专家作为指导老师，并为他们每人选派了1～2名学术经验继承人，以从师临证和理论学习相结合的形式进行，学制3年，通过国家统一考核，颁发"出师证"。我有幸成为首批老中医药专家刘茂甫学术经验继承人，又于2013年被遴选为全国第五批中医师承导师，于2021年成立个人"全国老中医药专家传承工作室"。传承发扬中医药事业是我的责任，也是历史赋予我的神圣使命。

从事医疗工作是我从小的志向。我出生在陕西省白水县一个偏僻的小山村，从记事起就经常看到人们被疾病痛苦折磨的样子，也对农村缺医少药的现象印象深刻，同时也见到过当地自学成医者用针灸治病救人，感触颇深，于是立志学医。中学毕业后，幸遇白水县创办医士班以解决农村医务人员匮乏问题，学制2年，毕业后顺利成为一名赤脚医生，实现了我从事医疗工作的梦想。后来，在陕西省人民卫生学校（现西安医学院）上学期间，我系统学习了解剖、生理、病理等西医基础知识。1979年，我在陕西中医学院（现陕西中医药大学）医疗系毕业后，被分配到西安医科大学第一附属医院（现西安交通大学第一附属医院）中医科从事中医及中西医结合的医疗、教学、科研工作。在不断学习和开展医疗工作的过程中，我深深体会到学医难，成为一名医生更难。疾病无小事，只有全身心的投入，认真做好每位患者的诊疗工作，才能成为一名称职的医师。1991年，我有幸成为全国首批老中医药专家刘茂甫教授的学术经验继承人，通过3年跟师学习，结合自己实践体会，不仅对刘老师治疗急性外感发热、癫痫、肿瘤、颈椎病等难治性疾病的临床经验进行了总结发表，还对刘老治疗老年病的学术思想和临床经验进行了系统总结，撰写了5万字的毕业论文，并参与编写《静心斋医集：刘茂甫教授医学经验选》。学术经验继承工作让我在科研思维、临床研究等方面得到了提升。随着工作的积累，面对很多疑难病症的困惑，我开始探求新的中医治疗方法和措施，相关研究课题得到多项省、部级科研经费资助，并取得了可喜的研究成果。

本书是我的学术经验继承人刘昳、蔡云及传承工作室成员根据临床学习、随诊听讲中所收集的资料，结合其自身体会、感悟整理编写而成，其中对治疗老年病、恶性肿瘤及妇科病的学术思想和临床用药经验进行了详细总结，并附有典型医案，对一些疑难病例（如腹茧症）的治疗及用药疗效进行了翔实记录。综观全书，基本囊括了我的学术思想和临床经验，如果能对从事老年病、肿瘤、妇科及内科疾病的医务工作者在临床工作上有一定帮助，我们不胜荣幸。

该书能够顺利编撰出版，是传承工作室负责人刘昳及工作室各位成员不懈努力的结果，在此向大家表示感谢！同时，感谢出版社的大力支持！

郑清莲

前　言

中医学为中华民族的健康做出了巨大贡献，其科学性和实用性也日益得到国际学者的认同。近年来，国家相继出台了大力发展中医药的相关政策，也加大了对中医药的投入和扶持。然而，当下中医药的发展现状仍不甚理想，主要由于中医药发展过程中需要解决的两大问题暂时还未得到有效处理，一是学术经验传承的问题，二是如何处理中医药与现代医学发展关系的问题。

郑清莲教授从医30余年，在医疗、教学、科研方面做出了一定贡献，被评为西安交通大学名医、陕西省名中医、全国第五批老中医药专家学术经验继承工作指导老师，并成立了"全国老中医药专家传承工作室"。本工作室以"医门传薪"为天职，工作室成员在郑教授的指导下，通过长期的跟师学习，收集了大量典型医案。通过开展学术交流、团队磋商，对郑教授的临床经验和学术思想进行了系统归纳总结。本书由团队成员在数年的跟师继承和学习过程中，逐渐收集、整理、撰写而成。书中质朴的文字均为团队成员学习中的点滴心得，以及对郑教授学术思想的理解和认识。虽然存在功力不足、认识不够深刻的问题，但均源于临床且有郑教授的指导意见，对初窥医径的年轻中医药工作者有一定的参考价值。本书是中医传承成果的验证，也期望能对中医师承教育模式的发展提供参考依据。

笔者毕业于北京中医药大学，后又在西安交通大学中西医结合专业、内科学专业攻读硕士研究生、博士研究生学位，并先后到美国约翰斯·霍普金斯大学、俄克拉荷马大学访问学习，对中西医结合有着深入思考。郑教授在综合医院中医科工作30余年，对中西医结合之路进行了有益的探索和实践。综合医院中医科无明确专业划分，所以郑教授接触的病种多、涉及面广，而且经常遇到内、外、妇、儿等各科的疑难病症。

本书提供了郑教授诊治此类疾病时独到的中西医结合临床经验。例如，创新性提出通过检测自主神经功能，为辨识肝郁肾虚型围绝经期综合征提供客观诊断标准。郑教授的经验为理清中医药与现代医学临床发展关系提供了解决思路，相信对学习中医的后辈会大有益处。

本书的撰写历时七载，通过跟师深造，悉心揣度，深研奥旨，几次易稿而成。该书撰编过程，工作室成员齐心协力，勤奋耕读，仅以自身体悟心得抛砖引玉，书中如有疏漏之处，敬请同道赐教和斧正。在此特致衷心谢意！

刘　昳

目　录

第 1 章　郑清莲教授的成才之路 ················· 001

一、年少立志，宏愿于心 ····················· 002

二、发奋学习，目标明确 ····················· 003

三、初入医门，服务民众 ····················· 003

四、学习经典，夯实基础 ····················· 005

五、师从名医，全面提高 ····················· 005

六、继承创新，卓尔不群 ····················· 009

七、重视临床，贵在研究 ····················· 013

八、长期教学，兢兢业业 ····················· 025

九、先树仁心，方可仁术 ····················· 029

第 2 章　郑清莲教授的学术主张 ················· 033

一、临床上主张中西医结合 ··················· 033

二、诊病注重整体研究，探析个体特点 ········· 038

三、治病注重扶助正气，祛除邪气 ············· 041

四、调脏腑注重疏通气机 ····················· 042

五、攻疑难注重审证求因 ····················· 045

六、博采众长，继承创新 ····················· 047

第 3 章　郑清莲教授的临床经验 ················· 049

一、老年肿瘤治疗经验 ······················· 049

二、妇科病治疗经验 ························· 062

三、老年内科常见疾病治疗经验 ··············· 086

四、杂病治疗经验 ··························· 102

第4章　郑清莲教授的典型医案 ·············· 137

　一、肿瘤医案 ································· 137

　二、妇科医案 ································· 168

　三、杂病医案 ································· 200

第5章　师徒对话 ······························· 243

　一、谈行医、治学之道 ····················· 243

　二、谈中医、中西医结合之路 ··············· 245

　三、谈如何学习中医 ······················· 247

　四、谈老年病的治疗总则 ··················· 250

　五、补肾化瘀论痴呆 ······················· 252

　六、补肾化瘀治痛证 ······················· 255

　七、中西结合治黄疸 ······················· 256

　八、中西结合治失眠 ······················· 258

第 1 章　郑清莲教授的成才之路

　　郑清莲教授，一级主任医师，西安交通大学名医，中西医结合硕士研究生导师，中国中医科学院中医师承博士研究生导师，全国首批老中医药专家刘茂甫教授的学术经验继承人，陕西省首批名中医，第五批全国老中医药专家学术经验继承指导老师。兼任中华中医药学会老年病分会常务委员，中国老年学学会中医研究委员会常务委员，中华中医药学会肾病专业委员会委员，陕西省中医药学会第六届理事会理事，陕西省中医药学会风湿病、肾病、心病专业委员会副主任委员，陕西省中医药学会中医基础理论专业委员会委员，西安医学会医疗事故技术鉴定专家及陕西省卫生健康系列高级职称评审专家。2021 年成立"全国老中医药专家传承工作室"。

　　郑清莲教授出生于陕西省渭南市白水县。1972 年 9 月至 1974 年 1 月在陕西省渭南市白水县唐寨大队医疗站任"赤脚医生"；1974 年 2 月至 1975 年 11 月就读于陕西省人民卫生学校（现西安医学院）护理专业；1975 年 12 月至 1976 年 11 月在陕西省人民卫生学校第一附属医院（现西安医学院第一附属医院）担任护士工作；1976 年 12 月至 1979 年 11 月就读于陕西中医学院（现陕西中医药大学）中医专业，攻读医学学士学位，毕业后一直在西安医科大学第一附属医院（现西安交通大学第一附属医院）中医科从事医疗、教学、科研工作。其中 1979 年 11 月至 1980 年 8 月，于西安医科大学（现西安交通大学医学部）免疫实验室进行脱产学习。1982 年 2 月至 1983 年 7 月，于陕西中医学院（现陕西中医药大学）系统学习"中医四大经典"。1991 年 5 月她荣幸地被国家卫生部（现国家卫生健康委员会）批准成为全国首批老中医药专家刘茂甫教授的学术经验继承人。1994 年 5 月她出色地完成了为期 3 年的继承学习工作，经全国统一考核，获得了由人事部、卫生部、国家中医药管理局联合颁发的全国老中医药专家刘茂甫教授学术经验继承人"出师证"。自 1996 年起开始担任硕士研究生导师，于 1999 年晋升为主任医师。2008 年获得由陕西省人力资源和社会保障部、卫生健康委员会、中医药管理局联合颁发的"陕西省名中医"荣誉证书。2013 年国家中医药管理局为了全面系统的总结与传承她从医 30 余年的丰富临床经验，指定其担任第五批全国老中医药专家学术经验继承工作指导老师。

郑清莲教授从事中医、中西医结合医疗、教学、科研工作 35 年，通过不断学习、积累、继承、总结，逐步形成了以补肾化瘀法治疗老年病、妇科病，用扶正祛邪法治疗肿瘤，用解卫清气法治疗外感发热类疾病的学术思想和独到的临床经验。她先后主持科研项目 7 项，其中省、部级科研课题 4 项，省中医药重点项目 3 项。获得国家专利 1 项、省中医药科技成果三等奖 3 项、西安市科技进步奖 1 项。并在省级以上刊物发表论文 40 余篇，其中 6 篇分别获国家自然科学、省自然科学、省中医药优秀论文奖。主编论著 2 部，参编论著 1 部。

郑清莲教授工作认真负责，曾多次被评为"先进个人"，其中 2003 年 10 月被评为西安交通大学第一附属医院"抗击非典先进个人"；2008 年、2013 年、2014 年被评为西安交通大学第一附属医院"优秀教师"；2009 年被评为西安交通大学第一附属医院"十佳医师"。笔者在跟师学习的过程中，深感郑老师作为一代名医，其学验俱丰，对其成才之道略有所悟，简述如下。

一、年少立志，宏愿于心

白水县位于陕西省东北部，处于关中平原与陕北高原的过渡地带，境内地貌复杂，地形破碎，属于大骨节病、地方性甲状腺肿等地方病高发区，缺医少药导致患病者随处可见。郑老师出生并生活在白水县，从小耳闻目睹这一状况，看到周围乡亲因患病得不到救治而被病魔夺去生命的悲惨情景，幼小的她除了悲伤，毫无办法。

当时有一邻居大伯，常年咳嗽、咳痰，气喘，得不到医治，有年冬天因病情加重，不堪其苦，选择上吊自杀。这件事情在她心里留下了深刻的印象，也是从这件事情开始，郑老师立下了学医挽救乡亲性命的宏愿。

而郑老师的母亲因胃溃疡并发胃穿孔在去医院的路上未治辞世，享年 37 岁。这件事情更是让她悬壶桑梓、济世活人的志向更加明确。

二、发奋学习，目标明确

70 年代初，国家为培养基层医务工作者，在高中开设了文化课和医疗知识双修班。当时年仅 17 岁的她毫不犹疑地选择了双修班，在刻苦学习文化知识的同时钻研医学知识。

三、初入医门，服务民众

1972 年 7 月，郑老师高中毕业后在尧禾地段医院（现白水县尧禾中心卫生院）学习，并有幸得到了西安市中医医院下基层到地段医院工作的王仰通教授等悉心指导。他们精湛的医术和无私奉献的精神令她受益匪浅。记得当时急诊来了一位昏迷患者，当其他医生还在一筹莫展诊断不清时，王老师凭着从患者的呕吐物中闻到的农药气味，一下就明确了诊断。因为诊治及时，患者得救了。这件事情让初入医门的她了解到作为一名医生，诊病一定要细致入微。

回乡后她开始在唐寨大队医疗站（现白水县尧禾镇塘寨村卫生室）任赤脚医生。当时医疗站站长是 60 年代初从陕西省卫生学校医士班毕业的郑书和医生。他的医疗水平比较高，加上村民在当地医疗站看病很方便（除收 5 分钱的挂号费外，其余治疗费用全免），所以村上很少有人到外地就诊。在他的指导下，郑老师除了给村民看病，还担负起给患病村民打针以及日常的预防保健工作。抗生素具有时间依赖性，必须在规定的时间内注射才能达到最好效果，为了不耽误治疗，郑老师经常就住在村民家里，半夜起来为患者打针。70 年代初，由于西北地区缺水，村民普遍用地窖储水以用于日常生活。为了预防大骨节病，就需要定时在水中按比例兑上硫酸。从她负责这项工作起，无论刮风下雨，还是酷暑严寒，总能按时定期对水进行测量，并严格按照比例加入一定量的硫酸。说起这些，附近的村民至今还记忆犹新。患者和乡邻对她的信任更加坚定了她一辈子为老百姓服务的信念。

在医疗站工作期间，为了进一步提高医疗技术，她被抽调到收水卫生所（现收水乡卫生院）学习、工作。当时卫生所的所长是西安医科大学毕业的胡佑才老师，所里的医生有陕西省人民卫生学校毕业的王丽君老师等。他们德才兼备，为当地村民的医疗保健做出了很大的贡献。郑老师在他们的指导下从事计划生育和常见病的诊疗工作。在此期间，她的业务技术水平提高很快，也见到了许多平时难得一见的疾病。如一患者右下肢皮肤发黑，伴有发热，胡老师很快诊断其为传染性很强的炭疽病，并对患者伤口的分泌物进行处理和隔离治疗。在积极治疗病患的同时，郑老师还和胡老师一起深入到该患者居住的村落进行传染病的现场调查，采取消毒和深埋病羊等措施，使恶性传染病得到有效控制。也就是通过这次传染病的治疗与防控工作，增强了郑老师对传染病的防治意识，并养成了她在学习中尽可能扩充知识面的习惯。

1974 年 2 月，郑老师通过考试和选拔被陕西省卫生学校护理专业录取，怀抱着理想的她进入了一个新的世界。在此期间，她较为系统地学习了解剖、生理等西医基础知识。在"开门办学"的号召下，郑老师跟同学们被分到宝鸡市岐山县任王村卫生室实习。当地有一个村民患了阿米巴肠病（阿米巴痢疾），多次到宝鸡市、西安市的医院治疗，效果都不好。郑老师在杂志上看到可以采用理中汤口服，配合白头翁汤灌肠来治疗阿米巴肠病。她立即和同学们一起给患者熬药、灌肠。经过 10 余天的悉心治疗，患者的"果酱便"消失了，治疗 30 天后，患者痊愈康复。这件事让她看到了中医药卓越的疗效，也让她初次感受到通过中医药救人的喜悦，并激发了她对中医学浓厚的兴趣。

1975 年 12 月，郑老师被分配至陕西省人民卫生学校第一附属医院工作。她一心想为缺医少药的家乡服务，为此多次找到主管分配的老师，强烈地表达了自己要回到家乡工作的愿望，遗憾的是上级并没有批准她的请求。22 岁的她成为中医科的一名护士。在护士工作岗位上，她一边兢兢业业地完成繁重的护理工作，一边利用业余时间自学和向科室老师请教学习医疗专业知识，并和科室老师一起上山采药，了解中药性能。

四、学习经典，夯实基础

1976 年 12 月，在中医科工作 1 年后，郑老师经医院推荐被录取到陕西中医学院中医系，至此正式开启了她的中医之路。

在陕西中医学院上学期间，她勤勉认真地系统学习了《黄帝内经》《伤寒论》《金匮要略》《温病条辨》《神农本草经》《济生方》《脾胃论》《医林改错》《医学衷中参西录》等中医经典论著，至今她还能一字不落地背诵其中的精彩篇章。郑老师认为中医精华多载于古籍，中医经典著作是中医的基础，是中医学术发展的渊源。因此，需要在众多中医典籍中不断学习，汲取古代医家丰富的临床经验和学术思想。

在研读中医古籍过程中，她强调对经典古籍应反复诵读，牢记于心，勤记笔记，与临床印证。读经典的目的是指导临床实践，临床实践是深刻体会中医内涵的唯一途径，带着问题研读经典可以事半功倍。

与此同时，她还非常重视对现代医学知识的学习。在陕西省人民卫生学校、陕西中医学院学习期间，郑老师认真学习现代医学知识，熟悉并掌握了《解剖学》《生理学》《药理学》《内科学》《外科学》《病理生理学》等现代医学基础理论知识。这为她日后临床诊断、治疗疾病提供了不同于传统中医的思维模式与方法，也丰富了其运用中医药方法诊治疾病的内涵与手段。

五、师从名医，全面提高

1979 年，郑老师从陕西中医学院毕业后，被分配到西安医科大学第一附属医院中医科，从此开始了她的中医临床、教学、科研工作。由于临床经验不多，除了自己多看患者、多积累，多看书、勤钻研，郑老师还虚心向有经验的同事、上级医生及前贤学习，不断进行总结，很快就胜任了工作并能独当一面。在工作期间，于 1979 年 11 月至 1980 年 8 月到西安医科大学免疫实验室脱产学习免疫实验技术，并于 1982 年 2 月至 1983 年 7 月前往陕西中医学院脱产学习"中医四大经典"。这几次的学习经历为她后来的研究工作打下了坚实的基础。

中医药学是一个伟大的宝库，老中医药专家是宝库中最宝贵的财富，他们的学术思想和临床经验是中医学理论与实践长期相结合的结晶。古语有云："师者，人生之大宝。随师临证，可极大提高临床思维能力，可桴鼓相应，触类旁通。"1990年，我国人事部、卫生部、中医药管理局联合发文，要求采取紧急措施，做好老中医药专家学术经验继承工作。随后，在全国各地遴选出近500名具有独到经验和专长的老中医药专家作为指导老师。西安医科大学中医科刘茂甫教授当选为指导老师，而郑老师被选为其学术经验继承人。同年10月，在北京人民大会堂举行了隆重的拜师大会，郑老师也就开始了为期3年的跟师临证工作。在这三年的学习中，郑老师除了跟随刘老临证、详细记录病史资料、接受口传身教外，还对"中医四大经典"、中医学发展史等内容进行了有计划的系统学习，并对刘老的临床用药经验进行归纳总结。3年跟师，郑老师共写了160余篇心得、30多万字的读书笔记，收集了近千份临床病历资料。通过资料总结，结合学习体会，撰写了5万字的毕业论文，发表了总结继承性论文10余篇。

郑老师在跟随刘老学习的过程中，不仅对刘老治疗癫痫、外感发热疾病以及用厚朴八味汤治疗脾胃气滞湿阻证的经验进行了总结发表，还重点对其用补肾化瘀法治疗老年病的学术思想和临床经验进行了系统总结。

刘茂甫教授提出"肾虚、血瘀"为人体衰老之本，发表了"论肾虚、血瘀为人体衰老之本——兼抗衰老用药"一文，在临床上擅长用补肾化瘀法治疗老年病。郑老师根据从师临证记录，从3年积累的病历资料中对刘老治疗老年病的临床用药经验进行整理，凝练其学术思想，发表了相关总结性论文多篇，撰写了5万字的"刘茂甫教授补肾化瘀通络法治疗老年高血压病的学术思想探讨"毕业论文。其中心内容如下。

学术思想总结：肾虚兼瘀是老年病的根本病因病机

1. 肾虚是老年人的生理特点

刘老根据《素问·上古天真论》"女子七岁，肾气盛，齿更发长……

五七，阳明脉衰于上，面皆焦，发始堕……七七，任脉虚，太冲脉衰少，天癸竭，地道不通，故形坏而无子也。丈夫八岁，肾气实，发长齿更……五八，肾气衰，发堕齿槁；六八，阳气衰竭于上，面焦发鬓斑白；七八，肝气衰，筋不能动；八八，天癸竭，精少，肾脏衰，形体皆极，则齿发去"的理论，认为老年人存在生理性肾虚。他指出，此段经文是古人对人体生、长、壮、老、已的客观认识和高度总结。说明女性从35岁开始，49岁明显；男性机体衰老从40岁开始，56—64岁时最为明显，这种生理性变化是由肾元精气逐渐虚衰所致。

2. 肾虚使人体阴阳失调，脏腑功能失常，以致瘀血、痰饮等邪内生

肾藏精，精气为人体阴阳之本。肾中之精气是构成机体的基本物质和维持生命活动的原动力，对机体各方面的生理活动均起着极其重要的作用，故称肾为"先天之本"。肾精气中的元阴元阳，分别对机体各脏腑组织起着滋养、温煦的作用，是人体阴阳之本。各脏之阴取之于肾阴，各脏之阳取之于肾阳。《素问·阴阳应象大论》曰："阴阳者，天地之道也，万物之纲纪，变化之父母，生杀之本始，神明之府也。"正常情况下"阴平阳秘，精神乃治"。若肾中精气虚衰，则生命失去了物质基础，不但出现肾精衰弱之证候，还会出现阴虚、阳虚、阴阳俱虚等病理变化；若肾阴精不足，各脏腑组织器官失于滋养、濡润，导致阳热亢盛，火热内生，炼津为痰，灼伤营血，则痰饮、瘀血内生；若肾阳气虚衰，各脏腑组织器官失于鼓动、温煦，其功能衰退，就会出现阳气不足的寒证和血液、水液不能温运而停于体内的瘀血、痰饮诸证。

3. 瘀血和痰饮是引起老年病的直接原因

瘀血和痰饮是由肾虚所致。老年人多因生理性肾虚，致脏腑功能失常，气、血、津液代谢紊乱从而产生病理产物，是引起老年病的直接原因。它们一旦形成，便可作为病因引起新的疾病，其病理特点为阻塞不通。正如刘老所说："附着于血管壁的一种特异性痰浊，由于它逐渐沉积，愈变愈厚和范围增大，最终阻滞血液流通。这样的病理变化，可导致血管压力增大，或某脏络缺血，而大脑孙络为脉络之最细者，故脑缺血表现更为突出，极易发生变证，值得注意。"瘀血和痰饮郁久便可化火，形成气、血、痰、湿、火、瘀结于体内，使病情不断复杂化。

4. 提出用补肾化瘀法治疗老年病

基于以上论点，根据"治病求本"的原则，刘老提出补肾化瘀为治疗老年病的基本治法。该法适用于各种老年病，如中医学的眩晕、中风、惊悸、消渴、痹证、积证、淋证等；现代医学的高脂血症、心脑血管病、内分泌病、免疫功能低下、肿瘤、前列腺增生等疾病。

临床经验总结：补肾，是扶正的总称，不仅包括益精、滋阴、壮阳补肾，还包括调补气血及调节各脏腑功能，主要以补肾益精、滋阴、壮阳为主。化瘀，则是祛除导致血液瘀滞不通的各种邪气总称，包括活血、除湿、化痰、行气、消食等祛除瘀邪的方法，但以活血、化痰行气为主。常用的补肾益精药有枸杞子、女贞子、五味子、菟丝子、何首乌等，其代表方为益肾饮（自拟方：由枸杞子、女贞子、五味子、丹参、车前子等药物组成）；滋补肾阴药有生地黄、天冬、石斛、墨旱莲等，其常用方为六味地黄汤加味；壮阳补肾药有淫羊藿、巴戟天、杜仲、补骨脂等，其常用方为右归丸、金匮肾气丸；常用活血药有桃仁、红花、丹参、川芎、郁金、牛膝、益母草、当归等，常用方为桃红四物汤加味；除湿化痰多用茯苓、猪苓、泽泻、半夏、车前子等，常用方为五苓散、二陈汤加减；行气常用陈皮、厚朴、枳壳、香附等，其代表方剂为厚朴八味汤（自拟：平胃散加枳壳、柴胡、炒莱菔子、连翘）。补肾化瘀法在临床应用时应注意：补肾化瘀同时应用时，始终要养精、护精以固其本，同时配以活血除湿等祛瘀药，以通利血脉；肾虚重瘀邪轻，则以补肾为主；肾虚和瘀邪并重，则祛瘀药味及药量要偏多、偏重；肾虚但瘀邪偏重者，应以祛瘀为主，补肾药味要少、药量要轻；用于保健、康复时，应以补肾益精为主，如"益肾饮"。另外，老年人由于体虚，病情多变，治疗时应注意辨证与辨病相结合，必要时行中西医结合治疗。

在3年的继承工作中，她发表了刘茂甫教授以补肾化瘀法治疗高脂血症、颈椎病、增生性骨关节炎以及中、晚期肝癌的临床经验总结继承性论文10余篇，其中"刘茂甫教授用补肾化瘀法治疗中、晚期肝癌的经验"获国家中医药管理局、全国老中医药专家学术经验继承工作优秀论文三等奖。郑老师总结的"刘茂甫补肾化瘀法治疗老年病的经验总结"一文，在全国老年病学术会议上交流，并获优秀论文。

1994 年 5 月经全国统一考核，郑老师获得由国家人事部、卫生部、中医药管理局联合颁发的全国老中医药专家刘茂甫教授学术经验继承人"出师证"。

六、继承创新，卓尔不群

郑老师在学习、总结、继承刘茂甫教授临床经验和学术思想的基础上，不但能够活学活用，而且还善于创新。在 30 余年的临床工作中，她将补肾化瘀法用于多种疾病的治疗，使其学术思想不断得到发扬。郑老师通过临床不断探索、总结、创新，逐渐形成了具有自身特色的诊疗方法，并在临床中显示出卓越的疗效。

（一）用补肾化瘀法治疗慢性前列腺炎

慢性前列腺炎是青壮年男子的常见病、多发病。大部分前列腺炎患者发作时往往求助于现代医学，而现代医学针对该病的一般治疗方案是消炎、镇痛等对症处理，大多数患者症状减轻后不再复诊，以致反复发作，逐渐演变为慢性疾病。由于前列腺上皮的类脂质膜是多种抗生素进入腺泡的屏障，导致慢性前列腺炎的治疗用药难达病所、效果不佳，往往因难以根治而出现反复急性发作。郑老师在长期的临床观察与治疗中发现，慢性前列腺炎的患者大多数有性生活过频和不洁性史。性生活过频会损伤肾气，不洁容易感受邪气。肾主水，肾气不足则水液运行失司，易生湿邪。因湿性重浊、易趋于下，故常停留于下焦；又因湿性黏滞，经久难除，故湿邪极易缠绵于下焦，日久既可郁而化热，湿热下注，灼伤尿道，出现尿频尿急、尿道灼热、会阴部潮湿，前列腺液检查发现白细胞数目超过每个高倍视野 15 个；同时湿可阻碍气机，气为血之帅，气行则血行，气滞则血瘀，气滞血瘀，脉络不通，则感尿道、会阴、大腿根部、腰背等部位的放射痛，直肠指诊前列腺表面不平，质硬，有局限性压痛。疾病后期可出现湿、热、瘀三者相合，互为因果，使病邪更难祛除，不仅反复发作，还可进一步损伤肾气，形成恶性循环，出现性欲减退、阳痿，检查可发现卵磷脂小体减少、精子质量下降等。另外，患者往往会因过分关注病情而产生抑郁和烦躁的情绪。因此，郑老师认为慢性前列腺炎的病机以肾虚为本，下焦湿、热、瘀互结为标，采用补肾化瘀法治疗，选用治疗下焦湿热的经典方三妙丸加补肾药（苍术、黄柏、牛膝、淫羊藿、菟丝子、蒲公英、鱼腥草、车前草、丹参等）进行治疗，疗效显著。

我们对其经验已进行总结，2012 年在《陕西中医》第 10 期发表了"郑清莲活用三妙丸治疗慢性前列腺炎的经验"一文，感兴趣的读者可以阅读参考。

（二）用补肾化瘀法治疗疼痛

疼痛是临床最常见的症状，可涉及临床各科疾病，发于身体任何部位。其证候虽错综复杂，然往往是同证异病或同病异证。从中医学角度来看，疼痛病机不外虚与实。疼痛之虚表现为"不荣则痛"；疼痛之实表现为"不通则痛"。外感六淫、内伤七情多致人体气机阻滞，久之则气血瘀滞，故疼痛之不通应着重从瘀论治。根据老年人存在生理性肾虚，肾虚兼瘀是老年病的基本病因病机，从而提出了用"补肾化瘀、通络止痛"法治疗疼痛的理论。补肾化瘀、通络止痛方组成为枸杞子15g，菟丝子15g，女贞子15g，五味子12g，淫羊藿12g，生黄芪30g，桃仁12g，红花12g，丹参30g，地龙9g，川芎12g，延胡索12g。方中枸杞子、菟丝子、女贞子、淫羊藿补肾益精，均为君主之药；丹参、桃仁、红花活血化瘀通经，为臣药；黄芪、川芎、地龙益气活血，利湿通络，延胡索行气止痛，均为佐使之药。诸药合用，共奏补肾化瘀、通络止痛之效。临床以该方为基础方，随症加减，每收桴鼓之效。

1. 治疗颈源性疼痛

颈椎病是引起颈源性疼痛的主要疾病，以颈肩背部疼痛为主要症状，大多伴有上肢麻木、头晕、怕冷等症，属中医学"痹证"范畴，为中老年人常见病、多发病，也属于难治性疾病。郑老师认为，其病因病机为肾虚兼瘀、络脉不通，用补肾化瘀、通络止痛方加减治疗，疗效显著。

医案： 李某，女，55 岁。

主诉：右侧肩背部疼痛反复发作 1 年，加重伴右上肢麻木 1 周。

现病史：右侧肩背部拘急疼痛，右上肢麻木，以右手无名指及小指为甚，伴腰膝酸困，心烦，失眠多梦，食欲及二便正常。患者舌质紫暗，苔薄白，脉弦细。绝经 5 年。专科检查：C_5、C_6 颈椎棘突右侧压痛明显。颈椎 X 线片示：$C_{3～6}$ 椎体均有不同程度增生，以 $C_{5～6}$ 为著，椎间隙狭窄，颈椎生理曲度变直。

西医诊断：颈椎病（神经根型）。

中医辨证：肾气不足，气虚血瘀证。

治法：补肾益精，益气活血化瘀。

处方：五味子 15g，枸杞子 15g，女贞子 15g，生黄芪 15g，天麻 15g，钩藤 15g，丹参 18g，红花 12g，葛根 30g，川芎 18g，炒枣仁 15g，柏子仁 15g。7 剂，每日 1 剂，水煎，分 2 次服。

二诊：患者右侧肩背部疼痛明显缓解，睡眠仍欠佳，故在原方基础上，加用合欢皮 18g，首乌藤 15g。

三诊：患者睡眠好转，肩背部疼痛及右上肢麻木已不明显，说明服药有效，继续服药 14 剂。

四诊：症状基本消失，改以补肾药为主治疗。该患者平素感腰膝酸困，说明其本为肾虚。肩背部疼痛，舌紫暗，脉弦为气血瘀滞不通，故用补肾化瘀法治疗效果明显。

2. 治疗类风湿关节炎

类风湿关节炎是一种以关节滑膜慢性炎症为特征的自身免疫性疾病，具有顽固、难治、易致残等特点。小关节疼痛、变形是其主要症状之一，极大地降低了患者的生活质量。其病机关键在于经络气血痹阻、肝肾亏虚，所以治气血瘀滞为标，治肝肾亏虚为本。

医案： 景某，女，48 岁。

主诉：四肢关节冷痛 6 年。

现病史：四肢关节冷痛，晨起僵硬，以手指关节及腕关节明显，怕风，汗多。患者舌淡暗，苔薄白，脉沉细无力。实验室检查：类风湿因子（＋），C反应蛋白：46μg/L，红细胞沉降率40mm/h。右手正斜位片示：右腕及右手关节间隙变窄、模糊，符合类风湿关节炎改变。

西医诊断：类风湿关节炎。

中医辨证：肾阳虚血瘀证。

治法：温阳补肾，活血化瘀。

处方：淫羊藿12g，菟丝子15g，生黄芪30g，桂枝9g，白芍12g，赤芍12g，防风9g，白术15g，延胡索12g，川芎15g，丹参30g，牡丹皮12g。7剂，每日1剂，水煎，分2次服。

二诊：患者冷痛症状稍减轻，晨僵存在，天阴则疼痛复作。继用上方，加生龙骨、牡蛎各15g。

三诊：服用上方2个月后，关节冷痛基本消失，晨僵不明显，加用制附子以加强温阳散寒之功。服用3个月巩固治疗，复查各项指标均正常。

3. 治疗痛经

痛经是指女性在行经前后或月经期出现小腹疼痛、坠胀或痛引腰骶，甚则剧痛晕厥者。其周期性发作，严重影响患者的生活质量。郑老师认为其病机大多为肾阳不足，寒凝血脉，采用温阳补肾、化瘀止痛法，以补肾化瘀、通络止痛方治疗，疗效显著。

医案：王某，女，22岁。

主诉：经来腹痛1年。

现病史：月经量少，颜色暗，血块多，月经期间少腹剧痛难忍，甚至不能入睡，严重时大汗，经期第3天症状始能稍缓解。平素畏寒，大便稀溏，小便正常。现距月经来潮还有5天，已感腰骶酸困。舌体胖大有齿痕，质暗淡，脉沉迟无力。

中医辨证：肾阳虚，寒凝血瘀证。

治法：温阳补肾，化瘀止痛。

处方：淫羊藿15g，菟丝子15g，黄芪30g，桃仁6g，红花9g，川芎12g，炮姜6g，当归15g，白芍12g，延胡索12g，白术12g，茯苓15g。

7剂，每日1剂，水煎，分2次服。定坤丹，半丸，月经后每早服1次，连用24天，并嘱月经前1周复诊。

二诊：上次服药第4天月经来潮，疼痛明显缓解，怕冷减轻，本次距月经来潮还有6天，现已有腰骶部酸困惑，嘱继用以上方案服药。

三诊：经后7天就诊，诉上次痛经基本消失，嘱按疗程继服定坤丹温补肾阳。

按：肾气不足为内因；寒克冲任为外因。血为寒凝，瘀滞冲任，气血运行不畅，胞脉气血壅滞，不通则痛，故痛经发作。月经量少，色暗，多血块，均为寒凝血瘀之征；大便稀溏，恶风寒，均为肾阳虚之征。温阳补肾、活血化瘀、通经活络，使气血通畅，痛经自愈。

此外，她还将该治疗方法用于老年人增生性骨关节病、肩周炎等疼痛病，均有良好的治疗效果。

七、重视临床，贵在研究

郑老师十分重视临床工作。她认为，作为一名医生，首要职责就是为患者解除病痛。所以她从当住院医师开始，到主任医师，甚至在延迟退休期间，都一直坚持按时门诊、准时查房，从不迟到或轻易调整时间。

郑老师除了看病、教学，还非常重视科研工作。她经常说："不搞科研，就不能发展，也就谈不上创新。"她在工作中善于总结，具有敏锐的科研思维，如在工作中发现血清碱性磷酸酶（ALP）与中医学肾气的相关性，并在《中国中医药科技》期刊上发表了"生理性血清ALP活性变化与中医肾气关系的探讨"一文。论文中提到他们于1997年对1289例1—80岁健康人的血清ALP活性含量进行了检测，目的是制订正常人血清ALP标准值，最后不但做出了不同年龄层健康人的正常参考值，而且从结果中发现：ALP活性峰值男女有别，女性分别在7岁、12岁时出现，男性则为8岁、14岁，男性较女性分别推后1~2年；峰值后女性ALP活性迅速下降，并低于男性，于18岁平稳，而男性虽较晚但峰值较女性高，下降速度亦慢。直到20岁才开始逐渐降至平稳。此结果说明女性发育早、成熟早，男性发育晚、成熟晚；也说明女性发育期短，男性发期长。ALP 存在于机体所有组织，但以骨骼、肾、肝含量最高，尤以小儿生长发育期 ALP 活性最高，故认为与成骨有关。其含量在儿童少年时期含量增高，可达成人之 4～5 倍，说明其变化与骨骼发育有关。其出现峰值的年龄变化规律与《素问·上古天真论》"女子七七、男子八八"的肾气在人体生、长、壮、老过程中的变化规律基本一致。中医学认为肾主骨，其 ALP 活性的两个峰值与中医学肾气盛的年龄阶段相合，故认为，血清 ALP 含量变化可以作为判断肾气盛衰的客观指标。这也成为她用补肾法治疗小儿发育缓慢的判断依据之一。

在临床工作中，郑老师不仅用补肾化瘀法治疗老年人脑血管病、颈椎病、增生性骨关节病、中晚期肿瘤、围绝经期综合征、不孕症及功能性子宫出血等病，还将该法用于老年人的自身免疫性疾病、动脉硬化闭塞症、慢性肾功能不全、糖尿病、高血压等病，疗效显著。随着郑老师的知名度提高，来治疗疑难病症的患者也逐渐增多。虽然大多能取得满意疗效，但很多老年病"与老俱来"，且随年龄增长逐渐加重，很难取得长远疗效，如老年骨质疏松症、血管性痴呆等病。为了解决这类普遍而难治的问题，从 1996 年开始，郑老师在现有临床研究的基础上，展开了补肾、活血、涤痰开窍法治疗血管性痴呆的中药复方研究，同时进行新的补肾药物研究。

（一）补肾、活血、涤痰开窍法治疗血管性痴呆（VD）的研究

血管性痴呆属于中医学"善忘""郁证"等范畴，病位在脑，多属本虚标实。以肾精亏虚、髓海不足为本，痰浊瘀血阻闭清窍为标。治法主要有补肾益脑，活血化瘀，涤痰开窍等。目前，因临床治疗辨证灵活，处方用药规范不足，故疗效很难统一。根据清代名医徐灵胎"一病必有一主方，一方必有一主药"的经验，郑老师认为，辨证论治应与专病专方专药相结合。基于此，加上长期临床经验的积累，1996 年她申请了"血管性痴呆的中药复方研究"项目，以探索治疗血管性痴呆的理想方药，该研究得到了陕西省中医药管理局中医药重点项目资助。

该研究在多发脑梗死性痴呆（MID）SD 大鼠动物模型上，先对补

肾、活血、涤痰、开窍法组成的治疗血管性痴呆的全方进行了拆方实验，优选出有效方，然后以药物脑复康（吡拉西坦片）为对照，采用水迷宫和放免法观察补肾化瘀药组成方剂醒脑胶囊（黄精、熟地黄、益智仁、桑椹、淫羊藿、丹参等）对 MID 大鼠学习记忆能力和脑组织（海马体、大脑皮质）中神经肽 AVP、SS 含量的影响。结果表明中药组和脑复康组大鼠游迷宫所需时间和错误次数均明显少于模型组（$P < 0.05$，$P < 0.01$），其中中药组大鼠游全程时间显著少于脑复康组（$P < 0.05$），错误次数与脑复康组无显著性差异（$P > 0.05$）。同时中药组与脑复康组大鼠血浆、脑组织（海马体、大脑皮质）中 AVP、SS 含量均显著高于模型组（$P < 0.05$，$P < 0.01$）。这提示补肾活血中药能明显改善 MID 大鼠学习记忆能力，疗效与脑复康相近。同时补肾活血中药能显著提高大鼠血浆、脑组织（海马体、大脑皮质）中神经肽 AVP、SS 含量，且优于脑复康组。由此推测，血浆及脑组织中神经肽 AVP、SS 含量的提高可能是中医学补肾活血法治疗 VD 的神经生化基础之一。同时，该研究还对补肾化瘀方对 MID 大鼠脑血流量，海马体及大脑皮质局部脑血流量的影响进行了观察，并对海马体和大脑皮质去甲肾上腺素、多巴胺、乙酰胆碱含量进行了测定。其结果显示，补肾化瘀方能明显提高 MID 大鼠脑血流量及海马体和大脑皮质局部脑血流量，且海马体的去甲肾上腺素、多巴胺、乙酰胆碱含量明显提高。另外，研究还对 MID 大鼠血浆内皮素（ET）进行了监测，结果显示，其血浆 ET 水平明显低于模型组，提示补肾化瘀中药可能是通过降低 ET 而改善脑梗死症状。

　　该研究为补肾化瘀药治疗血管性痴呆提供了科学依据，并发表相关论文。如 1998 年于《西安医科大学学报》发表了"中药复方对大鼠脑血流量的影响"；1999 年于《西安医科大学学报》发表"醒脑胶囊对多发脑梗塞致学习记忆障碍的影响及其机理研究""醒脑胶囊治疗血管性痴呆的实验研究""多发脑梗死血浆内皮素的动态变化及补肾化瘀中药的影响"；2000 年于《中国中医基础医学杂志》发表了"补肾活血中药治疗血管性痴呆的实验研究"；2005 年于《中华中医药学会》发表了"补肾、活血、涤痰、开窍法治疗血管性痴呆的中药组方研究"等。

在以上实验研究的基础上，课题组还对醒脑胶囊治疗血管性痴呆的临床疗效进行了研究。该研究将 60 例血管性痴呆肾虚血瘀证患者，采用单盲随机对照试验法进行研究。单盲分析，按照随机数字表分配，解盲后，奇数为醒脑胶囊治疗组，偶数为脑复康对照组，各 30 例，治疗组服用醒脑胶囊，对照组服用脑复康，疗程为 3 个月，治疗前后分别对临床症状等级量表、MMSE 量表、ADL 量表及肾虚血瘀证候进行评分，检测血脂、血液流变学，对其结果进行统计学处理，比较两组治疗前后观察指标的变化情况。其结果显示：治疗组治疗后证候积分明显减少（$P<0.01$），对照组治疗前后积分无显著差异（$P>0.05$），且与对照组比较有显著差异（$P<0.01$）。治疗组治疗后总胆固醇、甘油三酯、低密度脂蛋白均明显降低，高密度脂蛋白明显升高，与治疗前比较，有显著差异（$P<0.05$）；两组比较，治疗组明显优于对照组，统计学处理，有显效差异（$P<0.05$）。治疗组与对照组治疗后高切、低切、血浆黏度、纤维蛋白原含量均降低，与治疗前比较有显著差异（$P<0.05$）；两组治疗后比较，治疗组较对照组下降明显，有显著差异（$P<0.05$）。临床疗效比较，治疗组：显效 2 例，进步 23 例，无效 3 例，恶化 2 例，总有效率 83.33%；对照组：显效 0 例，进步 20 例，无效 6 例，恶化 4 例，总有效率 66.67%；两组比较，治疗组明显优于对照组（$P<0.05$）。该研究显示，以补肾化瘀法组成的醒脑胶囊对血管性痴呆有明显的改善作用，能显著改善肾虚血瘀证候，并能有效降低血浆总胆固醇、甘油三酯、低密度脂蛋白，提高高密度脂蛋白含量，高切、低切、血浆黏度、纤维蛋白原含量均明显降低。其结果说明醒脑胶囊是一个比较理想的治疗血管性痴呆的药物，可在临床推广应用。该研究论文"醒脑胶囊治疗血管性痴呆肾虚血瘀型临床疗效观察"于 2013 年在中华中医药学会老年病分会学术会议交流，并于 2014 年发表在《辽宁中医杂志》。

这一项长达 17 年坚持不懈的研究为补肾化瘀法组方"醒脑胶囊"治疗老年人难治性疾病——血管性痴呆提供了科学依据，其成果也是郑老师及课题组成员对老年病治疗的一项贡献。

（二）胎肾细胞防治原发性骨质疏松症的系列研究

随着生活水平的不断提高，人类的平均寿命也不断延长，世界上有越来越多的高龄老人，也标志着人口老龄化的时代已经来临，积极延缓衰老和防治老年病是提高老年人生活质量的关键，也是医务人员的职责。根据"肾主藏精""肾主人体生长发育与生殖""肾主骨生髓"等理论，以及中医学对"女子七七""男子八八"的生长规律认识，发现老年人存在着生理性肾虚，肾虚兼瘀引起老年病，故抗衰老和防治老年病的关键是补肾。但经长期临床观察，应用常用的补肾药物以延缓衰老和防治老年病未见卓越疗效。于是，郑老师根据中医学"以脏补脏"理论，提出了用生物活性强的胎肾补衰老肾的设想，以探求理想的补肾药。"以脏补脏"法，是基于中医学"同气相求"理论，意在通过血肉有情之品，以补虚损脏之不足，除了补之意，还可以引药直达病变部位。与草本药相比较，动物药具有的特殊有效成分，其活性更强、显效更快、疗效更高，也更易被人体吸收。

1996 年，郑老师申请的"胎肾细胞抗衰老的动物实验研究"得到了陕西省自然科学基金资助。该研究结果显示，胎肾对老龄大鼠的多项衰老指标有所改善，特别对老龄大鼠的骨质疏松改善明显，可使老龄大鼠血清性激素水平显著升高。

原发性骨质疏松症（POP）是老年人常见病和多发病，目前该病的发病率已跃居世界各种常见病的第七位，严重危害着广大老年人的生活质量。现代医学防治 POP，主要有抑制骨吸收、促进骨形成和加速骨矿化三大类药物。这些药物能在一定程度上改善症状，虽疗效肯定，但存在长期使用副作用明显、价格昂贵、远期疗效不确定性、部分药物对免疫力有影响等缺陷，在临床推广上受到了一定限制。胎肾的实验研究结果显示出其防治老龄骨质疏松的明显优势，郑老师抓住这一契机，展开了胎肾防治骨质疏松的系列实验研究。

郑老师及其领导的团队以雌性 SD 大鼠为实验对象，以 SD 胎鼠的肾脏为实验材料，对 POP 动物模型以静脉注射悬液的形式对胎肾（FRCS）进行干预，运用目前较为成熟的实验方法，观察胎肾治疗骨质疏松症的效果。

该项目的研究先后分成三大阶段。

第一阶段：探讨 FRCS 对老龄大鼠骨质疏松及相关衰老指标的影响。该实验以 20 月龄 SD 大鼠作为实验对象，通过尾静脉注射 FRCS 进行干预后，对雌二醇（E_2）、卵泡刺激素（FSH）、睾酮（T）及 CD25 表达水平进行测定；对骨的病理形态改变进行测量及观察。

研究结果显示：①胎肾对老龄大鼠血清 E_2、卵巢指数、FSH、T、CD25 等生殖内分泌指标有改善，与青年对照组比较，老龄对照组的 FSH、E_2、T 均降低，尤其以 E_2 降低明显（$P < 0.05$），显示老龄大鼠性腺功能减退，性激素分泌不足；与老龄对照组比较，老龄实验组 E_2 明显升高（$P < 0.05$），FSH、T 亦有所增高，提示胎肾有显著提高老龄大鼠血清性激素水平作用；老龄实验组与青年对照组比较，两者 FSH、E_2、T 数值接近，提示胎肾细胞能显著提高老龄大鼠性激素水平，使其含量接近青年大鼠水平。②胎肾细胞能显著升高 CD25 水平和卵巢指数，能减轻卵巢萎缩程度，提示胎肾细胞能增强内分泌和免疫功能，改善生殖器官状况。③胎肾对老龄大鼠的骨质疏松有明显的改善作用，尤其对骨小梁宽度、骨小梁密度的增加明显，与对照组比较，有显著差异（$P < 0.05$）；骨小梁间距缩小，与对照组比较，有显著性差异（$P < 0.01$）；且在实验后 2 个月，骨小梁宽度、骨小梁密度、骨小梁间距仍有显著性改善，说明胎肾对老龄大鼠骨质疏松的改善作用持续时间比较长，是一个长期效应。

该研究论文"胎肾细胞移植预防和改善骨质疏松的动物实验研究"于 2002 年在《陕西中医》发表；"胎肾细胞移植对老龄大鼠性激素水平的影响"于 2004 年在《中国老年学杂志》发表，并在中华中医药学会中医药学术发展大会交流。

第二阶段：探讨 FRCS 防治 POP 的作用机制。根据以上研究结果，课题组开展了胎肾防治骨质疏松的机制研究，该课题"胎肾细胞悬液防治原发性骨质疏松症的机理研究"获卫生部科学研究基金资助。

该实验研究以维甲酸（视黄酸）所致骨质疏松模型大鼠作为实验对象，通过尾静脉注射 FRCS 进行干预后，对 E_2、血钙、血磷、尿钙、尿磷、尿羟脯氨酸（HYP）、降钙素（CT）、甲状旁腺素（PTH）、骨钙素

（BGP）等生化指标进行检测，并与药物尼尔雌醇及生理盐水进行对比。

结果表明：①胎肾能明显提高血钙水平，能显著降低血磷及尿中 HYP 的含量，模型组大鼠的骨重、灰重和骨基质重均下降，胎肾治疗后，上述指标均升高，且作用明显优于雌二醇组（$P<0.05$）。②骨形态学计量显示，模型组胫骨骨小梁面积、厚度、密度降低，胎肾组均有升高，且高于尼尔雌醇组（$P<0.05$）。模型组骨小梁间隙增大，胎肾组治疗后缩小（$P<0.05$）。病理形态学观察：空白组骨小梁连接成网，排列整齐，骨小梁间隙较小，模型组与空白组比较，骨小梁排列紊乱，骨小梁间隙明显增大；尼尔雌醇组骨小梁基本连接成网状，排列整齐；胎肾治疗组骨小梁连接成网状，排列整齐。与模型组和尼尔雌醇组比较骨小梁面积、密度较大，骨小梁间隙缩小。③对血清雌二醇及钙调节激素的影响：与正常对照组比较，模型组大鼠血清 E_2、CT 水平降低，PTH 升高，差异有显著性（$P<0.05$），而 BGP 变化无统计学意义；经胎肾细胞悬液治疗后，大鼠血清 E_2、CT、BGP 均升高，而 PTH 水平降低，其作用优于尼尔雌醇组（$P<0.05$）。FRCS 防治 POP 的作用机制可能是通过对部分钙调节激素的影响来实现的。

该研究论文"胎肾细胞移植对维甲酸所致大鼠骨质疏松症的实验研究"于 2001 年在《中国骨质疏松杂志》第 4 期发表，"胎肾细胞悬液对维甲酸所致骨质疏松大鼠部分钙调节激素的影响"于 2005 年在《中国骨质疏松杂志》第 3 期发表。

除使用维甲酸所致骨质疏松大鼠模型，郑老师还采用去卵巢（OVX）的经典骨质疏松模型，以 FRCS 为试剂，研究胎肾对骨组织骨保护素（OPG）表达的影响，并与苯甲酸雌二醇比较，以进一步探讨胎肾防治骨质疏松症的作用机制。研究结果表明：OVX 组大鼠骨小梁拱桥形结构改变，小梁壁表面不平整，平均宽度明显变细，间距变宽，髓腔明显扩大，被脂肪组织和造血组织填充。雌激素组和胎肾组骨小梁基本连接成网，排列相对整齐，密度、厚度明显增加，但较假手术组骨小梁间隙仍较大。从实验切片可见，OPG 在关节软骨细胞，骺板下初级小梁骨的骨细胞，骨衬细胞中呈强阳性表达。模型组骨组织各部位的 OPG 表达较假手术组有升高趋势，但骨小梁面积却显著下降，这与血清雌激素水平并不同步。一般认为雌激素可促进 OB 系分泌 OPG，随雌激素水平降低，骨组织 OPG 的表达亦随之下降，推测其机制可能由于雌激素水平突然下降，机体处于应激失调状态，骨重建代偿性增加，骨吸收、骨形成通过一过性升高来调节 OC 的募集和形成。骨吸收和骨形成相互耦联，伴随 OC 活性增加，OB 活性也相应增加，从而启动或预启动机体应激保护机制，使应激失调状态得以缓解，呈现异常 - 反馈 - 补救现象。雌激素和 FRCS 干预后，各给药组 OPG 的阳性表达较模型组有显著升高，骨小梁面积也相应增加，但仍低于假手术组。说明：①OPG 表达上升的机制一方面与外源性雌激素和 FRCS 刺激 OB 分泌 OPG 有关，另一方面，由于去势后 OPG 代偿性增多，殊途同归。②FRCS 干预后，OPG 表达增加，抑制 OC 的效应增强，但骨吸收仍大于骨形成，只是相对减慢了骨吸收的速率，使骨丢失减慢，但并不能改变疾病的进程。结论：FRCS 能够明显改善去势大鼠骨质疏松模型的病理形态，与苯甲酸雌二醇作用相似，推测 FRCS 具有"类雌激素"样作用，通过对骨组织 OPG 表达的影响调节骨代谢。

该研究论文"胎肾细胞悬液对去势大鼠骨组织骨保护素表达的影响"于 2011 年在《中国老年学杂志》发表。

第三阶段：寻找 FRCS 防治 POP 的有效物质。在对胎肾防治骨质疏松机制研究的基础上，为了开发应用，对其有效物质进行了探索，并对其防治骨质疏松的作用进行深入研究。

该研究以去卵巢所致骨质疏松模型大鼠作为实验对象，通过尾静脉注射 FRCS 进行干预后，对 E_2、FSH、黄体生成素（LH）水平进行检测；对股骨、腰椎骨的结构力学参数和材料力学参数等生物力学性能相关指标进行检测；对骨组织形态学及血清骨钙素、血清及骨钙、磷等生化指标进行测定。

结果表明：①对骨组织形态计量学静态参数的影响。与假手术组比较，模型组的骨小梁面积百分比、厚度、骨小梁密度均显著降低（$P \leqslant 0.01$），骨小梁间隙显著增大（$P \leqslant 0.01$）。与模型组比较，尼尔雌醇组、胎肾细胞各组的骨小梁面积百分比及厚度均显著增加（$P \leqslant 0.01$），尼尔雌醇组、胎肾活细胞组骨小梁密度、骨小梁间隙无明显变化（$P > 0.05$），但胎肾死细胞组骨小梁密度显著增加、骨小梁间隙显著减小（$P \leqslant 0.01$）。与尼尔雌醇组比较，胎肾细胞各组对骨小梁面积百分比、厚度的影响差异无统计学意义；胎肾死细胞组对骨小梁密度、骨小梁间隙的改善作用明显，差异具有显著性（$P \leqslant 0.01$）。上述表明：胎肾细胞各组对去卵巢大鼠骨小梁形态计量学静态参数指标均有改善作用，尤以胎肾死细胞组作用显著。②普通病理形态学改变：假手术组骨小梁连接成网，排列整齐，骨小梁间隙较小。与假手术组比较，模型组骨小梁稀疏，排列紊乱，骨小梁间隙明显增大。尼尔雌醇组骨小梁基本连接成网，排列较整齐，但较假手术组骨小梁稀疏，间隙增大。胎肾细胞组骨小梁连接成网，排列整齐，与假手术组比较，骨小梁间隙较大；与模型对照组比较，骨小梁密度、厚度都明显增加，间隙明显缩小；与尼尔雌醇组比较，胎肾细胞组骨小梁的密度、厚度增加，骨小梁的间隙缩小，其中尤以胎肾死细胞组效果好。③对大鼠左侧股骨结构力学参数变化的影响。与假手术组比较，模型组最大载荷数值明显下降，有显著性差异（$P < 0.05$）；与模型组比较，尼尔雌醇组、胎肾细胞组数值明显升高（$P < 0.01$，$P < 0.05$）；与尼尔雌醇组比较，胎肾细胞组数值稍低，但无显著性差异（$P > 0.05$）。与假手术组比较，模型组弹性载荷数值明显下降，有非常显著性差异（$P < 0.01$）；与模型组比较，尼尔雌醇组、胎肾细胞组数值明显升高，有显著性差异（$P < 0.05$，$P < 0.01$）；与尼尔雌醇组比较，胎肾细胞组数值虽升高，但无显著性差异。与假手术组比较，模型组破断载荷数值明显下降，有非常显著性差异（$P < 0.01$）；与模型组比较，尼尔雌醇组、胎肾细胞组数值明显升高，有显著性差异（$P < 0.05$，$P < 0.05$）；尼尔雌醇组数值与胎肾细胞组相差不多，无显著性差异（$P > 0.05$）。与假手术组比较，模型组弯曲能量数值明显降低，有显著性差异（$P < 0.05$）；与模型组比较，胎肾细胞组弯曲能量数值高于模型组，有显著性差异（$P < 0.05$），尼尔雌醇组数值虽高于模型组，但无显著性差异（$P > 0.05$），尼尔雌醇组与胎肾细胞组比较，无显著性差异（$P>0.05$）。④大鼠左侧股骨材料力学参数的变化。与假手术组比较，模型组最大应力数值明显下降，有非常显著性差异（$P<0.01$）；与模型组比较，尼尔雌醇组、胎肾细胞组数值明显上升，有非常显著性差异（$P<0.01$，$P<0.01$）；与尼尔雌醇组比较，胎肾细胞组数值虽升高，但无显著性差异（$P>0.05$）。与假手术组比较，模型组破断应力数值明显下降，有非常显著性差异（$P<0.01$）；与模型组比较，尼尔雌醇组、胎肾细胞组数值明显升高（$P<0.01$，$P<0.01$）；与尼尔雌醇组比较，胎肾细胞组数值稍低，但无显著性差异（$P>0.05$）。与假手术组比较，模型组最大应变数值升高，但无显著性差异（$P>0.05$）；与模型组比较，尼尔雌醇组数值明显下降，有显著性差异（$P<0.05$），胎肾细胞组数值下降，但无显著性差异（$P>0.05$）；与尼尔雌醇组比较，胎肾细胞组数值稍高，但无显著性差异（$P>0.05$）。与假手术组比较，模型组弹性模量数值降低，但无显著性差异（$P>0.05$）；与模型组比较，尼尔雌醇组数值明显升高，有显著性差异（$P<0.05$），其余各组之间比较均无显著性差异（$P>0.05$）。⑤大鼠第二腰椎结构力学参数变化。与假手术组比较，模型组最大压缩载荷数值明显下降，有非常显著性差异（$P<0.01$）；与模型组比较，尼尔雌醇组、胎肾细胞组数值明显上升，有非常显著性差异（$P<0.01$，$P<0.01$）；与尼尔雌醇组比较，胎肾细胞组数值虽稍低，但无显著性差异（$P>0.05$）。与假手术组比较，模型组破断载荷数值明显下降，有非常显著性差异（$P<0.01$）；与模型组比较，尼尔雌醇组、胎肾细胞组数值明显升高（$P<0.05$；$P<0.01$）；与尼尔雌醇组比较，胎肾细胞组数值稍低，但无显著性差异（$P>0.05$）。与假手术组比较，模型组结构刚度数值下降，但无显著性差异（$P>0.05$）；与模型组比较，尼尔雌醇组、胎肾细胞组数值均有升高，但无显著性差异（$P>0.05$）。⑥大鼠第二腰椎材料力学参数变化。与假手术组比较，模型组最大应力比较数值明显下降，有非常显著性差异（$P<0.01$）；与模型组比较，尼尔雌醇组、胎肾细胞组数值明显上升（$P<0.05$，$P<0.05$）；与尼尔雌醇组比较，胎肾细胞组数值稍低，但无显著性差异（$P>0.05$）。与假手术组比较，模型组破断应力数值明显下降，有显著性差异（$P<0.05$）；与模型组比较，尼尔雌醇组、胎肾细胞组数值明显下降（$P<0.05$，$P<0.05$）；尼尔雌醇组与胎肾细胞组比较，无显著性差异（$P>0.05$）。与假手术组比较，模型组弹性模量数值下降，但无显著性差异（$P>0.05$）；与模型组比较，尼尔雌醇组、胎肾细胞组数值均有升高，但无显著性差异（$P>0.05$）。与假手术组比较，模型组最大应变数值下降，但无显著性差异（$P>0.05$）；与模型组比较，尼尔雌醇组、胎肾细胞组数值均有下降，但无显著性差异（$P>0.05$）。⑦骨钙、骨磷含量、骨干重、骨灰重、骨基质含量及骨长度。与假手术组比较，模型组骨钙、骨磷、骨基质含量、骨干重、骨灰重和骨长度含量均显著降低（$P\leqslant0.01$）；与模型组比较，尼尔雌醇组骨钙及骨磷含量均显著升高（$P\leqslant0.01$）；胎肾细胞组骨钙含量有所升高，其中胎肾活细胞组骨钙含量与模型组比较有统计学差异（$P\leqslant0.05$）；而胎肾细胞组骨磷含量均明显升高，其中胎肾活细胞组骨磷含量与模型组比较有显著性差异（$P\leqslant0.01$）。尼尔雌醇组、胎肾细胞组对骨基质含量无明显的影响（$P>0.05$）；尼尔雌醇组、胎肾细胞组对骨干重、骨灰重和骨长度均有所升高，但仅胎肾死细胞组对骨干重的升高较模型组有统计学差异（$P\leqslant0.05$），骨灰重较模型组差异显著（$P\leqslant0.01$）。与尼尔雌醇组比较，胎肾活细胞组对骨钙升高不明显。而胎肾死细胞组与尼尔雌醇组比较骨钙含量较低，差异有统计学意义（$P\leqslant0.05$）。胎肾细胞各组骨磷含量亦较低，其中胎肾死细胞组与尼尔雌醇组比较，差异有显著性（$P\leqslant0.01$）。胎肾细胞各组对骨基质、骨干重、骨灰重及骨长度的影响均无统计学差异。⑧与假手术组比较，模型组血清 BGP、血清钙及血清磷水平均显著降低（$P\leqslant0.01$），NTX 活性显著升高。与模型组比较，尼尔雌醇组、胎肾细胞各组血清 BGP、血清钙水平均显著升高（$P\leqslant0.01$），血清磷水平，尼尔雌醇组有所升高，但无统计学意义；胎肾细胞各组均显著性升高（$P\leqslant0.01$）；血清 NTX 含量降低无显著性差异（$P>0.05$）。与尼尔雌醇组比较，胎肾细胞各组对血清 BGP 水平的升高程度较明显，血清钙的升高及血清 NTX 含量降低无显著性差异（$P>0.05$），血清磷升高明显，差异具有显著性（$P\leqslant0.01$）。⑨对去卵巢骨质疏松大鼠血清雌激素（E_2、FSH 及 LH 水平）的影响。与假手术组相比，模型组 E_2 水平降低，FSH 和 LH 水平升高，差异有显著性（$P<0.05$）；用药进行干预后，与模型组相比，尼尔雌醇组、胎肾活细胞组和胎肾死细胞组 E_2 水平升高，但差异无显著性（$P>0.05$），FSH 和 LH 水平降低，差异有显著性（$P<0.05$），三组间数值差异无显著性（$P>0.05$）。其结果显示：胎肾细胞悬液能够改善去卵巢大鼠的骨生物力学性能，提高血清 E_2 的水平，作用与尼尔雌醇相似，说明胎肾有防治去卵巢大鼠骨质疏松的作用；其作用机制可能是通过对部分钙调节激素的影响来实现的；FRCS 防治 POP 的有效物质可能为胎肾中某种具有生物活性的蛋白成分。

该研究论文"胎肾细胞悬液对去卵巢骨质疏松大鼠骨生物力学性能的影响"于 2007 年在《中国骨质疏松杂志》发表。

从以上的研究中发现，胎肾对老龄大鼠和不同类型的骨质疏松造模大鼠血清性激素水平均有提高作用，故进一步对"肾主生殖"的理论进行了相关实验研究。2007 年，该课题得到了陕西省中医药管理局科学研究基金资助。该研究以探讨正常大鼠肾脏组织是否表达 FSHR、LHR，在 FSH、LH 的作用下肾脏如何参与性激素的合成和代谢过程为目的。实验结果显示：正常大鼠肾脏组织中有 FSHR、LHR 的表达；大鼠肾脏与卵巢组织中 FSHR mRNA、LHR mRNA 表达量相当；大鼠肾脏与卵巢组织中 FSHR、LHR 的基因序列完全一致；肾脏和卵巢中 FSH、LH 对其受体表达的双向调节是一致的；低剂量 FSH、LH 提高 FSHR mRNA、LHR mRNA 水平，而高剂量 FSH、LH 下调 FSHR mRNA、LHR mRNA 水平，高剂量的雌激素处理可导致 FSHR mRNA 水平的显著下降，而胎肾细胞悬液则更能有效提高去卵巢大鼠 E_2 水平，降低 FSHR mRNA 的表达量。大鼠肾脏组织中 FSHR、LHR 的表达量、基因序列及表达调节特性与卵巢组织极为相似，说明肾脏组织有可能通过 FSHR、LHR 参与性激素合成和调节过程。在这一基础上，郑老师和她的团队对肾脏是否具有和卵巢相似的内分泌功能和变化进行了更深一步的探讨。实验通过制备去卵巢动物模型，采用放免法、RT-PCR 半定量法检测肾脏组织中 FSH 受体（FSHR）和 LH（LHR）受体的表达。其结果显示：在肾脏和卵巢中，低剂量 FSH 和 LH 提高 FSHR mRNA 和 LHR mRNA 水平，而高剂量 FSH 和 LH 下调 FSHR mRNA 和 LHR mRNA 水平；高剂量的雌激素可导致 FSHR mRNA 水平由 0.777 ± 0.294 降至 0.514 ± 0.249（$P < 0.05$）。大鼠肾脏中 FSHR 和 LHR 的表达调节特性与卵巢组织一致，肾脏可能具有卵巢组织相似的内分泌功能和变化。

该研究论文"卵泡刺激素受体及黄体生成素受体在大鼠肾脏组织中的表达"于 2009 年在《中医杂志》发表；"去卵巢大鼠肾脏组织表达 FSHR 和 LHR"于 2012 年在《基础医学与临床》发表。2011 年"通过检测 FSHR、LHR 在大鼠肾脏组织中的表达探讨中医'肾主生殖'的客观物质"被中国新闻文化促进会、前沿创新理论部评为理论成果创新特等奖。

郑老师致力于探讨胎肾是否能够补肾的研究长达 18 年之久，共获得 5 个省、部级研究课题资助，通过课题组成员及 12 位研究生的共同努力，发表该研究论文 15 篇。其结果显示胎肾能提高老龄大鼠性激素水平，也能有效改善老龄大鼠骨质疏松，其作用机制是多方位的。"肾主生殖"的研究也获得了可喜的成果，证明"以肾补肾"理论是成立的，其开发研究项目仍在进行。

八、长期教学，兢兢业业

郑老师始终坚持在教学工作第一线。在教学工作中，她一丝不苟，精心设计并充分准备每一堂课。对课件的内容、排版乃至一个细小的标点符号都精益求精，不容一丝错误。她认为如果对课件态度马虎，就是不尊重学生，不尊重教师的称号，更是不尊重中医学的表现。郑老师在教学中结合教材，查阅古籍，善于吸取各家独特的诊治经验，对中医学理论的讲授，概念清楚，重点突出，深入浅出，生动形象，处处突出中医特色。

在参与医学院本科生的中医学教学过程中，她还注重对教学方式方法的探讨，她在"对西医院校学生讲授中医辨证课的探讨"（2001 年发表于《西北医学教育》）一文中指出：在西医院校设置一定比例的中医课程是医学教育事业的百年大计，也是医疗卫生事业发展的需要。调查表明，西医院校毕业生在工作实践中需要用到中医知识的比例达 93.6%，说明西医学生掌握一定中医知识的必要性。辨证，属中医临床部分之精华，是中医认识和诊断疾病的方法，也是中医学的特点之一。掌握好中医辨证，对于学生毕业后把中医运用于实际工作中尤为重要。但由于西医院校的中医课时少，我校（西安交通大学）只有 60 学时，与中医院校的 2235 学时不能相比，在这么短的时间里很难掌握这门学科。在教学中，学生们普遍反映辨证难学，特别是理解、记忆和应用。郑老师认真分析了学生们认为学习难的原因，采取了重点复习、总结性记忆、病证结合、指导治疗等方法，使教学质量明显提高。

（一）重点复习

即对所讲内容涉及的重点基础知识进行复习。辨证，就是从中医学整体观出发，运用中医学理论，将四诊所收集的病史、症状、体征等资料进行综合、分析，判断出疾病的病因、病位、病性和正邪盛衰等情况，以及各种病变间的关系，从而做出证的判断的过程。从这个概念可以看出，辨证以中医阴阳、五行学说、藏象学说、病因学说等基础理论为依据。由于中医课时少，学生们对基础内容掌握不够，甚至对有些内容一知半解，再学习辨证，就很难掌握。根据这些情况，郑老师在讲课时，把涉及的内容给予重点复习，以强化基础知识，达到对中医证中症状理解的目的。比如：讲到心的辨证时，常见症状有心悸、心烦、失眠、多梦、健忘、脉结代等，由于学生们对西医知识掌握较好，故心悸、脉结代较容易理解，但对其他几个症状大多不能很好地理解。这时，就需要给他们复习藏象学说中心的生理病理。因为心有主血脉、主神的功能，心有病，不能藏神，就会见心烦、失眠、多梦、健忘。在讲到心血瘀阻证时，学生们对心胸刺痛，面、舌紫暗不能理解，这时只要给学生们复习病因学说中瘀血的特点，那他们对这个证型出现的症状也就能完全理解了。这种重点复习的方法，对西医院校学生尤为重要，它可以让学生们的学习由被动变为主动，既学习了辨证，又巩固了基础知识，加强了基础与临床的联系。同时，也提高了对证的理解和记忆。

（二）总结性记忆

中医学需要记忆的东西很多，而且有些需要靠死记硬背，辨证也不例外。辨证中的每一个证，都由一组症状、体征组成，要把它们清晰、牢固地记忆，是很困难的。为了便于学生们记忆，我们采取了总结性重点记忆的措施。其方法是对相关及近似的证，备课时总结出共同性和特征性症状，讲课时给予重点强调，力求理解，以利记忆。如在肺的辨证中，有风寒犯肺、风热犯肺两个证型，其共同症状有咳嗽、咯痰，那么，共同症状加上风寒表证，就是风寒犯肺证，加上风热表证，就是风热犯肺证，风寒表证和风热表证就属于特征性症状。表证，在八纲辨证中已经学过，在这里只要一提及，学生们就知道它的症状和脉、舌改变，不仅好记，有效节约了时间，而且把前后内容有机地结合起来，融会贯通。这种方法，在辨证授课时非常适用。

（三）病证结合

在讲辨证时，尽量把中医的证和西医的病结合起来，以利于增强学生对证的记忆和临床应用。西医院校的学生，一般西医基础和临床知识都比较扎实，中医知识相对较薄弱。中医院校的学生，临床课除讲辨证，还讲中医病的证型，以及西医病常见的中医证型，这样，反复讲授，学生对辨证、辨病、病证结合就比较容易掌握。而西医院校学生，只有 10 学时辨证课，就是中医诊断学的全部内容，若在讲课时，不提及病证的关系，毕业后则很难把中医用于临床。所以，在授课时应把病、证联系起来。如讲"卫气营血辨证"时，给学生们强调，所有发热性传染病，都可用此法进行辨证，例如流行性感冒、流行性出血热、流行性乙型脑炎等病，都可根据疾病的症状，判断出属于卫、气、营血的不同证型，采取相应的治疗方法。这样不仅有利于临床应用，而且可以提高学生们对中医学的兴趣。

（四）指导治疗

西医院校学生不讲中医的病，也不讲病的证型，所以，也就不讲与证型相对的治法和方药，给学生临床应用带来困难。因此，在讲证时附上相应的治法和代表方剂，就可解决应用难的问题。比如：讲到卫气营血辨证时，指出其治疗方法是清热养阴。卫分证的治法是辛凉解表，代表方剂是银翘解毒散；气分证的治法是清热生津，代表方剂是白虎汤。这样，把治法和方剂给学生们点出来，以便临床应用。至于方剂的组成，在以后的中药学、方剂学中可以学到，学生们也可以在书后的索引中找到。

（五）医案讨论

学生学完辨证后，还不能立即碰到对应病例，使理论和实际不能密切结合，影响了对辨证的掌握和应用。为此，我们在讲完辨证全部内容后，选择一定数量（5~6）的医案，让学生在课堂上进行辨证。这既是对学生们的考察，也是教会他们在临床上分析、辨证医案的方法，对学生们把中医运用于临床具有一定指导意义。我们用此方法，显著提高了教学效果、增强了学生对中医学习的兴趣。

由于她教学认真，且善于总结，不断探索教学方法，教学效果显著，多次被评为"优秀教师"。

自 1996 年担任硕士研究生导师，郑老师共培养硕士研究生 12 名，2008 年获由陕西省人事厅、卫健委、中医药管理局联合颁发的"陕西省名中医"荣誉证书。2013 年任全国第五批中医师承工作指导老师，培养继承人 2 名。郑老师在带学生时，总是将自己的经验倾囊相授，毫无保留。郑老师常对她的学生说："中医学属于自然科学，临床经验积累很重要，如果能从我这学到我的经验，不是能少走好多弯路吗？趁我现在还能教，你们都应该好好学，抓住机会。"郑老师常耐心地告诫她的学生，具备扎实的理论基础是学习中医的基本条件，要做好一名中医医师还必须经过大量的临床实证，在这个过程中要反复思考，不断总结，才能得心应手，学验俱丰。

郑老师除了对学生们的学业要求高，对品德要求也高。她要求学生们踏踏实实做事，老老实实做人，告诫学生路子要正，不能贪慕虚荣，不能老想走捷径，否则容易误入歧途，害人害己。

九、先树仁心，方可仁术

郑老师为人正直，宽厚慈惠。她注重医德修养，坚持清廉为医，严谨求实。在临证时，她总是耐心细致地检查每一位患者，和蔼可亲地跟患者交流。对远道而来的患者，尽量满足其要求，宁可自己辛苦，也要加班加点进行诊治。她时常告诫学生"医乃仁术"，并用唐代著名医家孙思邈在《千金要方·论大医精诚》中的一段话来勉励自己和教育学生："凡大医治病，必当安神定志，无欲无求，先发大慈恻隐之心，誓愿普救含灵之苦，若有疾厄来求救者，不得问其富贵贫贱，长幼妍媸，怨亲善友，华夷愚智，普同一等，皆如至亲之想。亦不得瞻前顾后，自虑吉凶，护惜生命。"郑老师推崇"仁心仁术"，认为医乃仁术，必有德者方能居之，若无医德，非但不能救人，反而会误人。作为一名医生，要怀有一颗济世救人的仁爱之心，时时刻刻为患者着想。

郑老师在退休年龄将至时被医院延迟退休，学生和家人都担心她的身体，劝其休息，但她却说："作为一名党和国家培养的医师，患者需要我，那就是我的责任。"她放不下患者，总是说："每天有那么多的患者等着我，希望能挂上号、看上病，我怎么能休息呢？再说，现在不是 65 岁才算老年人吗？我还能为患者再服务几年。"

郑老师对每一位患者都要详细询问病情，并仔细记录，除给患者的病历，还要求学生留一份存档，以便日后随访。郑老师的门诊从下午 2 点开诊，经常要忙到晚上 7 点，甚至 8 点，在西安交通大学第一附属医院的门诊楼里，郑老师每次都是最晚下班的。有时候偏远山村来的患者没有挂上号，或者误以为一家人可以共用一个就诊卡，面对这类患者，郑老师总是利用休息时间给他们看病。郑老师的高尚医德，赢得了患者们的一致赞扬。工作以来，她收到的锦旗、牌匾、表扬信不计其数。

郑老师除了日常的诊疗工作，还热心社会公益活动，有很强的奉献精神。她经常对学生说："医生是一个高投入、高风险、高付出的职业，既然选择了这个职业，就要做好奉献准备。"她是这样说，也是这样做的。从赤脚医生时期经常一夜不归的守护患者，到成为一代名医，年已六旬仍在加班加点地超负荷诊治中，可以知道她付出了多少。记得她给我们讲述在"解卫清气注射液临床研究"工作时，为了收集临床病例，她每天下午6点至晚上10点都要到急诊科门诊收治急性发热患者，然后再回到病房书写病历、制订诊疗方案，忙完后骑着自行车从高低不平的土路行驶30分钟回家，回到家时，大多都快凌晨了。虽然听她说起来很轻松，但我们可以想象到当时的辛苦程度，没有奉献精神是绝对做不到的。在科研工作中她也是如此投入，如在"胎肾抗衰老的实验研究"中，她和课题组的刘俊田、李信民老师带着学生，大年初二都在实验室度过，最可怜的是当时连吃饭的地方都没有，大家只能用凉皮充饥。我们问她为什么把实验安排在这个传统的重要节日呢？她回答说："因为实验时间的需要。"简单的理由，正反映了她对科学一丝不苟的态度和不惜奉献自我的精神。

　　从医以来，她一直热衷于公益事业，积极主动参加由政府组织的各种义诊活动。如2008年参加了由国家中医药管理局组织的"中医中药中国行"活动，到陕北偏远地区义诊近1周；还多次参加由陕西省中医药管理局组织的赴陕南、陕北义诊活动。她每到一处就会以满腔的热情服务于患者，备受当地群众欢迎，虽然每次义诊回来，都要经过长时间的调整才能恢复体力，但她却乐此不疲，下次活动仍照去不误。如"侨爱工程"是国务院侨务办公室为关注民生、扶危济困、回馈社会、奉献爱心以及参与、支持国内经济和社会发展提供服务而搭建的平台和桥梁。由省侨务办公室组织的"侨爱工程——送温暖医疗队"作为"侨爱工程"中的一个品牌活动，旨在发挥侨务资源优势，帮助归侨侨眷及贫困地区民众解决防病治病困难，改善医疗条件。作为一名医生，郑老师多次参加陕西省归国华侨联合会举办的义诊活动，耐心细致地为每一位老乡查看病情、答疑解惑、发送健康教育资料等。2014年在凤翔县横水镇中心卫生院，她一个下午就接诊了50多名患者。她说，能尽自己的绵薄之力为当地民众送去健康，切实为当地群众解决困难，她感到欣慰和温暖。
除此之外，她还经常在报刊发表一些健康宣传文章，在省电视台以及多
家广播电台制作健康教育节目。比如她曾撰"春三月梳头：养发又养生"
一文告诉大家："通过梳头，可以刺激经络和穴位，激发元气外导经络，
疏通气血，经络得以通达，气血得以疏利，则可滋养和坚固头发，振奋
阳气，调理脏腑，坚脑聪耳，散风明目，防治头痛。"采用中医学最简单
的方法养生保健。她在陕西省电视台《健康有道》的"夏季养心"节目
中告诫人们，"夏季是心脏病容易发作的季节，应该养心"，并指出"坚持
午休能够养心，多喝莲子汤、绿豆汤、西瓜皮汤都能起到清心火的作用，
多饮白开水可以降低血黏稠度"等简单易行的养心保健措施。她的公益
行动经常可以在报端上看到。正是因为她强烈的责任感和使命感，使得
她的公益活动越做越多，为民奉献的精神永不止步。

　　综上所述，郑老师在艰苦的环境中成长，自小立下救死扶伤的济世
宏愿；发奋学习，苦读经典，博采众家之长，打下扎实深厚的中医学基
础；善于学习，继承创新，总结前辈先贤临床经验，提高临床疗效；师
古不泥古，与时俱进，重视现代医学研究方法，倡导中西医结合，西为
中用；仁心仁术、热心公益、勇于奉献等优良品质，都是郑老师能成为
一代名医的关键因素，也是现代每一位医学人应该学习的典范。

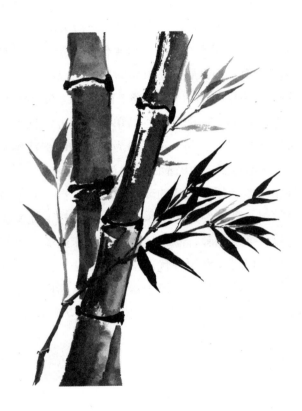

第 2 章　郑清莲教授的学术主张

　　由于综合医院中医科无明确专业划分的诊疗特点，使得郑清莲教授接触的病种多，涉及面广，经常要面临内、外、妇、儿等各种疑难病症，造就了其独特的诊疗方法和临床经验。在临床上，郑清莲教授擅长用补肾化瘀法治疗妇科病、老年病；用扶正祛邪法治疗恶性肿瘤；用审证求因法论治疑难病等。现就其学术主张总结于下。

一、临床上主张中西医结合

　　郑清莲教授在临床上主张中西医结合，强调辨病与辨证相结合、临床工作与实验研究相结合、中西医治疗相结合。

　　郑老师认为中西医结合是唯一产生于我国的医疗特点及优势。中医学起源于我国古代的医学知识，在实践中产生，又理性用于实践，是我国人民长期与疾病斗争的经验总结，并随着社会的进步，科学技术水平的提高，不断得到完善和发展的一门学科。其具有悠久的历史，独特的理论体系，丰富的药物资源，多种多样的治疗方法，显著的临床疗效。随着丝绸之路开通，开放了我国与世界各国的交流，中医学随之先后传入欧亚各国，逐渐被世界各国人民所推崇。几千年来，中医学为我国及世界人民的健康做出了重大的贡献，至今仍为保障人类健康不可替代的方法。

　　而现代医学是1840年鸦片战争后由西方国家传入我国的医学。由于其具有先进性、诊疗标准性和快捷方便的特点，很快就成为我国人民医疗选择的重要方式。虽然中医学、现代医学的理论体系不同，治病方法不同，但都是为人类防病治病和强身保健服务的。只不过各自产生的背景不同，中医学强调整体观，治病以辨证论治为特点；现代医学以局部病变为主，更为重视微观变化。中、西医各有长处，也各有不足，只有取其所长，避其所短，将中西医各自的优势用于患者，使患者尽快得到痊愈才是最终目的。

要做到这一点，就要求医师必须具备中西医知识和技能。也就是说，有经验的中医师在学好中医的同时，必须认真学习西医理论，尽可能地掌握西医的解剖、生理、病理、诊断、治疗、康复、预防等各方面的知识，才能灵活运用，有的放矢，在疾病的不同时期选择更为合适的方案，使患者最大程度的受益。具体来说，郑老师强调临床上应用中西医结合需要注意以下三个方面的结合。

（一）辨病与辨证相结合

辨病与辨证相结合就是运用西医诊断方法确定病名，同时进行中医辨证，做出分型。这样就能从两种不同的医学角度审视疾病，既重视病因和局部病理改变，又全盘考虑疾病过程中的整体反应及动态变化，并以此指导治疗。

郑老师认为，随着现代科学技术的发展，人们对疾病的认识水平提高很快，对疾病的诊断更强调客观化、微观化和指标化，所以，需要对每一位患者尽可能地进行有关检查，做出正确诊断。

医案 1：刘某，男，50 岁，主诉反复咳嗽、咯痰 20 年伴咯血 3 天。患者于 20 年前，感冒后咳嗽、咯痰，未引起重视，持续 40 多天虽有好转，但此后经常反复出现咳嗽，咯黄色黏痰，每于冬季而发。10 年前诊断为慢性支气管炎，每次均用消炎药而有所好转。近日来自觉咽痛，咳嗽加重，3 天来，痰中带鲜红色血，量不多，伴有五心烦热，自汗盗汗，时有胸闷，失眠多梦，舌质红，舌苔薄黄而少，脉细数。经化验检查，血常规白细胞 7×10^9/L，中性粒细胞 76%，红细胞沉降率正常，结核菌素试验（－），肿瘤标志物不高，胸部 CT 报告为"两肺慢性支气管炎伴左下肺支气管扩张"。该患者诊断为慢性支气管炎，支气管扩张。中医诊断为咯血，辨证为风热犯肺兼有阴虚。给予抗感染和中药疏风清热、养阴止血。治疗 3 天后出血停止，再继续用药 2 周出院。

医案 2：李某，男，57 岁，主诉反复咳嗽、咯痰 15 年伴咯血 2 天。

患者于 15 年前，感冒后咳嗽咯痰，未引起重视，约持续 1 个月好转，但此后经常反复出现咳嗽、咯痰，每年冬季易发，10 年前诊断为慢性支气管炎，每次均用消炎药而好转。近日来自觉咽干，咳嗽加重，2 天来，痰中带鲜红色血，量不多，伴有五心烦热，自汗盗汗，失眠多梦，无胸痛胸闷，舌质暗红，舌苔黄厚，脉滑数，胸部 CT 报告示"右上肺肺癌"，随即选择了手术治疗，术后病理切片报告为右上肺"细支气管肺泡癌"，给予化疗。在手术、化疗及恢复期间均同时辨证服用中药治疗，现已 2 年，病情稳定。

以上两位患者，年龄、病史、症状无明显差异，由于检查结果不同，诊断也就不同，遂果断采取了不同的治疗方法，均取得了良好的效果。所以，一定要用现代检查手段诊断清楚，才能选好治疗方案，使患者受益。

（二）临床与实验相结合

临床工作必须与实验研究紧密地结合起来才能揭示其机制，得到不断发展。医学是人类在同自然界、疾病做斗争中产生的，服务于人类。虽然在实践中不断总结能得到提高，但它的发展也受自然科学技术水平的限制。在远古时期，人们对疾病的认识是以部位命名的（如殷墟出土的甲骨文卜辞中，载有疾腹、疾首、疾足）；对疾病的治疗，以按摩等外治法为主；以后在实践中才逐渐有了可治病的植物药和动物药。随着历史的发展，人们开始借助当时研究自然科学的方法，朴素的唯物论和辩证法思想，用阴阳五行学说来说明人体的生理、解剖和病理现象，使中医学理论体系趋于成熟。随着显微镜的发明应用，人们逐渐认识到病原微生物，对细菌感染性疾病的诊断、治疗有了很大突破。从人痘免疫技术的成功到现在各种提高免疫的制剂，在各个时期有效地防治了传染病，这也都是实验研究的结果。英国杰出的自然科学家培根在《新工具》一书中指出"只有观察和实验才是真正的科学方法"。

郑老师认为，随着现代科学技术水平的突飞猛进，实验设备的先进化，以前很多没有被认识到的东西逐渐得到证实，没有解决的问题得到解决。医学要发展，不仅要善于观察，而且要与科学实验密切结合，特别是中医，如果能将中医宏观的对病症认识用实验室微观的客观指标来证实，那么中医的现代化将指日可待。所以，临床工作中要善于发现问题，勇于探索，才能有所发展。

我们在临床上发现，有些患者心烦急躁，心悸胸闷，失眠多梦，甚则彻夜不眠，夜间手足心发热，自汗盗汗，舌质红，苔薄黄或薄白，脉弦或脉沉细而数，心电图、血脂等检查大多在正常范围，中医辨证属于肝郁化火或肝肾阴虚，分别用丹栀逍遥散、滋水清肝饮等加减治疗，部分患者有效，部分患者效果不好。给这类患者进行自主神经功能检测，结果发现，这类患者大多存在副交感神经受损。由此郑老师认为中医学失眠，辨证为肝郁化火、肝肾阴虚者，副交感神经受损可能为其客观病理指标，也可以将此作为判断治疗效果的标准进行观察。副交感神经受损其功能减退，就会出现心率变快、失眠等交感神经兴奋的表现，在中药治疗情况下辅助以倍他乐克（酒石酸美托洛尔）抑制交感神经兴奋，临床效果很好。另外，副交感神经功能受损患者，使用丹栀逍遥散治疗，效果很好。

郑老师在临床上主张采用中西医结合的方法对患者做出正确的诊断，拟订合理的最佳方案，不但使患者最大程度受益，还可以使中医对病症的认识更加客观科学，显示出中医药的临床优势，同时也补充了西医在疾病治疗上的不足，对中、西医的发展都有一定的裨益。

（三）中西医互补，择优而从

郑老师认为中西医虽然理论体系不同，但为人类健康服务的基本观点是相同的。临床应用中应该摒弃门第观念，一切以患者为中心，取长补短，辨病与辨证相结合，择优而从。郑老师主张在做出正确的中西医诊断的基础上，选择中医，或西医，或中西医结合的方法进行治疗。该选择的原则是根据病情而选择优势方案。

医案 1：陶某，男，76 岁。诊断为结肠癌，各种检查后，无转移迹象，患者一般情况可，建议其进行手术治疗。患者术后病理报告："乙状结肠"溃疡型中分化腺癌，侵及肠壁全层达其外纤维脂肪组织，肠周

9 个淋巴结未见癌转移，手术上下切缘未见癌组织。随后进行化疗。在进行化疗期间，出现恶心欲吐，乏力纳呆，白细胞下降等副作用。我们按中医辨证治疗，减轻了化疗副作用，使患者顺利完成 6 次化疗，身体恢复良好。该患者治疗方案的选择就是在疾病的不同时期，根据中西医治疗的优势，选择恰当的治疗方案，控制了病情。

医案 2：刘某，男，86 岁。诊断为右上肺癌，既往有慢性支气管炎史，有吸烟史 50 年，每天 2 盒。由于年龄大，肺功能差，手术治疗有一定风险。通过评估，我们建议其用中医抗肿瘤保守治疗。现已治疗 1 年，患者一般情况良好，生活质量与病前无两样。

两位患者虽然治疗方案不同，但都是通过比较中西医的治疗方法，选择了适合的个体化治疗方案，都取得了满意的临床疗效。

多种妇科疾病及全身性疾病均可导致闭经。对闭经的治疗，郑老师均选择补肾疏肝调周法，但针对不同的西医疾病，给予不同的加减，故临床强调先明确西医诊断。如为卵巢早衰引起的闭经，则在调周方案的基础上酌加补肾之品，甚则可予紫河车等血肉有形之品；如果为多囊卵巢综合征引起的，则在调周方案的基础上酌加健脾祛湿之品，甚则因湿蕴化热还可给予清热利湿之品；郑老师在具体治疗时，强调证病结合，注意西医诊断，并根据患者的个体情况进行辨证施治。

郑老师治疗内科杂病时亦重视中西医结合。如干燥综合征是一个主要累及外分泌腺体的慢性炎症性自身免疫病，临床除有因唾液腺和泪腺受损功能下降而出现的口干、眼干，因其他外分泌腺及腺体外其他器官受累的症状亦会出现，如大便干、无汗，也可累及全身多个系统。西医多以免疫治疗为主；中医属"燥症"范畴。郑老师根据干燥综合征的症状认为阴虚燥热为其基本病机，肺胃阴虚为主要表现，故多用沙参麦冬汤加味治疗。以口干、眼干而就诊者，郑老师在辨证治疗的同时，嘱患者进行检查，以明确是否患有干燥综合征，如明确为此病，则在方中酌情加入桂枝、白芍以温经、调和营阴，做到辨病与辨证相结合。

从以上可以看出，郑老师在临床上主张采用中西医结合的方法对患者做出正确的诊断，拟订合理的最佳方案，不但使患者最大程度受益，还可使中医对病症的认识更加客观科学，显示出中医药的临床优势，同时又补充了西医在疾病治疗上的不足，对中西医的发展都有一定的裨益。

二、诊病注重整体研究，探析个体特点

整体的基本概念是指统一性、完整性和相互联系不可分割性。整体观是一个哲学理论，其研究范围非常广泛，大到宇宙天体，小到某个事物、某种生物、某类细胞。中医学认为，人体是一个有机的统一整体，人与自然界息息相关，密切相连，同时还受社会、生存环境等影响，这种人体自身的完整性和机体内外环境统一性的思想，称为整体观念，也是中医学理论体系中的基本特点之一。

郑老师中医基础扎实，善于探索。她在临床工作中既重视整体的研究，又善于探索个体的特点，在同一人群中探讨异同点，即在共性中找出个性，然后做出相应的判断，制订具体处理方案。这样既能提纲挈领，又能抓住重点，有利于临床治疗和深入研究。其思想贯穿在临床工作的各个方面，如在对妇科病、老年病等病的治疗研究中就体现得比较明确。

郑老师在临床上擅长用补肾化瘀法治疗老年病。该方法是她在学习、总结、继承导师刘茂甫教授补肾化瘀法治疗老年病的学术思想和临床经验基础上，结合自己的临床实践，不断总结，不断探索，最终逐渐成为她自己治疗老年病的特色方法。

随着科学技术水平及医疗卫生事业的迅速发展，人民生活水平不断得到提高的同时，寿命也在不断延长，目前我国人口平均寿命已达 74.83 岁，但人口比例明显失调，老龄人口显著增加。据统计，我国人口自 1999 年步入老龄化社会以来，老龄化呈快速发展趋势。截至 2022 年底我国 60 岁以上老年人口达 2.8 亿，65 岁以上老年人口已达 2.09 亿。我国老龄化是在社会经济还不富裕的情况下快速发展、急剧增加，且规模庞大。因此老年人的生活保障和预防保健已成为全社会关注的重点问题。怎样利用中医药优势有效防治老年病，提高老年人的生活质量成为研究之重。郑老师认为我们应该先从中医角度研究老年人群这个整体有什么样的生理变化、病理特点，这样才能制订相应的防治措施。

（一）老年人生理变化

《素问·上古天真论》曰："女子七岁，肾气盛，齿更发长；二七而天癸至，任脉通，太冲脉盛，月事以时下，故有子；三七肾气平均，故真牙生而长极；四七筋骨坚，发长极，身体盛壮；五七阳明脉衰于上，面始焦，发始堕；六七三阳脉衰于上，面皆焦，发始白；七七任脉虚，太冲脉衰少，天癸竭，地道不通，故形坏而无子也。丈夫八岁肾气实，发长齿更；二八肾气盛，天癸至，精气溢泻，阴阳和，故能有子；三八肾气平均，筋骨劲强，故真牙生而长极；四八筋骨隆盛，肌肉满壮；五八肾气衰，发堕齿槁，六八阳气衰竭于上，面焦发鬓斑白；七八肝气衰，筋不能动；八八，天癸竭，精少，肾脏衰，形体皆极，则齿发去。"这段经典论述，是我国人民几千年来对人体生理变化规律的宏观总结，是对人体生长发育及衰老整个过程的深刻认识。从中可以得出：人的生、长、壮、老均由肾气的盛衰所主。据此，指出老年人存在着生理性肾虚，并且随年龄增长肾虚逐渐加重。

（二）肾虚是人衰老的原因

"肾主藏精，夫精者，生之本也。"肾中所藏的精有先天之精和后天之精。先天之精，是禀受于父母的生殖之精，即"生之来，谓之精"。后天之精，是指出生以后来源于饮食物中，由脾胃所化生的水谷之精气，即"肾者……受五脏六腑之精气而藏之"。两者同处于肾中相互补充相互为用，发挥其主人体生长发育及主生殖等生理功能。肾藏精，"主骨，生髓，通于脑，其华在发"。骨为人体的支架，其生长发育有赖于骨髓的营养，即"肾生骨髓""其充在骨"，肾中精气充盛，则骨髓充盈骨坚。"脑为髓之海"，肾精充盛则脑髓得以充养，就能耳目聪明；反之，肾精亏损，则骨髓不充，骨的生长发育就会迟缓，或出现骨质疏松，严重时出现骨折等。肾精气不足，髓海不充，则"脑转耳鸣，胫酸眩冒，目无所视，懈怠安卧"，从而出现各种老年形态。

（三）肾虚引起老年病的原因

肾藏精，精气为人体阴阳之本。肾中之精气是机体生命活动之本，对机体各方面的生理活动起着极其重要的作用。肾精中的元阴元阳，分别对机体各脏腑组织器官起着滋养濡润和温煦推动的作用，是人体阴阳之本，对各脏腑阴阳起着决定性作用。正常情况下肾之阴阳相互制约、相互依存、相互为用，维持着全身阴阳的相对平衡。肾中精气虚衰，不仅会出现肾精虚衰之证候，还会出现阴虚、阳虚及阴阳俱虚等病理变化。患者可以表现出以五心烦热、咽燥口干及舌红少苔脉细数等为主的阴虚证候，也可表现为以全身或局部畏寒或肢冷、面足虚浮，舌体淡胖苔白润、脉沉微迟等为主的阳虚证候，或者两者均有的阴阳两虚证候，同时还可以出现肺、心、肝、脾的阴虚、阳虚症状及脏腑功能衰退的表现。各脏腑功能失常，精、气、血、津液代谢紊乱，瘀血、痰饮等瘀邪内生。

老年人因肾精气虚衰引起阴阳失调，脏腑功能失常，精气血津液代谢紊乱使瘀血、痰饮等病理产物内生，从而发生各种疾病。因此，肾虚兼瘀为老年病的共同病因病机。由于瘀邪的性质及停留部位不同，所引起的老年病病症也会有所差异，如中医学的中风、眩晕、头痛、心悸、胸痛、胁痛、腰痛、消渴、痹证、痿证、积证、癥瘕、便秘、淋证等，现代医学的脑梗死、脑出血、高脂血症、高血压、冠状动脉粥样硬化性心脏病（简称冠心病）、动脉硬化、甲状腺功能减退、糖尿病、慢性尿路感染、围绝经期综合征、萎缩性胃炎、便秘、恶性肿瘤、前列腺增生等病均为老年人的常见病症，其病因病机均与肾虚兼瘀有关。痰郁、血瘀郁结体内日久则可出现化火等六郁之证。偶遇外因则可出现各种变症，如猝然昏倒、不省人事、口眼㖞斜、语言不利、半身不遂，或心胸憋闷或刺痛、胸痛彻背等心脑血管急症发生。

（四）延缓衰老和防治老年病的手段

郑老师认为，根据《素问·阴阳应象大论》中"治病必求于本"的治疗原则，由于老年人的共同特点是生理性肾虚，因此延缓衰老应该以补肾益精为主，且在老年前期（45—59岁）就要给予保肾补肾。老年病的共同病机是肾虚兼瘀，因此对老年病，均应根据病情采用补肾化瘀法治疗。然而具体治法治则应根据个体肾虚的程度和瘀邪的性质、轻重及停留的部位选方用药。

郑老师除了从整体研究老年病以制订诊疗方案，还对妇科、肿瘤等病有所涉及，探讨其病因病机，然后制定出总的治疗法则，再根据辨证灵活加减运用。例如根据《素问·上古天真论》对"女子七七"生长规律的认识，对女性的生理"肾－天癸－冲任－胞宫生殖轴"的深刻领悟，认为女子的经、带、胎、产由肾所主，其病理变化与肾虚有关。由于"肝肾同源"，加之肝主疏泄对冲任的调节功能，从而总结出妇科经、带、胎、产的共同病机是肾虚肝郁。在临床上善用补肾调肝法治疗妇科病，并用补肾疏肝调周方案治疗闭经、多囊卵巢综合征、卵巢早衰，临床疗效显著。该研究论文"郑清莲教授舒肝补肾调周法治疗卵巢功能早衰经验"于 2014 年在《中华中医药杂志》发表。至于纵深研究，也在后续进行中。

另外，郑老师在临床上，还经常将某个部位作为整体研究，对其部位的病症拟订治疗方案。例如，她根据中医学对上、中、下焦部位的认识，按脐以下（包括下肢）为下焦的部位进行分区。她认为下焦的急慢性感染如急慢性盆腔炎、前列腺炎、膀胱炎、下肢皮肤感染等的共同病机为湿热证，治疗时皆用清热利湿法，选用经典方三妙丸为基本方，并根据湿热的多少加味治疗，疗效显著。此临床经验，于 2012 年在《陕西中医》发表"郑清莲活用三妙丸治疗慢性前列腺炎经验"一文。

三、治病注重扶助正气，祛除邪气

郑老师在临床治疗疾病中重视扶正祛邪。她指出，扶正祛邪是中医治病的重要治则之一。中医学认为正气，就是人体对疾病的防御、抵抗和再生能力，是决定发病的内在因素。邪气，泛指一切致病因素及病理对人体的损害，是发病的重要条件。正邪盛衰决定着疾病的发生、发展和转归。中医学非常重视正气，认为"正气存内，邪不可干"，"邪之所凑，其气必虚"；在疾病发生后，正气胜、邪气退，病情向好的方面转化；邪气胜、正气衰，疾病向坏的方面转化；邪正相持可使急性病变为慢性病；

邪去正伤则可使病症留下某些后遗症，导致人体脏腑和气血的功能留有一定的障碍。所以，我们在治病时，一定要重视正邪的消长情况，使用扶助正气的药物或其他疗法以增强体质、提高抗病能力，达到祛除邪气、战胜疾病、尽早恢复健康的目的。在这种思想指导下，她在临床上将扶正祛邪法灵活地用于各种疾病各个阶段的治疗中，如肿瘤、急慢性炎症、心脑血管病等。

另外，在急慢性感染病的治疗中，郑老师也非常重视扶正祛邪法的应用。她认为在急慢性感染病的治疗中，用好扶正祛邪治疗原则，对疾病的治疗和恢复至关重要。人之所以会感染细菌、病毒，是因为正气不固，邪气入侵。因此临床上主张在祛邪的同时加用扶正药。具体应用则是根据邪气的性质，正气不足的程度而灵活运用。例如小儿急性上呼吸道感染，伴有发热，辨证为风热犯肺，就用桑菊饮加麦冬、黄芪益气养阴扶正。慢性支气管炎的迁延期，辨证为风热犯肺，在清热化痰止咳的同时，加入黄芪、麦冬，通过扶正以使正气得复，尽快祛除邪气。

在老年病的治疗中，更重视给予扶正祛邪，如胸痹（冠心病，心肌供血不足），其病理为气血瘀滞。此时的气血瘀滞就是邪气，因此治疗时不但要活血化瘀，而且要加入淫羊藿、黄芪、党参等补益药，通过温阳益气扶正而使瘀邪尽快离开人体。

郑老师在临床上重视中医扶正祛邪法的运用，使大多患者能尽快得到康复，故越来越多的患者远道而来就诊，其受益者甚多。

四、调脏腑注重疏通气机

郑老师在治疗脏腑病时非常重视脏腑气机的调理。气机，即气的升、降、出、入运动。气是人体内不断运动着的具有很强活力的精微物质，是构成人体和维持人体生命活动的基本物质。气的功能以运动的形式表现出来。总的来说，气在人体主要有推动、温煦、防御、固摄和气化作用。各脏腑经络的功能都是气的表现形式，如心气推动血液在脉管中运行；肺的宣发肃降功能；肝的疏泄功能；脾胃的升清降浊功能；肾的激发、推动及固摄作用等都是脏腑气的功能的表现形式。气的功能失常，就会出现气滞、气逆、气结、气陷等病理变化，导致脏腑经络功能失常。郑老师认为，引起老年人气机失常的原因很多，除肾虚脏腑功能虚损，血瘀、痰湿、食积、火热、寒凝等都可引起气机失常。气机失常又能引起或加重瘀邪，最终使得病情加重。另外应该注意的是，气虚推动无力，不仅会出现乏力、面色㿠白，脉沉缓，还会出现脏腑功能减退的各种表现。

对于气机失常的治疗，郑老师认为，在临床上，当出现脏腑病症时，不但要进行辨证论治，还要注意对脏腑气机失常情况进行辨别和调理。如患者心胸憋闷，时有疼痛，伴心慌心悸，四肢发凉，舌质紫暗，脉沉迟，中医辨证为心血瘀阻，应该用桃红四物汤治疗。但患者又有心阳气不足表现，而心阳气虚就不能推动血液在脉管中正常运行，所以，在治疗时除选用活血化瘀药，还要加用益气温阳药如人参、淫羊藿、桂枝以助心气。心气充盛，推动有力，血液运行通畅，瘀血就会尽快消除。痰湿阻肺，肺气失于宣降，则咳嗽咯痰，胸闷气喘，舌淡红，苔白腻，脉滑，治疗时应给燥湿化痰之剂，用二陈汤加味，同时加用桔梗、杏仁、紫苏子等宣通肺气之药，使肺的宣发肃降功能尽快恢复。肝胃不和，出现胁下胀痛不舒，情绪抑郁或烦躁，呃逆嗳气，不能进食，舌淡红，苔白厚，脉弦，应给疏肝理气治疗，可选用逍遥散或柴胡疏肝散加减进行疏肝理气和胃治疗，但同时要考虑胃气失于和降，上逆的胃气机失常之证，可加用半夏降逆和胃，以助胃气和降。脾虚湿盛，出现腹胀便溏，食少纳呆，口腔黏腻，面色萎黄，舌体胖大，苔白腻，脉沉滑，治以健脾燥湿为主，可选用香砂六君子汤健脾燥湿，同时应加入黄芪、生姜以益气温中，助脾胃气机升降。膀胱湿热，出现尿频、尿急、尿痛，或伴有发热，舌红，苔黄，脉滑数，治以清热利湿通淋，可选用八正散，因为该方不但能清热利湿，而且方中木通、萹蓄、灯心草等药具有清热行气通淋的作用。

在调理脏腑气机时，也要重视对肝疏泄功能的调节。郑老师指出，肝主疏泄，是指肝具有保持全身气机疏通畅达，通而不滞，散而不郁的生理功能。若肝失疏泄，就可引起各种气机失调的病症。例如肝气郁结，气机不畅，就可出现胸胁、两乳或少腹等部位胀痛不适的症状，甚则刺痛或积病。若暴怒伤肝，肝气上逆，就可出现头晕胀痛，面红目赤，急躁易怒等症。若气升太过，肝郁化火，血随气逆，就可导致吐血、咯血，甚则猝然昏倒，不省人事。肝失疏泄，不能助脾胃运化，脾气不升，胃气不降，胆汁排泄不畅，就会出现口苦纳呆，呕逆嗳气，胁下、脘腹胀痛，甚则出现头昏、飧泄等症。若肝气郁结，不能疏泄情志，就可出现心情抑郁不乐，悲忧欲哭，稍受刺激则抑郁难解，悲忧善虑。若肝郁化火，则心情易急躁、发怒。若肝气郁结，不能疏泄，冲任不利，则可出现月经延迟、闭经或经行不畅、痛经，男性排精异常等症。在治疗时，应根据辨证调畅肝气为主。如肝气郁结，可选用柴胡疏肝散、逍遥散。肝郁化火，轻则用丹栀逍遥散，重则用龙胆泻肝汤。对于肝气郁结，气血瘀阻者，可根据瘀血停留部位分别选用血府逐瘀汤、膈下逐瘀汤、少腹逐瘀汤等活血化瘀行气止痛之剂。对于肝气郁结，痰气互结者，可选用半夏厚朴汤。例如有一从新疆来西安上学的大学生，入校后6个月月经未至，家长很着急，遂来就诊。郑老师认为，该患者是由于环境变化，情志不遂，肝气郁结而致闭经，只给开了逍遥散加桃仁、红花，7剂，服药5剂月经来潮。正是由于郑老师对肝的疏泄功能理解深刻，对肝气郁结引起病症判断准确，选方用药得当，才使得临床疗效显著。

郑老师常选用具有调理气机功能的经典方和名老中医的经验方治疗气机失常之症。她指出，气机是中医学对人体生理功能的一个特殊认识。历代医家在治病时大都重视对气机的调理，并创制、总结出了很多行之有效的方药，经过后世不断地应用总结，使其更加完善。所以，我们应该继承中医学的宝贵经验，运用好经典方、经验方，以提高临床疗效。例如张仲景《伤寒论》中的桂枝汤、小柴胡汤、半夏泻心汤、小青龙汤、乌梅丸、旋覆代赭汤；《金匮要略》中的苓桂术甘汤、桂枝茯苓丸，都是从不同角度调畅气机的方子。后世的苏子降气汤（《太平惠民和剂局方》）、柴胡疏肝散（《医学统旨》）及三仁汤（《温病条辨》）等均为调理和疏通气机常用的良方。以上这些方剂，也都是郑老师在临床上治疗气机失调时经常选用的方剂。她不仅用小柴胡汤治疗少阳证，还将该方用于肿瘤化疗、放疗后出现的恶心欲吐，不欲进食等副作用的治疗。此外，她常用其导师刘茂甫教授的厚朴八味汤治疗脾胃气滞湿阻，中气升降失常所引起的脘腹胀满或胀痛，嗳气呃逆等症。

由于郑老师在临床上重视气机的调理，选方上注重经典方、经验方的应用，所以在治疗脏腑气机失常的疾病方面有着明显的优势。

五、攻疑难注重审证求因

郑老师在临床上重视对疑难病的治疗。她认为，疑难病包括了诊断困难和治疗困难两方面。所谓疑难是因为疾病诊断不清楚，没有办法治疗，或诊断清楚，但治疗效果不好，两者均以治疗效果不好为重。郑老师常说，随着社会的进步，人们的生活方式、周围环境、饮食结构等都有了明显的改变，致病因素也有所变化，加之疾病也在不断地演变，人们治疗疾病的方法也在不断增多，如有些治病的药物或方法也会引起新的疾病。所以，对于疾病的诊断、治疗，需要我们不断地去研究、认识。作为一名医师，常会面对各种疑难病症，所以，做好疑难病的诊治工作，特别是利用中医药优势治疗疑难病是我们的职责。

郑老师指出，中医学有悠久的历史，有着独特的理论体系，丰富的临床经验，多种多样的治疗方法。因此在对疑难病的认识、治疗上有其得天独厚的优势。例如认识疾病时，中医学认为，人体各脏腑组织之间，以及人体与外界环境之间，既对立又统一。它们在不断产生矛盾和解决矛盾的过程中，维持着机体相对的平衡状态，从而保持着人体的正常生理活动。当这种平衡因某种原因遭到破坏，又不能立即自行调节得以恢复时，人体就会发生疾病。我们把破坏人体相对平衡引起疾病发生的原因统称为病因。致病因素是多种多样的，气候异常、疫疠之气的传染、精神刺激、饮食劳倦、持重努伤、跌仆金刃外伤、虫兽所伤，以及体内代谢失常所产生的病理产物等都为病因。正如《素问·调经论》所说："夫邪之生也，或生于阴，或生于阳。其生于阳者，得之风雨寒暑；其生于阴者，得之饮食居住，阴阳喜怒。"

郑老师认为，"审证求因，从因论治"是治疗疑难病切实可行的方法。

审证求因，就是从疾病的临床特点，疾病发生与发展的规律性上去认识发病的病因，其目的就是透过现象研究本质，找出疾病发生发展的根本原因，从而确立恰当的治疗方法。即仲景所说"观其脉证，知犯何逆，随证治之"。

中医学对疾病病因学的认识与判断是有别于现代医学诊断模式的。它并非从致病的病原体着手去分析疾病的特点、规律及其转归，而是从发病后的病变特点、规律性及转归方面去探求病因，这就形成了中医学独特的诊断模式。这种诊断模式的最大特点是将病因与其致病特点进行综合研究和描述，从患者的临床表现直接分析判断病因。虽然这种诊断模式缺少精密、客观的量化标准，但中医学对某一抽象病因的致病特点的描述，相当于一个形式化的诊断模型。临床上通过类比方法就可以做出较为准确的病变诊断，用于指导疾病的治疗。

郑老师在临床上，从中医学"整体观"出发，通过"审证求因，从因论治"的方法治疗各种疑难病症，疗效显著。

医案：陕西省咸阳市旬邑县的患者王某，女，45岁。以主诉"月经淋漓不断2个月"就诊。患者平素月经周期、量、色均正常。1年来月经周期不规律，经量减少。2个月前月经来潮，刚开始量多，以后逐渐减少，偶因劳累而增多，色开始暗红或鲜红，后色淡，至今2个月淋漓不止。曾在当地医院诊断为"功能性子宫出血"，用激素治疗效果不佳，也曾用归脾汤加减治疗亦未见明显疗效。查其伴有乏力怕冷、失眠多梦、时有心悸气短、偶有少腹胀痛、脱发明显、腰膝酸困、面色萎黄、舌质淡白苔薄白、脉沉细。既往中医诊断为崩漏，心脾两虚证。但郑老师诊断为崩漏是由肾虚冲任不固所致，用补肾益精固冲法治疗。处方药味有枸杞子、女贞子、菟丝子、五味子、淫羊藿、杜仲、续断、黄芪、三七粉、炒蒲黄、蒲公英。服药3天出血止。随后继续用药2周。3个月后复诊。诉月经正常，未再出现崩漏。我们不解，追问郑老师，她指出，该患者年已过"六七"，接近"七七"，处于生理性肾虚的年龄阶段。肾中精气已虚，冲任不固，可引起月经紊乱，出血淋漓不断。现在出现的心脾两虚之象是由于出血过多，导致的脾气虚、心血不足，是果不是因。因此用归脾汤治疗效果不佳。另外，患者腰膝酸困的肾虚表现也提示其出血的根本原因是肾虚。按照从因论治的原则，应给予补肾治疗，所以治疗效果显著。

正是按照中医学"审证求因，从因论治"的方法，才使得很多找她诊治的疑难病症患者得以康复。

六、博采众长，继承创新

郑老师在熟读医学经典，博览历代医家名著的基础上，衷中参西，兼容并蓄，在临床实践中注重理论与实践相结合，在继承的基础上又不断创新。她认为只有创新，才有生命力，中医才能提高疗效，才能在竞争日益激烈的现代社会，求得生存之路。

郑老师是全国首批有独到专长老中医药专家刘茂甫教授的学术继承人。她在继承刘老经验的基础上，根据自己的临床经验进行总结，不断创新。

刘老的补肾化瘀代表方"益肾饮"，旨在治疗多种老年病。郑老师在多年治疗月经病经验的基础上，根据"肾为天癸之源"，在益肾饮的基础上加减化裁形成"五味补肾汤（枸杞子、女贞子、菟丝子、五味子、淫羊藿）"，又经过临床验证，再次调整，加入补肾药杜仲、续断及益气活血药生黄芪、丹参，最终拟定补肾调经方，在治疗多种月经病上取得了良好的疗效。

《素问·上古天真论》曰："二七而天癸至，任脉通，太冲脉盛，月事以时下，故有子……七七，任脉虚，太冲脉少，天癸竭，地道不通，故形坏而无子也。"《血证论·胎气》曰："故行经也，必天癸之水，至于胞中，而后冲任之血应之，亦至胞中，于是月事乃下。"《傅青主女科·调经》曰："妇人有经来续断，或前或后无定期，人以为气血之虚也，谁知是肝气之郁结乎。""精满化经。"郑老师在此观点指导下，制订了补肾舒肝调周法治疗月经病获得满意疗效。

郑老师认为：死读书，不如不读书，循古而不泥古，一定要继承 – 发展 – 创新，只有不断创新，中医才具有鲜活的生命力。

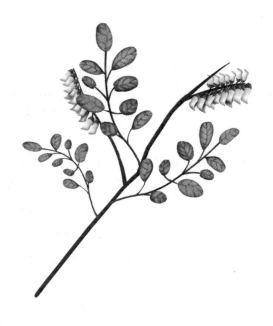

第3章 郑清莲教授的临床经验

一、老年肿瘤治疗经验

（一）肾阳亏虚，伏邪内蕴是老年肿瘤的共同病机

郑老师指出"老年人存在着生理性肾虚"。《素问·上古天真论》曰："女子七岁，肾气盛，齿更发长……五七，阳明脉衰于上，面始焦，发始堕……七七，任脉虚，太冲脉衰少，天癸竭，地道不通，故形坏而无子也。丈夫八岁，肾气实，发长齿更……五八，肾气衰，发堕齿槁；六八，阳气衰竭于上，面焦，发鬓颁白；七八，肝气衰，筋不能动；八八，天癸竭，精少，肾脏衰形体皆极，则齿发去。"此段经文是古人对人体生、长、壮、老、已的客观认识和高度总结。说明女性衰老从35岁开始至49岁明显，男性从40岁开始至64岁时最为明显。肾元精气逐渐虚衰是导致这种变化的根本原因。肾中精气所藏的元阴元阳，对机体各脏腑组织起着滋养、温煦的作用，是人体阴阳之本。肾虚使人体阴阳失调，脏腑功能失常，以致瘀血、痰饮等邪气内生。《素问·阴阳应象大论》曰："阴阳者，天地之道也，万物之纲纪，变化之父母，生杀之本始，神明之府也。"肾中精气虚衰，不但会出现肾精衰微的证候，而且会出现阴虚、阳虚、阴阳俱虚之证。肾阴精不足，则阳热亢盛，火热内生，炼津为痰，灼伤营血。肾阳气虚，脏腑失温煦，功能衰退，会导致阳气不足，血液、水液不能温运而生瘀血、痰饮。瘀血和痰饮郁久便可化火，形成气、血、痰、湿、火、瘀结体内，使病情不断复杂化。因此肾虚兼瘀是老年病的根本病因病机。

郑老师认为"肾阳亏虚，伏邪内蕴"是老年肿瘤的共同病机。《素问·生气通天论》曰："阳气者，若天与日，失其所则折寿而不彰，故天运当以日光明。是故阳因而上，卫外者也。因于寒……"郑老师认为肿

瘤早期虽多无症状，但因六淫或饮食居处所致伏邪已然蛰伏体内，俟正气渐衰之时发病。随着年龄的增加，即《素问·阴阳应象大论》中所言"年四十而阴气自半也，起居衰矣"。肾中阳气渐渐衰退，寒邪内生，复因饮食、情志、六淫诱发，故至中年后得以发病。阳气不足，尤其是肾中阳气不足，寒邪伏郁，阻碍气机，遂渐生痰浊瘀血，日久痰浊瘀血又渐而化为毒热之邪，此时肿瘤之症著矣。这就是肿瘤发病的基本病机。

虽然经过手术、放疗、化疗等综合治疗，能够让肿瘤得到控制，但仍然有残留的肿瘤细胞（也就是肿瘤的余邪）潜伏于人体某一脏之中。当该脏阳气不足，卫外之力减弱时，余邪伺机复作，则肿瘤复发。同样，当他脏阳气不足，卫外之力减弱，余邪就可以随着经络气血留驻于此，则肿瘤会发生转移。因此无论是肿瘤的发病、转移还是复发，均与机体阳气不足有关。其中正气虚衰是肿瘤复发以及肿瘤转移的内在条件，而"伏毒"内藏是肿瘤复发、转移的根本原因。正如《温疫论·劳复、食复、自复》曰："若无故自复者，以伏邪未尽。"

（二）重视"补肾化瘀法"在老年肿瘤治疗中的应用

郑老师认为，肿瘤发病不外虚实两端。虚者，正气不足；实者，湿浊、气滞、血瘀、痰凝、热毒。现代肿瘤学认为，多数肿瘤发生均与物理、化学、生物等外界因素有关。肿瘤发病具有长期潜伏和隐蔽的特点，只有当机体免疫力降低或被破坏时，肿瘤邪毒才使宿主细胞异常增生而发生癌变。肿瘤的发生是遗传因素和致癌因素相互作用的结果。郑老师在"伏毒致癌"学说基础上，结合现代肿瘤学的认识，提出"正（阳）虚邪毒内伏"是贯穿肿瘤发病全程的病机关键。因此郑老师认为"扶正祛邪法"是治疗肿瘤的根本原则。

《灵枢·刺节真邪》曰："虚邪之入于身也深，寒与热相搏，久留而内着……有所结……津液久留，合而为肠溜。久者……凝结日以易甚……为昔瘤。"这说明肿瘤发病皆与素体亏虚有关。因此，在肿瘤治疗过程中注意固护正气是第一要点，尤其是在防止肿瘤的复发转移过程中，更应注意增强正气。"肾阳亏虚，伏邪内蕴"是老年肿瘤发病、复发与转移的共同病机，在老年肿瘤病治疗中的"扶正"就更应该重视温阳补肾法的应用。但同时郑老师也强调：这里的补肾是扶正的总称，不但包括了益精、滋阴、壮阳补肾，还包括了调补气血及对各脏腑功能的调节，其中以补肾益精、滋阴、壮阳为主。

《灵枢·百病始生》曰："积之始生，得寒乃生，厥乃成积也。"这提示肿瘤的发生与外感时邪有关，尤其强调寒邪在肿瘤发病中的重要作用。结合"肾虚血瘀"是老年病的共同病机特点，郑老师认为肿瘤发病中深居之伏邪多为寒痰水湿和瘀血之邪，故立涤痰、祛湿、化瘀之法以祛伏邪。在这里祛除伏邪之法是祛除导致血液瘀滞不通，蛰伏在体内癌毒的总称，包括了活血、除湿、化痰、行气、消食、解毒等多种祛除伏邪的方法，其中以祛湿、活血、化痰为主。

（三）提倡"分阶段扶正祛邪平衡法"治疗老年肿瘤

肿瘤病情变化多端，同一疾病的不同阶段，肿瘤的病因病机也会有所变化。此外，老年肿瘤患者普遍存在脏腑功能衰退的情况，因此，在应用扶正祛邪法治疗老年肿瘤患者的时候，就更需要重视扶正与祛邪之间的平衡关系，努力做到扶正而不助邪，祛邪而不伤正的平衡治疗。具体而言，对非手术患者，手术患者手术前、手术后、化疗阶段、放疗阶段、放化疗后阶段、终末期等不同阶段，需要根据肿瘤患者机体存在的邪正消长关系，调整扶正与祛邪间的治疗策略，达到扶正祛邪的平衡治疗。

目前早期肿瘤因临床症状不典型，诊断困难。一般中医科见到的多为经手术后放疗、化疗等治疗期间或治疗后的患者，还有缓解期以及肿瘤晚期患者。总的来说，无论是治疗中还是治疗后，缓解期还是晚期，体内均存在不同程度的癌毒。相对来说，治疗后或缓解期癌毒较少，而到了肿瘤晚期癌毒就会过盛。但无论何期，机体均存在不同程度的气阴两亏之证。因此对于肿瘤治疗的大法不外乎扶正祛邪两端。但须注意邪正病机的转化，正确处理祛邪与扶正的关系。

1. 肿瘤的初发初治阶段，以祛邪为主扶正为辅的平衡治疗

在肿瘤初发初治的早期阶段，这时患者的正气尚充盛，攻癌就是扶

正，当以祛邪为主。郑老师尤其推荐现代医学中手术、放疗、化疗等峻猛攻癌之法。早期肿瘤主张首选手术治疗，可选用放化疗者，也宜早不宜迟，切不可因门派之争而弃之。但在峻猛攻癌法之后，可辅以扶正治疗，恢复被手术、放疗和化疗所伤的正气。这里的扶正不独补肾一端，还包括益气养血、益气养阴、清肺益胃、疏肝健脾等多法，以安未受邪之地。

2. 肿瘤缓解期阶段，以扶正为主祛邪为辅的平衡治疗

针对经过手术、放疗、化疗等综合治疗后已经进入肿瘤缓解期的患者，郑老师强调：此时的治疗重点应该是防止肿瘤复发与转移。肿瘤患者虽然经过手术、放疗、化疗等综合治疗，但仍有一定数量的癌毒蛰伏体内，加之患有肿瘤的患者一定存在素体的不足，若其后未能改善素体情况，或更因外受邪气，内伤情志、饮食、劳倦，而进一步导致正气不足，此时体内蛰伏的癌毒就可以择机复燃，从而导致局部复发或远处转移。因此，对于此期的患者以纠正素体不足、固护正气、做好饮食等调护为首务，并适时给予祛除余毒之法，切不可秉承"除恶务尽"的原则，徒耗正气，反为肿瘤的转移复发提供内在条件。由于"肾阳亏虚，伏邪内蕴"是老年肿瘤发病、复发与转移的共同病机。此期就应当以扶正为主，尤其重视温阳补肾的应用，或疏肝补肾，或健脾补肾，或滋养心肾，或肺肾双补。固护未受邪之地，以防肿瘤远处转移。辅助以祛邪，尤其重视活血化瘀药物的应用，辅以或解毒，或祛湿，或化痰，或行气，以防肿瘤癌毒的蓄积。应注意在使用祛邪药物时，要避免用药太过凉遏。

3. 肿瘤转移或复发阶段，以扶正祛邪并重的平衡治疗

在临床上，中医救治的往往是经过手术、放疗、化疗后已经出现转移或复发的肿瘤患者，此时可仿张仲景鳖甲煎丸之意，扶正祛邪并重，攻补兼施、软坚散结和活血化瘀等诸法并用，徐徐图之。郑老师指出，鳖甲煎丸看似庞杂，用药多达25味，但攻补兼施，寒热并用，气血津液同调的处方特点对肿瘤晚期的治疗很有启示。这首处方提示我们，对于病情复杂的疾病当用大方，多方位多角度处理方可收效。肿瘤后期正气衰败，此时当以丸剂或现代的胶囊剂等缓缓图之，切不可操之过急，治疗中只考虑到邪毒太盛，而一味采用攻伐之法，重用清热解毒、破血散结之品，却忽略了顾护正气阴液，徒耗正气，使得已虚之正气更伤，会导致机体本身抗御实邪的能力进一步降低。此时非但不能消灭肿瘤，反而会加速肿瘤的扩散、转移。这时候应该扶正祛邪兼顾，使得祛邪不伤正，扶正不助邪。

4. 肿瘤终末期，只执扶正一端的平衡治疗

郑老师认为，已经进入终末期的晚期肿瘤患者，此时已经气息奄奄，生命垂危，不应当纠结在"癌"字上，而应该以挽救生命，提高患者生存质量为要务。唯有此时，治疗方可只执扶正一端，以顾护脾胃为第一要务。正所谓：得胃气者生，失胃气者亡，扶阳助阴，以血肉有情之品，温养八脉，以求延长患者病期。

（四）"补肾化瘀法"与"扶正祛邪平衡法"的关系及临床应用要点

郑老师认为"肾虚血瘀"是老年肿瘤患者的特点，因此"扶正"重视补肾，这里的补肾包括补肾温阳、补肾益精、补肾护精诸法。需要强调的是，扶正虽然重视补肾，但不限于补肾，而是要根据具体的肿瘤性质确定扶正的方向，还可以配合补肺、益肝、健脾、养心以及调补气血等。在治疗生殖系统肿瘤的时候，由于多数补肾药物可能对性激素水平产生影响，所以需要慎用。

祛邪重视活血化瘀，常用活血药有丹参、当归、桃仁、牛膝、红花、川芎，常用方剂为桃红四物汤加味。祛邪法还包括了除湿、涤痰、行气、解毒等方法，总之是以通利血脉为目的。郑老师重视"寒邪"在肿瘤发病中的作用，因此用药时一方面药性多偏温，另一方面用寒凉之品（如清热解毒之品）时不会长期大量使用，防止凉遏太过。

除湿化痰多用薏苡仁、滑石粉、茯苓、白术、半夏等，常用方为三仁汤、参苓白术散加减。常用的行气药有陈皮、厚朴、枳壳、香附，代表方剂为自拟厚朴八味汤（平胃散加枳壳、柴胡、炒莱菔子、连翘）。

病证结合，辨证为纲。许多来找中医医生就诊的患者都具有病程较长，病情复杂的特点，不仅老年肿瘤患者如此，还有更多更为复杂难治的患者。对这些患者更是要格外细致，除了诊脉和看舌象，还要详细询问患者服药后的感受，一步步调整药物，有时甚至可以大胆的重新换方，在患者不能按时复诊的时候，一定要做好电话随访，同时要耐心地开导和鼓励患者树立战胜疾病的信心。不同部位、不同病理类型的肿瘤，其临床表现也各不相同。因此，郑老师强调需要将辨证与辨病有机结合。值得注意的是，辨证论治是中医学的灵魂，一旦辨病与辨证发生矛盾时，必须舍病从证。盲目套用专病专方，则是促病期矣。

（五）治疗老年肿瘤时的用药注意事项

老年人的生理特点及药物吸收代谢能力都不同于中青年人。总的来说，老年患者普遍存在多系统的疾病或多系统功能减退，这会导致化学治疗（包括中药）的毒性反应和并发症的危险性增高。因此在临床用药中要注意加强对化疗（以及中药）毒性反应的预防治疗。

老年患者的肝肾功能有所下降，因此要慎用具有肝肾毒性的药物。如果必须要用也要注意避免长期使用。例如补肾益精慎用何首乌，可用五味子补肾兼保肝降酶；疏肝柔肝慎用川楝子，可以白芍配柴胡。

骨髓造血功能降低，增加了放化疗后骨髓抑制发生率。老年人存在"生理性肾虚"，骨髓造血功能降低，要注意"补肾填精"治疗法在整个化疗疗程中的应用。效法张景岳"善补阳者，必于阴中求阳，则阳得阴助，而生化无穷；善补阴者，必于阳中求阴，则阴得阳升，而泉源不竭"之意，在补阴之品中加入淫羊藿，以阳中求阴。

心脏损害也是化疗常见副作用。防治化疗引起心脏损害的主要措施：原有心脏病或心功能不全的患者，避免选用对心脏有明显毒性反应的化疗药物。同时还要严密监测患者心脏功能的变化，必要时行心脏监护，如发现病情明显变化，则停止或减量治疗，并采取相应的救治措施。我常习惯以生脉散为基础方剂进行加减调治，或配以黄芪生脉饮益气滋阴、养心护心。黄芪生脉饮由黄芪、党参、麦冬、南五味子组成，是由古方生脉散变化而来。生脉散始见于唐代孙思邈《千金要方》，具有益气滋阴、敛汗生津之功。生脉散加入黄芪而成黄芪生脉饮，具有益气滋阴，养心补肺之功效。约有七成患者心脏损害发生在最后 1 次化疗后 3 个月内，因而在这段时间内需要密切注意心脏功能情况。预防或治疗化疗的心脏毒性是漫长的过程，因此最好选择口服液这一剂型，便于患者长期坚持服用。而黄芪生脉饮价格不贵，也便于患者长期坚持服用。

化疗所致周围神经病变是抗肿瘤药物最常见的不良反应之一。尤其是合并有糖尿病的患者，神经毒性的发生率也会增加。此时，常给予桃红四物汤加减足浴或湿敷的方式进行预防。桃红四物汤是《医垒元戎》中的一个方子。该方由四物汤加味桃仁、红花而成。四物汤最早见于晚唐蔺道人著的《仙授理伤续断秘方》，被用于外伤瘀血作痛。现代研究表明，桃红四物汤具有扩张血管、抗炎、调节免疫功能、抗过敏等作用。血痹本是正虚，以气血不足为主，正虚之时，邪气乘机袭击肢体肌肤，气血不通则发为血痹。所以益气养血是治疗此类疾病的基石，一定要在桃红四物汤基础上加入大剂量黄芪。黄芪味甘，微温，入归肺、脾、肝、肾经。桃红四物汤中加入黄芪以益气扶正，温分肉、益皮毛，气旺则血旺，气行则血行，黄芪配当归补气生血，重用黄芪补气而专固肌表，配以当归养血和营，阳生阴长，气旺血生。此外方中还要加入丹参，丹参味苦、微辛，性微寒，属心、脾、肝、肾血分之药。由于化疗为热毒，故用凉血化瘀之品，兼有消肿之功。

同时，在应用中药治疗时更要强调顾护胃气。这有两层含义，一方面慎用克伐胃气药物，决不可为抗癌而长时间过量使用清热解毒及虫类等克伐胃气之品。一旦患者服用药物后出现胃肠症状就要及时调整用药，必要时停药。时刻牢记"得胃气者生，失胃气者死"。另一方面要重视"实脾"以护中，祛邪而不伤正。法仲景意，常以党参、干姜或以甘草补中和胃。

（六）治疗老年肿瘤时的饮食禁忌

老年肿瘤患者就诊时常会问到"不能吃什么""需要忌口吗"等问题，对老年肿瘤患者来说，普遍存在营养不良，而其营养不良多与摄入不足有关。因此针对老年肿瘤患者的营养特点，需要十分注意患者体重和白蛋白水平的变化，据此来评估患者发生营养不良的风险，并注意加强营养支持。对有糖尿病、高脂血症的患者则应该充分考虑肿瘤的情况来制订每日的营养方案，适当增加蛋白质及脂肪的供给，适当放宽血糖、血脂的控制水平。关于中医食疗的问题，建议患者咨询专业中医师，对中医体质状况进行评估，根据不同的中医体质类型，选择合适的食材。例如阳虚质的患者，食用羊肉是有益的，但是对阴虚质的患者来说，就是不恰当的。此外，需要结合不同的治疗方式，选择不同的食疗方式，例如放疗多为阳热之性，可以适当食用一些养阴生津的食物，如梨、百合、荸荠；化疗相关性胃肠功能紊乱，可以适当服用焦山楂、乌梅、山药、大枣等食物。

（七）重视对老年肿瘤患者的心理调护

老年人属于社会中的弱势群体，作为一名从事老年医学专业的现代中医医生，面对老年患者，除了要熟悉他们的身体情况，更要对其心理状况有所了解，才能为患者提供更好的治疗。进入老年后，人体功能衰退，受大脑中枢神经系统递质合成和代谢减弱的影响，老年人的感觉能力降低，反应迟钝，适应周围环境的能力下降，容易产生忧郁感，焦虑不安，心神不宁，常处于情感不稳定，易伤感，易激怒状态。因此一定要重视心理因素对老年患者病情及治疗的影响。在门诊以及病房查房时，需要花更多的时间和老年患者交谈，不仅要了解他们的病情变化，还应该关注他们的家庭，甚至亲属的心情变化。老年肿瘤患者的一些心理问题，常会被一些躯体不适所掩盖，我在临床上曾经治疗过这样一位老年患者：这位患者经过前期治疗，病情一直非常稳定。但有一天突然出现厌食，并且越来越重，甚至出现食入即吐的情况。通过细致地与患者交流，发现患者对邻床患者的家属表现出莫名的恐惧感，结合细致的查体及相关检查排除了肠梗阻、电解质紊乱等器质性问题后，认为与患者的心理因素有关，立即采取调整病房的措施，配合心理疏导，未给予任何药物治疗，患者的上述症状就得到了彻底改善。由此可以得出结论，在治疗老年患者的过程中，需要重视老年患者的情绪状态，而且必须在治疗过程中反复评估患者的情绪状态，适时调整治疗。

（八）郑清莲教授治疗老年肿瘤的经验方剂

1. 自拟补肾化瘀汤

本方是郑老师为补肾化瘀法而设，扶正祛邪平衡治疗老年肿瘤的基本方。该方由淫羊藿、莪术、枸杞子、女贞子、五味子、菟丝子等组成。方中枸杞子、菟丝子补肾精，助精神；五味子补肾水，益肺气。这里尤其需要指出的是，虽然淫羊藿属于壮阳补肾之品，但在这里一方面取阳中求阴之意；另一方面，肿瘤的发病、转移、复发，均与机体阳气不足有关，故以淫羊藿温阳扶正。如因化疗热毒偏盛，就选用杜仲、补骨脂等热性不著之品。

此外需要补充说明的是，扶正一端，首重温阳补肾，但不限此一法，还可包括疏肝、健脾等多法。祛邪一端首重祛瘀，但也不仅此一法，还可包括祛湿、行气、涤痰等多法。由于"肾阳亏虚，伏邪内蕴"是老年肿瘤的共同病机，"肾虚血瘀"是老年病的共同病机，因此在扶正祛邪平衡治疗中需要重视"补肾化瘀"的应用。由于在不同阶段，扶正祛邪的侧重点会有所不同，有时虽不用补肾化瘀汤全方，但常难离淫羊藿、莪术二味。对确有因热盛不宜温阳补肾者，也必法"补肾化瘀"的原则，以生地黄、天冬、石斛、墨旱莲、六味地黄汤等清补化瘀。

2. 加减小柴胡汤

本方是郑老师应用扶正祛邪法治疗肿瘤术后恢复期的经验方。由于肿瘤及手术损伤，术后患者多已处于气虚血弱、营卫失于调和的状态，内伏癌毒容易妄动，或因卫气不能卫外固表，腠理疏松，术中又多处暴露状态，尤易使外邪乘虚而入，与正气相搏而发病。这与《伤寒论·辨太阳病脉证并治》中"血弱气尽，腠理开，邪气因入"小柴胡汤证的正气不足、营卫俱弱的病机一致。

肿瘤术后恢复期防复发和防转移是治疗重心。现代医学认为，微环境中免疫抑制炎症反应迁延不愈，是促进肿瘤生长和转移最为重要的前提条件之一。郑老师认为，阳虚寒伏痰凝、伏邪伺正虚而发是肿瘤复发转移的基础。因此，治疗应当重视扶助阳气，兼顾癌毒伏匿、扶正祛邪，以恢复机体阴阳平衡。

"加减小柴胡汤"方是在小柴胡汤基础上化裁而成。该方是在小柴胡汤基础上去生姜、炙甘草，加干姜、甘草、薏苡仁、黄芪、白花蛇舌草而成。小柴胡汤是由柴胡、黄芩、半夏、人参、炙甘草、生姜、大枣七味药组成。方中柴胡为君，黄芩助之，可使邪由里而达外，清透郁而不发之热，有利于内伏癌毒之外透；人参、甘草、大枣补中益气，既可扶正以助祛邪，又可实里以防邪入。方中更是以干姜代替生姜，一方面法仲景半夏干姜温散之意，取其温阳散饮，顾护中焦，防其寒凉太过，也属扶正之法；另一方面考虑到肿瘤形成过程中"正（阳）虚寒凝，痰瘀邪毒内伏"的病机，兼具祛邪之力。若苔黄或咽部充血明显，有化热之象，可减少干姜用量；若无明显热象，则逐渐增加干姜用量；半夏与干姜等量。以甘草易炙甘草者，取其清补之性。加入生薏苡仁取其健脾祛湿，助干姜、半夏祛除伏痰。加入白花蛇舌草，取其苦寒之性味，清热解毒、消痈散结。

资料表明，小柴胡汤可应用于多种肿瘤的术后治疗，并在肿瘤类疾病中广泛使用。大量的基础研究表明，小柴胡汤全方及拆方组合，在体内外实验中表现出不同程度的抗肿瘤作用，其机制多与抑制细胞生长，促进肿瘤细胞凋亡，抗血管生成，免疫调节等方面有关。现代研究表明，薏苡仁有抗肿瘤和增强免疫力作用。加黄芪以增强益气扶正之效，因为黄芪有增强免疫、抗肿瘤的功效。现代研究表明白花蛇舌草具有抗肿瘤、抗氧化、抗菌以及增强非特异性免疫的作用。

该方扶正祛邪共进，扶正而不忘祛邪，祛邪时不忘固本，充分体现了郑老师"扶正祛邪平衡法"治疗老年肿瘤的基本观点。

（九）三焦辨证论治放疗后、化疗后不良反应经验

1. 温热病三焦辨治放疗后不良反应

病因病机：一般来说，放疗邪气的性质为阳热邪气。放疗多自皮肤受邪，肺开窍于皮毛，因此上焦多表现为肺卫受邪的症状。放疗初期常见的皮肤反应、头颈部反应、放射性肺炎，均属于上焦病症，临床表现

为皮肤干痒红肿、发热、口渴或不渴而咳、干咳、声嘶、咽痛、低热盗汗等，脉浮数或两寸独大，治宜辛凉解表，此阶段郑老师常用桑菊饮、沙参麦冬汤、消风散加减。

辨治思路：放疗温热毒邪犯肺以后，有两种传变趋向：一为顺传，病邪由上焦传入中焦，出现脾胃经的证候。如临床常见的放射性胃肠炎、放射性膀胱炎、放射性盆腔炎等。在放疗温邪顺传到中焦后，因为脾胃二经喜恶的不同，又可以见到两类证候。一类病症中，放疗温邪因胃喜润恶燥而从燥化，故出现阳明胃和阳明大肠的燥热证候，表现为面红或局部皮肤红赤，发热，口干咽燥，唇裂舌焦，便秘腹痛，苔黄或焦黑，脉沉实。郑老师习惯用增液承气汤、益胃汤加减。另一类则因脾喜燥恶湿而从湿化，故出现太阴脾湿热证候，可以见到低热、身热不扬、头胀身重、胸闷不饥、小便不利、尿频、尿急或尿血、大便不爽或溏泄，或腹泻，或便血，或黏液便，里急后重，舌苔黄腻，脉细而濡数。此时需要结合病位辨证，偏于中焦的脾胃、肝胆，郑老师多用三仁汤加减；偏于下焦的膀胱、子宫、大肠则以三妙丸为基本方的"自拟清热利湿方"加减。随着放疗的持续进行，放疗的后期温热毒邪渐渐深入下焦，可以见到肝肾阴伤证。此证在放疗后遗症中多见，临床表现为手足心热甚于手背、口干唇焦、舌燥、声音嘶哑、手足麻木、神倦耳聋、重听，或手足蠕动、心中憺憺大动、神倦脉虚、颈部肌肉纤维化、肺纤维化，或舌绛苔少甚或时时欲脱，治宜滋阴潜阳，有余热，用知柏地黄汤加减；无热，则以五子补肾汤加减。

处方加减及用药特点：在辨证论治的基础上，发热者，加入牡丹皮；咽干声音嘶哑者，加入天花粉、蝉蜕；纳差者，加入鸡内金、焦三仙（焦麦芽、焦山楂、焦神曲）；便秘者，加入大黄、生地黄、肉苁蓉；黏液便者，加入白头翁、马齿苋；失眠者，加入炒枣仁；气虚乏力者，加入生黄芪、女贞子；下血者，加入三七、朱砂七、蜈蚣七、小蓟炭、蒲黄炭。对于放疗后局部肌肉纤维化、肺纤维化者，可在方中加入丹参、三七，并给予扶正化瘀胶囊长期口服。研究表明丹参能够减少细胞因子、炎症介质的合成和释放，可以起到抗肺纤维化的作用。三七能够抗炎、减少胶原合成，从而降低纤维细胞的合成。黄芪对肺纤维化也有一定防治作用。此外放疗是热毒邪气，故清热解毒药物也需贯穿治疗始终，但三焦用药有所不同。上焦加入金银花、连翘、鱼腥草；中焦加入蒲公英、黄芩；下焦加入黄柏、马齿苋。

2. 湿温病三焦辨治化疗后不良反应

不同的化疗方案在邪气性质上是存在差异的。以化疗相关性恶心呕吐为例，在高致吐化疗药物中的发生率可以达 75% 以上，而低致吐性化疗药的发生率在 25% 以下。心脏毒性多见于蒽环类化疗药物。细胞毒类药物如紫杉醇、奥沙利铂等常引起周围神经损害。正是因为不同种类化疗毒邪的邪气性质不同，所以化疗引起不良反应的种类和程度也存在差异。

总的来说，化疗邪气以湿为主。这是因为化疗虽然可以引起多组织器官的不良反应，表现为气血亏虚、脾胃失调、肝肾亏虚等多种相关症状，但最常见的是消化道的不良反应，包括恶心、呕吐、食欲不振、腹痛、腹泻、便秘等。五运六气中，在天为湿，在地为土，在人为脾，故脾主湿。若脾胃升降适度，中焦气和，气血生化有源，则可以上行心肺，行营卫而润泽于外，下滋肝肾。脾属阴，最容易受湿邪所伤。若湿阻脾胃，内湿停留，则三焦气机升降之枢纽失灵，脾气不升，胃气不降，水湿内聚，气机不畅，可见胸脘痞满，大便溏稀不爽。若脾为湿困日久，尚可郁而化热。湿热阻中，热蒸湿浊，常可弥漫表里上下，兼见倦怠无力，四肢沉重，面色光亮而淡，头昏且胀，舌苔白腻润滑而液多，脉沉濡而软，或沉缓而迟等症。湿热阻滞于中焦日久，脾气虚衰则气血生化乏源，可见气血亏虚证，并可以导致肝肾阴虚。

此外，化疗具有毒邪的诸多特点。有学者总结了毒邪的六大特征，分别为暴戾性、顽固性、多发性、兼夹性、火热性、传染性。化疗药物从副作用角度来谈相当于邪气，它具有了毒邪除传染性外的所有特点。因此在进行化疗药物不良反应的辨证中，应该注意：某些化疗药物毒性较强，发病急骤，有一定的凶险性，且传变迅速，甚至可以出现逆传心包的情况，如出现高热、出血、昏迷、抽搐，或精神神志的变化等。有些化疗毒邪引起的病情可以迁延漫长，缠绵难愈，如化疗引起的心脏毒性可以迁延数载，甚至数十载。化疗毒邪致病可以非常广泛，常可累及多个系统多个器官，例如可以在引起骨髓抑制的同时引起心脏毒性、肾脏毒性等多种不良反应。虽然前面论证了"化疗多湿"，但湿邪久郁不得宣化，还可以积湿成热，所以化疗往往多湿多热。化疗邪气除了多湿兼热，因湿因热也可导致血液、水液代谢的异常，从而生痰、生瘀。由于化疗毒邪是由内受邪，所以可以直中脏腑。

化疗湿毒侵犯上焦引起的一系列证候，多见半表半里的少阳证。但是由于化疗毒邪是由中道而外达，所以不同于皮毛受邪的外感上焦病症。其在发病初期，就常见有胸痞、口渴不欲饮等症状。又因为湿与脾胃关系最为密切，所以化疗引起的上焦病症，也常可见到湿困脾胃引起的不思饮食、肠鸣、便溏等症。正所谓"以湿为阴邪故也，当于中焦求之"。

由于化疗毒邪由内受邪，直中脏腑，正如清代医家周学海所言"其由皮毛入者，方始中于表也，必发寒热"，因此化疗引起的病症，较少有肺卫之证，而多见内邪外出，邪正相搏居于半表半里的少阳证。少阳经包括足少阳胆经和手少阳三焦经。因此少阳病不仅指表里之半，还应当包括上下之间的三焦。临床辨证仍是抓少阳病的主症：少阳之为病，口苦，咽干，目眩，胸胁苦满，往来寒热，热多寒少。我们观察在化疗初期，患者出现口苦的概率是很高的。若患者以晨起口苦为著，则病在少阳；如果午后口苦严重，则邪已入中焦。而小柴胡汤和解少阳郁热，同时还可以调畅三焦气机，治疗三焦郁热。所以对化疗邪毒尚未传入中焦者，郑老师常以小柴胡汤行气机、畅三焦。

化疗湿热毒邪侵犯中焦脾胃的一系列证候，病位在脾胃。脾主运化，胃主受纳，是故中焦脾胃之证以化疗的消化道不良反应为多见。郑老师习惯在参苓白术散方基础上加减。由于湿重于热，故以黄芩、黄柏、连翘苦寒之品以燥湿。对于湿热并重者，则以三仁汤方加减，还可加入厚朴、苍术、陈皮等辛温之品，健脾以燥湿；半夏、白豆蔻芳香之品，化浊以醒脾胃；茯苓、滑石淡渗之品，通调水道以渗湿。

化疗毒邪引起的下焦湿热证，病位在膀胱或大肠等处。化疗所致的湿热毒邪蕴结于膀胱，可以导致气化失职。湿邪阻遏大肠，则腑气不通。

这里包括了化疗引起的部分胃肠道不良反应、化疗性膀胱炎以及化疗引起的末梢神经炎等，出现大便腥臭稀溏或血便或秘结，小便淋漓灼痛或癃闭、血尿，足趾麻木，肢端对称性感觉异常，肌无力，身热口渴，身重疲乏，舌红苔黄腻，脉濡数或滑数等临床表现。

对于化疗毒邪引起的下焦湿热，郑老师的经验是用三妙丸为基本的"自拟清热利湿方"以燥湿清热。具体组方为炒苍白术、黄柏、牛膝、蒲公英、鱼腥草、生黄芪、生薏苡仁、淫羊藿、菟丝子、白花蛇舌草、莪术。大肠湿热者加入黄芩、车前草；膀胱湿热者，加入薏苡仁、滑石、车前草；湿热伤阴者加生地黄、白茅根；化疗邪毒热盛灼伤血络者，加入蜈蚣七、二色补血草；便血腹泻者，加入二色补血草。二色补血草属于陕西地方药材，《陕西中草药》载其味苦微涩，性平。苦能燥湿，并能涩肠止泻，具有益气血、散瘀止血之功效。尿血者，加入蜈蚣七。蜈蚣七味苦、辛，温，有小毒，具有利尿消肿、活血祛瘀、祛风镇痛的功效。

治疗化疗湿热证用药特色：虽然藿香为芳香化浊之妙品，泽泻为淡渗利水之佳品，但因二者均有一定的肝肾毒性，化疗药物本身已具有潜在的肝肾毒性，所以此时不适宜再用此类药物。另外，郑老师认为湿热本身也可以导致阴伤。热邪久羁，可以伤阴。湿遏气机，津液不得输布，也可以导致阴液不足。因此厚朴、苍术之类虽为燥湿药且有伤阴液之弊，但不可胶着于此，而弃之不用，须知湿邪非燥不能除。

过分寒凉，易使邪湿裹滞，如油裹面或伐伤阳气。因此在方中可加入小剂量的干姜，取其温中健脾以燥湿，且其性辛热也能防止凉遏太过。

对于化疗毒邪引起的中焦湿热证，也可以出现如吴又可《温疫论》所谓"一日一变"的急症，例如化疗引起的严重毒副反应，神经系统卒中样发作综合征，轻则出现嗜睡，重则出现昏迷、瘫痪。从中医辨证角度来说就可能属于叶天士所谓"逆传心包"之证。但由于其发病率低，跟师期间尚未见到此类病例，故尚待今后继续观察总结。

二、妇科病治疗经验

郑老师通过研读古籍，继承了全国首批老中医药专家刘茂甫老教授的补肾学术观点，结合自身临床经验，以补肾法为主治疗妇科经、带、胎、产病。解剖生理关系上，肾气、天癸、冲任关系密切，并构建了"肾气 - 天癸 - 冲任 - 胞宫生殖轴"的中医学女性生殖概念模型。这与现代医学"下丘脑 - 垂体 - 卵巢"的生殖轴理论极具相似之处。当这个生殖调控轴出现调节失衡，就会发生一系列病理变化和症状，此时当从这个生殖轴的起点开始调节，也就是中医学传统意义上的"治病求本"。而这个轴上的本就是"肾"，只有在补肾的前提下平衡冲任功能，方能维持该生殖轴达到平衡。既往很多医家临床经验都提示，以补肾为主并根据不同情况分别配合调肝、扶脾、活血等治疗方案，针对因该生殖轴失去平衡所导致的女性月经失调、闭经、不孕、更年期综合征等显示出了良好的治疗效果。实验研究也发现，很多补肾药物具有调节激素的作用，其能增加血管雌孕激素等各类激素受体的数量，调节女性激素水平的平衡，使卵子快速成长，改变女性体内血液流变特性，极大地提升超氧化物歧化酶（SOD）的数值，从不同作用方式加强阴道角化细胞表达数量和子宫增长数值，促进细胞凋亡的速度，减少丙二醛（MDA）的表达数量，并从正反馈角度作用于卵巢卵泡雌激素受体、卵泡刺激素受体、垂体 ER、下丘脑 ER、FSHR 的正常调节，具有下调 B 淋巴细胞瘤 -2 基因（Bcl-2）的作用，提高血管内皮生长素的表达，增大体内血管腔的扩张度，加快卵巢周边血管的快速生成，极大地减少血管硬化壁所形成的厚度。这为"肾主生殖"和"肾气 - 天癸 - 冲任 - 胞宫生殖轴"这一理论在指导临床用药时提供实验基础，也因此确立了治疗妇科病的基本法则：从补肾开始，然后合理调节冲任，兼顾化痰祛瘀清热利湿。

（一）疏肝补肾调周法治疗月经病的经验

月经是女性重要的一项生理活动，同时也对女性的生理、心理有着重要的影响。因而月经不调易引起女性的生理、心理变化。

随郑老师临证，常见各种类型的月经不调：月经先期、月经后期、月经先后不定期、经期延长、经间期出血、月经量少、经量过多、闭经等。郑老师认为，月经周期的变化符合中医学阴阳消长的变化规律：经后期（月经第 5～14 天）：基础体温低，卵泡开始发育、成熟，中医学认为此时阴血逐渐滋长，为阴长阳消阶段；经间期（排卵期，月经第 15 天），卵泡成熟，并排出卵巢，此阶段为阴精已充足而阳气渐长，这是月经周期的第一个关键点，即由阴转阳；经前期（月经第 16～30 天），基础体温逐渐升高，带下有所增多，血海阳气渐趋充盈，为受孕做准备。若没有受孕，黄体萎缩进入月经期，是月经周期第二个阴阳消长的关键点：由阳转阴，该期冲任调畅，在胞宫中阳气推动下阴血下注，月事如期来潮。

1. 辨治思路

郑老师治疗月经不调以调经为主，重在"调"。《素问·至真要大论》曰："谨守病机，各司其属。""谨察阴阳所在而调之，以平为期。"宗其旨，郑老师临证有补肾、疏肝、扶脾、调理气血等法。

补肾为调经之本，归根在肾。肾为先天之本，受之于父母，主一身之阴阳，藏先天之精血，先天禀赋不足，或任何原因导致的后天失养，使肾的生理功能失常而发生肾阴阳平衡失调，生精、化气、生血功能不足，天癸的产生与分泌不足，冲任失固失养，系胞无力，从而发生与其有关的月经不调。肾分阴阳，补肾阴以填补精血，补肾阳以温经通脉，且于补阴之中加助阳之品，又"滋水更当养火"之意，使肾中阴平阳秘，阴阳平衡，精血俱旺，则经水如期，如郑老师自拟的五子补肾汤。

疏肝为调经之法。肝藏血，除供给周身营养，同时还将血通过冲脉任脉，注于胞脉胞络而为月经。月经的主要成分是血，气行血行，气滞气虚，则血滞不行。血是月经的物质基础，气是运行血液的动力，气血和调则月经正常。肝主疏泄、主藏血，内寓相火，体阴用阳。肝与妇科月经病有密切的关系，妇科的经带胎产诸疾多与肝的功能失常有关。故妇科素有"肝为女子先天"之说。郑老师临证治肝以疏肝养肝为主，意在调其疏泄功能，使肝气条达，血海蓄溢有其常度。常用逍遥散或丹栀逍遥散。

扶脾意在"补脾胃以资血之源"。脾为气血生化之源，脾气健运，则运化正常，气血化生有源；脾统血正常，则血液正常地循行于脉内，而不溢出于脉外；脾主升清，一是将水谷精微物质上输于心、肺，通过心肺的作用化生气血，以营养全身，二是主升提。故郑老师临证调经以健脾升阳为主，使脾气健运，统摄有权，生化有常，血海充盈，则月经期量有常，常用归脾汤治疗。

调理气血亦为调经治法。月经的主要成分是血，气行则血行。是故血是月经的物质基础，气是运行血液的动力，气血和调则月经正常。气滞气虚则血滞不行，经期延后；气虚固摄失司则血溢脉外，月经量过多；血虚则经量减少，血瘀则胞脉不通。病在气者，当以治气为主，佐以理血；病在血者，当以治血为主，佐以理气。气血同病者，当气血同治。故郑老师临证常在应用上三方时适当加入行气、补气之品，或补血活血之品，如黄芪、党参、枳壳、熟地黄、当归、丹参、桃仁、红花等，或用桃红四物汤加黄芪、淫羊藿、柴胡等。

2. 治疗方法

郑老师治疗月经病，重视补肾精祛瘀血，月经各期的治疗中，或以补肾精祛瘀血为基本原则，设立补肾调经方1号、2号，或在疏肝理气的基础上加入补肾精活血之品，设立促经方；同时不忘疏通肝气、恢复天癸节律，并提出了三周期补肾舒肝调周法。

中医学认为肾主藏精，肝主疏泄，二者一藏一泄，协调配合，保证了卵子的正常排出与月经的如期来潮。在月经周期阴阳消长转化的过程中，存在两个关键时间点，一是卵子的正常排出，由阴转阳；二是月经来潮，由阳转阴。郑老师借鉴现代医学对生殖内分泌周期性调节的方法，抓住上述关键点，制订了补肾舒肝的中医调周法，既顺应体内卵泡和子宫内膜周期性变化，又保持了中医辨证论治及整体调节的特色。

郑老师补肾益精法，在于温肾滋肾而填精，调补冲任。补肾时重视肾的阴阳平衡和转化，善于阴中求阳、阳中求阴，擅用女贞子、枸杞子、菟丝子、淫羊藿、杜仲、续断、五味子；其中补阳药为菟丝子、淫羊藿、续断、杜仲，温润平和、温而不燥、补而不滞，补肾阳以温经通脉；滋阴药为女贞子、枸杞子、五味子，甘咸柔养，补肾阴以填补精血；且保护精血，又处处顾护阳气，于补阴之中加助阳之品，有"滋水更当养火"之意，使肾中阴平阳秘，阴阳平衡，精血俱旺。诸药配合，取"阳中求阴，使阴得阳升而泉源不竭""阴中求阳，则阳得阴助而生化无穷"之意，旨在达到"阴平阳秘，精神乃治"。

3. 调经方案

(1) 月经期：对于有经期血量异常或（和）伴有经期不适（如腹痛、吐衄、腹泻）的患者，从月经期第 1 天开始调整；如无上述情况可从月经周期第 5 天开始用药。此期应注意避免饮食、起居、用药的寒凉太过，更伤阳气，影响下一周期月经的来潮。女子行经中随着经血的排出，阳气渐衰，并导致生理性失血失精。治疗以养血温肾为主，方以四物五子汤加减。

存在盆腔内感染的患者，此期可以用三妙散合四物五子汤加减，使湿热之邪顺经水下行趋势一同排出。

月经病包含了月经先期、月经后期、月经先后不定期、经期延长、经间期出血、月经量少、经量过多、闭经、崩漏等多种类型，均可使用补肾疏肝调周法治疗，但各类又有其特殊性，治疗上略有差异，分述如下。

①月经过少：指经量明显减少，或经期缩短不足 2 天，但周期正常。早在《诸病源候论·月水不调候》中就有记载"月水是经络之余……故月水乍多乍少，为不调也。"

郑老师认为月经过少不外两端：一者为虚，因肾精亏虚，精血不充，血海不盈而经量过少；一者痰瘀阻络，滞涩胞脉，血不畅行，而经量过少。补肾疏肝调周法对该类患者可补其精血，畅经通脉，但力量稍显薄弱，故因虚者，于补肾调经方中加入黄精、当归、地黄，以加强滋肾精养阴血之功。黄精滋肾润肺，补脾益气；当归补血活血，调经；地黄多用生地黄，取其滋阴调经之效，且无滋腻碍脾之过；因瘀者，于补肾调经方中加入川芎、香附以理气行血，或者于经前 5 天开始服用血府逐瘀口服液配合使用；因痰者，于补肾调经方中加入生薏苡仁、茯苓、白术以健脾祛湿化痰。

医案： 王某，女，43 岁。2014 年 3 月 14 日就诊。

主诉： 经量减少 3～4 年。

现病史：3～4 年来月经量逐渐减少，经期缩短，有时仅 1 天，每期用卫生巾 2～3 片，偶有闭经，色暗，无血块及痛经，末次月经 2014 年 2 月 20 日。平素怕冷，腰膝酸困，眠差，心烦急躁，无烘热汗出，无心悸，无手足心发热，纳可，二便调。舌淡紫，苔薄白，脉沉。

西医诊断：围绝经期综合征。

中医诊断：月经过少。

证型诊断：肾虚血瘀。

治法：补肾化瘀。

方药：补肾疏肝调周法，目前为月经第 24 天，给予促经方加杜仲 12g。7 剂，每日 1 剂，水煎服。

二诊（2014 年 4 月 11 日）：诉服上方后，月经 3 月 25 日来潮，量较前增多，色红，有血块，无痛经，行经 9 天，近日工作压力大，紧张，早醒多梦。舌淡紫，苔薄白，脉沉细，给予补肾调经方 1 号加牡丹皮 12g，首乌藤 15g。10 剂，每日 1 剂，水煎服。

三诊（2014 年 4 月 22 日）：睡眠有所好转，给予补肾调经方 2 号加牡丹皮 12g，生地黄 12g。10 剂。

三诊后重复上方案，并随症加减治疗，共治疗 4 个月经周期，治疗全程配合定坤丹。治疗过程中，月经量逐渐增多，血块消失，行经 6 天左右。停药半年后电话随访，诉月经量中等，无血块及痛经，周期 30～35 天。

按：该患者月经量少，甚则闭经，年龄 43 岁，虽未行激素水平测试，但根据其年龄、症状，仍考虑围绝经期综合征。围绝经期综合征以肾虚血瘀为其病机，故连续使用补肾疏肝调周方案，4 个月经周期后，肾精得充，胞络得通，故而月经量明显增多，经期无特殊不适，周期基本正常。由此例可知围绝经期综合征早期给予补肾疏肝调周法治疗，很大程度上可以保证月经的正常来潮，使月经紊乱得到良好的纠正。

②月经过多：指经量较以往明显增多，周期正常。最早见于《金匮要略·妇人杂病脉证并治》温经汤方下记载"或月水来过多，及至期不来"。

　　郑老师认为月经过多多因肾气不足或脾气不足不能固摄，冲任不固，导致经量过多；或因瘀血滞涩胞脉，瘀血不去，新血不得归经，致经量过多；或因有热，扰动血海，致经量过多。故治宜补肾健脾、祛瘀、清热。同样使用补肾疏肝调周法，以生黄芪易丹参，取其活血止血之功。肾虚者用原方案，甚者加黄精；脾虚者补肾调经方加白术，甚者则换用归脾汤加味（加淫羊藿、小蓟、三七）；血瘀者补肾调经方加川芎、香附；因郁热者补肾调经方加牡丹皮、生地黄，或换用滋水清肝饮；因湿热者补肾调经方加生薏苡仁、蒲公英，甚则换用清热利湿方。不论是归脾汤加味、滋水清肝饮，还是清热利湿方，均以补肾化瘀止血为辅，在使用1～2个周期后，重新使用补肾调经方。由此可见郑老师治疗月经病时以补肾化瘀为基本治法。

　　医案：陈某，女，34岁。2013年10月17日就诊。

　　主诉：月经量过多1年。

　　现病史：近1年来月经量明显增多，多时血如潮涌，需用卫生巾至少30片，行经时间延长，甚则经期延长至8～10天，经色红，无血块及痛经，经期伴有腰酸、乏力明显，无明显头晕，睡眠欠佳，末次月经2013年10月13日，现月经第5天，仍量多，平素无不适，白带正常，舌淡红微暗，体胖，苔薄白，脉沉细。

　　西医诊断：异常子宫出血。

　　中医诊断：月经过多。

　　证型诊断：脾肾两虚。

　　治法：健脾补肾止血。

　　方药：归脾汤加味。生黄芪30g，党参15g，白术15g，茯苓15g，龙眼肉12g，当归12g，远志6g，炒枣仁12g，淫羊藿12g，三七3g，小蓟12g，蒲黄12g。5剂，每日1剂，水煎服。

　　二诊（2013年10月23日）：诉服药2剂后经量明显减少，再2剂后出血止，现已无出血，腰酸不明显，仍觉乏力，睡眠好转，舌淡红微暗，体胖，苔薄白，脉沉细。继用上方去小蓟，14剂。

　　三诊（2013年11月7日）：现无自觉不适，预计距下次月经来潮还有 6 天，舌淡红微暗，体胖，苔薄白，脉沉细。给予促经方去桃仁、红花，加三七粉（冲）3g，小蓟 12g。7 剂，每日 1 剂，水煎服。

四诊（2013 年 11 月 21 日）：诉月经 2013 年 11 月 12 日来潮，经量较前减少，用卫生巾 23 片，少量血块，无痛经，经期仍觉乏力，腰酸，睡眠佳，行经 7 天，已结束 2 天，现无不适。舌淡红微暗，体胖，苔薄白，脉沉细。继用 2013 年 10 月 23 日方 14 剂。

五诊（2013 年 12 月 6 日）：现无自觉不适，预计距下次月经来潮还有 6 天，舌淡红微暗，体胖，苔薄白，脉沉细。继用 2013 年 11 月 7 日方 7 剂。

六诊（2013 年 12 月 21 日）：诉月经 2013 年 12 月 13 日来潮，经量基本恢复，少量血块，无痛经，经期无不适，行经 7 天，昨日结束，现无不适。舌淡红微暗，体胖，苔薄白，脉沉细。给予补肾调经方 1 号，加白术 15g，三七粉 3g。10 剂。

随后七诊给予补肾调经方 2 号，加白术 15g，三七粉 3g。10 剂。八诊给予促经方去桃仁、红花，加三七粉（冲）3g。重复使用 2 个周期，治疗期间月经量正常，经期正常。半年后电话随访，诉停药后，月经仍正常。

按：患者月经量过多，经期伴有乏力、腰酸、睡眠不佳，且舌淡红微暗，舌体胖，故考虑为肾脾两虚，固摄失职，而致经量增多。首诊患者正值经期，量多不止，血虚不能荣养于脾，脾虚更甚，故而给予归脾汤以健脾固摄，并加止血之品以治其标，4 剂而血止，继用归脾汤以健脾固摄，后用补肾调经方加白术、三七补肾固本，健脾活血止血，病遂获愈。

③经间期出血：指在两次月经之间，氤氲之时出现的周期性出血。《证治准绳·女科》引袁了凡说："凡妇人一月经行一度，必有一日氤氲之候于一时辰间。"说明古人已认识到排卵期的存在。

郑老师认为经间期出血多因有热，或阴虚或湿热。若血色黑而少者则为血瘀为患，故治宜养阴清热凉血化瘀。肾阴虚者，给予补肾调经方加牡丹皮、生地黄，或给予知柏地黄丸、滋水清肝饮；湿热者给予清热利湿方加三七粉；血瘀者给予补肾调经方加桃仁、红花；经前5～7天，给予促经方加味治疗；诸方中并未过多的加入止血之品，仅以澄源之法而获效。

医案：戴某，女，22岁，学生。2013年6月10日就诊。

主诉：月经月行2次，已3个月。

现病史：3个月来，每月来2次月经，1次经量中等，等若以前；1次经量少，色红，持续1～2天，经期及平素无特殊不适，白带正常，现正值出血第1天，量极少，色红，末次月经2013年5月24日，量中等，色红，无血块及痛经，行经5天；舌红少苔，脉沉细。

西医诊断：排卵期出血。

中医诊断：经间期出血。

证型诊断：阴虚内热。

治法：滋阴清热。

方药：知柏地黄汤加味。知母9g，黄柏12g，生地黄12g，山萸肉9g，山药12g，泽泻9g，茯苓15g，牡丹皮12g，生黄芪30g，三七粉3g，淫羊藿9g。5剂，每日1剂，水煎服。

嘱其下个月经间期前（2013年7月5日）再次就诊，平素口服知柏地黄丸每日3次，每次8丸。

二诊（2013年7月5日）：无特殊不适，末次月经2016年6月23日，量、色、质均正常，现月经周期第13天，舌红苔薄白，脉沉细。继用首诊方5剂；嘱其如无经间期出血，则下个月经间期前（2013年8月5日）再次就诊，继续口服知柏地黄丸每日3次，每次8丸。如服药后仍有出血，则5剂药后即诊。

三诊（2013年8月5日）：诉上月未再出现经间期出血，末次月经2016年7月23日，量、色、质均正常，现月经周期第14天，舌红苔薄白，脉沉细。继用首诊方5剂；医嘱同前。后患者未再就诊，电话随诊诉未再出现经间期出血，因外地求学未再就诊。

按：患者为青年学生，无其他不适，唯舌红少苔，阴虚之象，结合其出血表现，考虑阴虚有热，故经间期给予知柏地黄汤加味，平素给予知柏地黄丸缓图其功。

④月经先期：指月经周期提前 7 天以上，甚则 10 余天一行。《景岳全书·妇人规》认为"凡血热者，多有先期而至""血热有火者……若微火阴虚而经早者"，明确提出血热有虚实之异；该书还提出"若脉证无火，而经早不及期者，乃心脾气虚，不能固摄而然"，并说"此辈极多"。谆谆告诫后人要重视虚证；清代《妇科心法要诀·调经门》在总结前人经验的基础上将"月经先期"的病机归纳为实热、虚热、气虚、血瘀等。

郑老师根据临床所见，认为月经先期多因有热，如湿热、肝郁化热、阴虚血热，亦不除外心脾两虚。热则生风动血，迫血妄行，虚则统摄无权；治疗上根据辨证给药。湿热者，清热利湿，如白带异常，则给予清热利湿方，如白带正常而有面赤口干口黏、心烦等症者则给予三仁汤加菟丝子、生黄芪、三七治疗；肝郁化热者，清肝解郁调经，给予丹栀逍遥散加三七、菟丝子治疗；阴虚血热者，养阴清热、疏肝调经，给予滋水清肝饮加麦冬或知柏地黄汤加柴胡治疗；心脾两虚者健脾养心、益气固摄，给予归脾汤加淫羊藿、菟丝子、丹参。虽辨证用方，总不离补肾化瘀。

医案：患者，女，27 岁，月经经期提前 10 天，量多，色红，质黏稠，无血块，无痛经，面赤口干，口苦，喜冷饮，心烦失眠，大便黏滞不爽，小便黄；舌质红，体胖，苔黄厚腻，脉滑数。

郑老师诊之，认为月经先期为有热，又量多色红为实热，兼之面赤口干，喜冷饮，心烦，大便黏滞不爽，小便黄，舌红，苔黄，脉滑数，俱为湿热之征，故辨证为湿热证，治宜清热祛湿调经。因之经期将至，少佐疏肝之品，服药 7 剂，月经提前 2 天而至。后再诊，均以三仁汤加减，连续用药 2 个周期后，月经正常，二便正常，睡眠正常，无其他不适。后改用补肾疏肝调周法继续治疗 2 个周期以固本扶源。

医案：张某，女，20 岁。因上大学离家，月经经期提前 10 天，甚则 1 个月 2 次行经。量正常，色红无血块，无痛经，经前乳房胀不适，心烦，性急易怒，口苦咽干，怕冷，舌质红，苔黄薄，脉弦。

郑老师诊之，认为月经先期为有热，肝郁气机不畅则经前乳房胀不适，肝郁化火则口苦咽干，心烦，性急易怒，肝郁阳气不振则怕冷，舌脉俱为肝郁热之征，故辨证为肝郁化热，治宜清肝解郁调经，药用丹栀逍遥散加减。一诊后诸兼症明显减轻，二诊后月经正常来潮，继服中药2个周期以巩固疗效。

医案：患者，女，18岁。平素月经周期正常（29～30天），近3个月来因功课紧张，致经期提前7～10天，色、质、量均正常，无血块，无痛经，口干心烦，手足心热，余无不适，舌红少苔，脉沉细。

郑老师诊之，认为月经先期为有热，口干心烦，手足心热，舌红少苔，脉沉细为阴虚之征，故辨证为阴虚火旺，治宜养阴清热调经，方以知柏地黄汤，少佐沙参、麦冬、女贞子等。一诊后诸兼症减轻，月经仍先期5天来潮；二诊继予知柏地黄汤，酌加女贞子、菟丝子、枸杞子，以养阴清热补肾；三诊予知柏地黄汤，酌加柴胡、白芍、薄荷，以养阴清热，疏肝调经；三诊后经期提前2天来潮，基本恢复正常，继服中药2个周期以巩固疗效。

医案：廖某，女，44岁。诉月经不规律，半年来月经先期7～10天，色淡量少，无血块及痛经，经期头晕乏力，腰困不适，平素身困乏力，纳食不香，失眠多梦，心烦，便溏，望之面色无华，舌红苔白，脉沉细。

郑老师诊之，认为该患者虽月经先期，然一派虚象，为脾虚不能摄血归元，遂致月经先期来潮，故给予归脾汤，酌加牡丹皮、菟丝子、丹参以补肾清郁热。一诊后便溏、纳食不香有所减轻；二诊继用归脾汤，因经期将至，酌加柴胡、淫羊藿以疏肝补肾调经；三诊来诉二诊服药7剂后，月经虽提前来潮，但仅提前5天，经量仍少，经期头晕乏力亦减轻。用药有效，故仍予归脾汤，酌加菟丝子、淫羊藿补肾之品。治疗3个周期后月经周期基本规律，但经量仍少，余症不显，继用归脾汤加杜仲、续断、当归以补肾补血。

⑤月经后期：指月经延后7天以上一至。古时多将其作为月经不调的一个表现来论述，至《丹溪心法》首次将月经后期作为一个病症来研究。

郑老师认为月经后期无外虚、瘀两端，虚则肾精不足、血海空虚，不能按时满溢而月经后期，治宜补肾填精，益气养血；瘀则血行不畅，冲任阻滞，血海不能按时满溢而月经后期。瘀可因寒凝、气滞等，治宜活血，气行则血行，血得温则行，故需温肾疏肝化瘀，以补肾疏肝调周法治之。

医案： 王某，女，28 岁。2013 年 2 月 5 日就诊。

主诉：月经推后半年。

现病史：半年来月经推后 7～12 天来潮，经期 3～5 天，量少色淡，无血块及痛经，末次月经 2013 年 2 月 3 日，现月经第 3 天，量少，白带正常。平素心烦性急易怒，口干，易醒，纳可，二便调，舌红苔黄脉沉。

西医诊断：异常子宫出血。

中医诊断：月经后期。

证型诊断：肾虚肝郁。

治法：补肾益精，活血疏肝解郁。

方药：补肾调经方 1 号。枸杞子 15g，女贞子 15g，菟丝子 15g，五味子 9g，淫羊藿 9g，续断 12g，杜仲 12g，生黄芪 30g，当归 15g，白芍 12g，牡丹皮 15g，丹参 18g。10 剂，每日 1 剂，水煎服。

二诊（2013 年 2 月 26 日）：服上方 3 剂后，月经止，共行经 6 天，因无特殊不适未来复诊。现月经将至，心烦性急易怒、口干减轻，白带色微黄，睡眠可，舌红苔黄腻脉微滑。给予促经方加菟丝子 15g，蒲公英 30g，鱼腥草 30g，续断 12g。7 剂，以疏肝调经，促月经来潮。

三诊（2013 年 3 月 5 日）：服上药，月经仍未来潮，继予促经方 4 剂，以促月经来潮。

四诊（2013 年 3 月 19 日）：服药后 2013 年 3 月 10 日月经来潮，推迟 5 天，经期 4 天，量少，无痛经及血块，经前阴痒，带黄有味，舌红苔黄腻脉沉，补肾调经方 1 号加黄柏 9g，生地黄 12g。10 剂。

五诊（2013 年 4 月 9 日）：服上方后黄带消失，但仍有异味，余无不适，月经将至，舌红苔薄白，脉沉。促经方加蒲公英 30g，干姜 6g。7 剂。

六诊（2013 年 4 月 19 日）：服上方后 2013 年 4 月 14 日月经来潮，推迟 4 天，经期 3 天，量少，无痛经及血块，舌红苔薄白，脉沉。予补肾调经方 1 号加黄柏 9g，生地黄 12g。10 剂。

七诊（2013年6月14日）：期间数诊使用补肾疏肝调周法治疗，月经于2013年5月18日来潮，仍推迟4天，量较前增多，持续9天，腰膝酸软，手足心热，口干不欲饮，舌红苔薄白脉沉细。予查性激素、妇科B超，经期将至，继予促经方加味。

八诊（2013年6月25日）：2013年6月20日月经来潮，量较前增多，行经3天，近日乏困无力，舌红苔黄腻脉沉。妇科B超阴性，月经第3天查FSH（卵泡刺激素）5.1mU/ml，LH（催乳素）14.95mU/ml，PRL（催乳素）8.7nmol/L，E$_2$（雌二醇）173.9pmol/L，P（黄体酮）8.7nmol/L，T（睾酮）2.72nmol/L。给予补肾调经方1号加味。10剂。随后又诊治2个周期，月经周期提前2～4天，经量增多，行经4～5天。

按： 该患者月经后期，经量少，伴白带异常，手足心热，口干不欲饮，经数次诊治，考虑肾虚阴血不足，内有湿热内伏，清热祛湿更伤阴，养阴则留邪于内，故而前数诊效果不佳，后疗程延长，继续补肾疏肝调周法，兼以祛湿治疗，终而获效。

(2) 经后期（子宫内膜增殖期）：月经周期第5～14天，此期是阴精逐渐充盈，奠定周期演变物质基础的重要时期。此期重在促进卵泡发育，卵子排出。治疗重在滋肾养阴，辅以活血，方以拟补肾调经方1号（枸杞子15g，五味子9g，菟丝子15g，女贞子15g，淫羊藿9g，生黄芪30g，炒杜仲12g，续断12g，丹参24g）。

(3) 经前期（黄体期分泌期）：月经周期第16～30天，此时又分为两期。月经周期第16～25天，此期阴阳消长，由阴转阳，方以补肾调经方2号（枸杞子15g，五味子9g，菟丝子15g，女贞子15g，淫羊藿12g，生黄芪30g，炒杜仲12g，续断12g，丹参24g），增加补阳之功，使阳气充足，温煦而推动有力；月经周期第25～30天，此期重在促进月经来潮，治疗以疏肝通经为主，辅以温肾助阳，以确保到了月经期冲任调畅，阳气充盛能够推动阴血下注，使经水如期来潮，方以促经方（淫羊藿15g，桃仁6g，红花12g，逍遥散）。

临床中对于肥胖患者，表现为白带量多、气短好眠，沉困怠惰者，调周全程可酌情加入法半夏、陈皮、苍术、生薏苡仁；有湿热表现的加蒲公英、生薏苡仁；心烦急躁者加牡丹皮、生地黄；失眠者加牡蛎；崩漏者加三七，偏热再加小蓟，偏瘀再加炒蒲黄。

（二）补肾疏肝调周法治疗卵巢功能早衰经验

卵巢早衰（premature ovarian failure，POF）是众多妇科难治病中的一种。POF 指 40 岁之前女性患者由于卵巢内卵泡衰竭或医源性损伤引起的卵巢功能衰竭。目前公认的卵巢早衰的诊断标准：40 岁以前出现至少 4 个月以上闭经，并有 2 次或 2 次以上血清 FSH＞40U/L（两次检查间隔 1 个月以上），E_2 水平＜73.2pmol/L。病史、体格检查及其他辅助实验室检查可有助于相关病因疾病的诊断。近年来该病发病率有增高趋势，原发性闭经患者中 POF 发生率为 10%～28%，继发性闭经患者中 POF 发生率为 4%～18%。卵巢早衰患者一般曾有自然的月经周期，绝大多数患者在 40 岁之前开始出现卵巢早衰，表现为月经稀少或月经紊乱，直到持续闭经，阴毛和腋毛脱落，性欲低下，阴道的分泌物减少等第二性征退缩，有些还会出现颜面烘热、心烦、易怒等更年期症状。

卵巢早衰是由多病因引起的妇科内分泌疾病，发病原因复杂且较多，发病机制尚不明确，现代医学认为 POF 与病毒感染、免疫性疾病引起的卵巢炎症或免疫性卵巢损害有关。另外，一些医源性因素，例如一侧卵巢切除，治疗不孕不育时过度使用促排卵的方法，都有可能造成卵巢分泌的激素下降，最终导致卵巢组织功能减退形成卵巢早衰。还有一些与不良生活习惯有关，过度地减肥，导致体内脂肪急剧降低，雌激素生成不足，甚而出现非正常闭经，从而抑制卵巢的排卵功能，最终造成卵巢早衰。长期高精神压力引起的自主神经功能紊乱，长期抽烟喝酒等不良嗜好也能影响人体内分泌调节，使得雌激素的分泌减少，卵巢功能过早衰退。临床最重要的类型是特发性卵巢早衰，目前尚无一种明确的致病因素。

现代医学对于不希望生育的 POF 患者，一般采用激素人工周期疗法以维持月经来潮，并改善相关症状，然而补充雌激素不能从根本上治疗 POF，只能是改善症状，而非改善卵巢的功能；另外，长期大量补充雌激素还会使卵巢处于"依赖"状态。当停止药物之后，自身缺乏雌激素的状况可能会更差，有时甚至导致卵巢功能更差。且由于长期使用激素类药物存在潜在的内膜病变、乳腺癌等不良反应，在一定程度上限制了临床应用。

中医典籍中无卵巢早衰的病名，但根据该病的临床特点，散见于"血枯""血隔""脏躁""月经过少""月经后期""年未老经水断"等病之中。针对闭经疾病的阐述，最早见于《素问·阴阳别论》中"女子不月""月事不来"等。闭经既属症，又属病。古代众多医家认为闭经不外虚、实两种可能性，因此从辨病角度出发，提出了卵巢早衰的病因病机。中医学认为引起卵巢功能早衰的因素很多，如气虚不固、热扰冲任，或营血亏损、阳虚、寒凝、气滞、冲任不畅，或由肝郁肾虚，气血失调导致血海蓄溢失常等。总的来说，卵巢功能早衰的发生与肝、肾、脾、胃脏腑功能失调关系密切，气血两虚、血寒气滞为病机要领。治疗主要从寒、热、虚、实四个方面辨证，具体的治法不外疏肝理气、益气养血、清热除湿、化痰散瘀以及祛寒、健脾、补肾等法。

闭经是卵巢早衰的主要表现，生殖内分泌功能失去平衡或降低是其最基本的表现。临床上除闭经外，卵巢早衰患者还兼具肾虚冲任失调的症候群：腰膝酸软、性欲低下、阴道干涸、潮热盗汗、面色晦滞、急躁易怒，情绪低落等。中医学所指的肾气，同时具有从现代医学角度提出的生殖、内分泌、神经、免疫等多系统的作用。从现代医学角度出发，卵巢是女性生殖系统的重要组成器官之一，也具有排卵和分泌甾体激素的内分泌腺，维持其功能正常发挥的作用，受到"下丘脑－垂体－卵巢轴"的调节，同时"神经－内分泌－免疫网络"也发挥重要作用。在这些重要的调节系统中，任何环节出现问题，都必然会引起卵巢功能失去正常调节甚至衰竭。而"下丘脑－垂体－卵巢轴"和"神经－内分泌－免疫网络"具备正常生理调节功能就必须基于肾气、天癸、冲任功能的正常。卵巢功能正常调节的基础是肾气旺盛，冲任和谐。如果出现肾气虚，冲任不协调就会出现卵巢功能失去正常的调节甚至卵巢功能衰竭不复。

1. 对月经周期阴阳消长规律的认识

郑老师认为，月经周期的变化符合中医学阴阳消长的变化规律。经后期基础体温为低温相，卵泡开始发育、成熟，阴血滋长，为阴长阳消阶段。到了经间期（排卵期），成熟的卵泡突破卵巢而排卵，阴精渐充足而阳气渐长，这是月经周期第一个关键点，即由阴转阳。到了经前期，基础体温逐渐升至高温相（约37℃），带下会有所增多，此时血海阳气渐趋充盈，为受孕做准备。若没有受孕，黄体退化进入月经期，此期是月经周期第二个阴阳消长的关键点，为由阳转阴。该期冲任调畅，在胞宫中阳气推动下阴血下注，月事如期来潮。

2. 对卵巢功能早衰病因病机的认识

郑老师认为，不论有多少治法，补肾法都是治疗卵巢早衰，纠正月经周期紊乱和健全月经周期的根本大法。月经是胞宫周期性出血的生理现象，古代医家认为月经的产生与肾精密切相关。《医宗金鉴·调经门》曰："先天天癸始父母，后天精血水谷生，女子二七天癸至，任通冲盛月事行。"肾藏先天父母之精和后天水谷之精，精转化为血，精血共同作用维持月经。《景岳全书·妇人规（上）》曰："调经之要，贵在补脾胃以资血之源，养肾气以安血之室，知斯二者，则尽善矣。"肾气虚，易导致冲任不调故而发生月经先后不定期。肾阴亏虚，虚热内伏冲任，迫血妄行，可见月经先期、崩漏、月经量多、经期延长等症。肾阳不足，气化失常，命门火衰，上不能温煦脾土，下不能温养胞脉，导致月经后期。肾精不足，冲任血虚，血海不按时而溢，常会导致月经后期、月经量少、闭经等诸症。由此可见，月经不调诸症不外乎与肾气不足、肾阳虚衰、肾阴亏虚相关。

那么何以年不足四旬而患不足？郑老师解释说：盖因或纵欲无度，或堕胎频繁，而致天癸耗竭、肾阴不足、胞宫失养；或因六淫时毒盛袭，情志不遂，后天保养不当，损伤过度而致瘀血壅阻脉络、冲任不通；或因懒动暴食，脾胃损伤，痰湿内停，阻滞冲任，而致肾阴天癸减少。总之，均直接或间接与肾精的功能密切关联。

《傅青主女科·调经》曰："有年未至七七而经水先断者……经水早

断，似乎肾水衰涸。"《医学正传·妇人科上》曰："月经全借肾水施化，肾水既乏，则经血日以干涸。"这为后世"肾精亏耗是女性卵巢衰退的根本所在"学说奠定了基础。

郑老师秉承前贤"经水出诸肾"的理论，承袭刘茂甫教授"补肾化瘀"法论治妇科病的基本观点，基于肝之疏泄与肾的封藏相互协调是构成规律月经周期的生理基础，结合本病时毒、七情、饮食所致后天失养，痰瘀阻滞脉络的病机特点，提出肾精亏耗，肝郁血瘀痰阻，虚实夹杂是导致卵巢早衰的根本原因。

3. 两阶段三周期舒肝补肾调周法方案

中医学认为肾主藏精，肝主疏泄，卵子能否正常排出，月经是否如期来潮，都依赖于肾封藏与肝疏泄功能的协调配合。而在月经周期阴阳消长转化的过程中，存在两个关键时间点：一是卵子的正常排出，由阴转阳；二是月经来潮，由阳转阴。郑老师借鉴现代医学对生殖内分泌周期性调节的方法，抓住上述关键点，制定了舒肝补肾两阶段三周期的中医调周法，既顺应体内卵泡和子宫内膜周期性变化，又保持了中医辨证论治及整体调节的特色。

许多卵巢早衰患者来诊时，大多停经数月。此时一般可根据患者不同年龄阶段，胎、产情况结合辨证，分别给予疏肝活血温经中药和（或）黄体酮治疗，待经血通畅后，再采用调周法方案治疗。

第一阶段第一期：月经期。

对于有经期血量异常或（和）伴有经期不适（如腹痛、吐衄、腹泻）的患者，从月经期第 1 天开始调整。无上述情况从月经周期第 5 天开始用药。此期应注意避免饮食、起居、用药寒凉太过，更伤阳气，影响下一周期月水的来潮。女子行经中随着经血的排出，阳气渐衰，导致生理性失血失精。治疗以养血温肾为主，方以四物五子汤加减。

存在盆腔感染的 POF 患者，此期可以用三四五方，即三妙散合四物五子汤加减，使湿热之邪顺经水下行趋势一同排出。

第一阶段第二期：月经后期（子宫内膜增殖期）。

月经周期第 5～15 天，此期是阴精逐渐充盈，奠定周期演变物质基础的重要时期。此期重在促进卵泡发育，排出卵子。治疗重在滋肾养阴，辅以疏肝，方以五子衍宗汤加减。

第二阶段：经前期（黄体期分泌期）。

月经周期第 16～28 天。此期重在促进月经来潮。治疗以疏肝通经为主，辅以温肾助阳，以确保到了月经期阳气充盛，能够推动阴血下注，使经水如期来潮，方以逍遥散加减。

4. 治疗 POF 用药经验

临床诊治中，郑老师强调，作为一名现代中医，有必要明确现代医学诊断，因此血清性激素水平是必须测定的项目。此外当有临床指征时，还应注意酌情进行相关疾病的检查，如红细胞沉降率、甲状腺功能检测、抗核抗体、免疫球蛋白和类风湿因子检测、骨密度扫描、子宫附件 B 超等。必要时还需进行磁共振检查和甲状腺功能检测，以鉴别有无垂体肿瘤。

多数学者认为卵巢早衰是一种自身免疫性疾病或是全身性疾病累及卵巢后的表现。郑老师提倡对 POF 患者常规行抗卵巢抗体、抗精子抗体、抗子宫内膜抗体、抗心磷脂抗体、甲状腺球蛋白抗体常规检查。对于存在抗体阳性或（和）合并其他自身免疫性疾病患者，治疗全程使用大剂量黄芪 30～60g，并配合帕夫林（白芍总苷胶囊）抗炎调节免疫治疗。

此外痰湿内停、阻滞冲任，而致肾阴天癸减少也是导致 POF 的重要因素。《万氏妇人科》有云："肥人经水来少者，责其痰碍经隧也。"因此临床中对于肥胖患者，表现为白带量多、气短好眠，沉困怠惰者，调周全程可酌情加入法半夏、陈皮、苍术、生薏苡仁。

5. 临床展望

临证中郑老师以"补肾疏肝调周"治疗卵巢早衰引起闭经的过程中，有时会发现有些患者采用第一周期按疏肝促经治疗无效，却在采用补肾促排卵方 1 周之内月经来潮。针对高雄激素血症的月经量少的患者，单纯采用活血化瘀、养血活血、疏肝活血、健脾益气活血的治疗方法，效果往往不佳，但在采用补肾法后均获得了良好的治疗效果。这也充分证明了补肾在治疗月经不调中的重要性。我们通过进一步对患者的病史资料进行研究后，初步发现，对于有人工流产术史，多次孕产史，或初潮太早，高雄激素的患者，采用补肾促排卵方来达到促经的疗效可能更好。目前尚有待进一步更大样本的资料，更为严格设计的对照研究来证实；也期待有兴趣的同道在临床中发现和总结。

（三）多囊卵巢综合征之闭经

多囊卵巢综合征（PCOS）是以慢性无排卵（或排卵功能紊乱或丧失）和高雄激素血症为特征，主要临床表现为闭经、多毛、肥胖及不孕四大病症。郑老师门诊中多数患者以闭经就诊，年龄在 18—30 岁多见。

郑老师根据患者青年时期即闭经不至，且多肥胖，考虑患者素体不健，肾精不足；肾为先天之本，肾精不能充养五脏六腑，致使脾虚不健，不能温运水湿，痰湿聚于体内；肝肾同源，肾精不能充养五脏六腑，则肝亦不足，肝体阴用阳，血不柔肝，而为肝郁，肝郁气滞；痰湿阻络、肝郁气滞，故血行不畅，胞络不通，发为本病。故治疗先以促经方疏肝理气化瘀调经，促进月经来潮；经血恢复后待月经来潮后以补肾疏肝活血为法，兼以健脾祛湿，以补肾疏肝调周法治疗，各方中多加生薏苡仁、苍术等祛湿之品；如湿聚化热，急则治其标，以清利湿热为主，兼补肾活血疏肝，湿热在上中焦，则给予三仁汤加菟丝子、丹参、蒲公英、鱼腥草；湿热在下焦，则给予清热利湿方。临床获得满意疗效。

（四）痛经的治疗经验

痛经是指月经行经前后或月经期出现下腹部坠胀、疼痛，伴有腰酸、腰痛、头痛乏力、头晕、恶心呕吐等其他不适，严重者可影响生活、工作，是最常见的妇科症状之一。痛经可分为原发性和继发性两类：原发性痛经又称功能性痛经，不伴有盆腔器质性病变，通常在第一次月经来潮时就存在，占痛经 90% 以上；继发性痛经指由盆腔器质性疾病引起的痛经，在月经来潮数年后逐渐出现。《金匮要略·妇人杂病脉证并治》最早记载了痛经："带下，经水不利，少腹满痛，经一月再见。"

1. 病因病机

历代医家对痛经的病因病机有不同的论述。《素问·奇病论》曰："胞络者，系于肾。"《素问·举痛论》曰："痛而闭不通矣。"《诸病源候论·妇人杂病诸候一》曰："妇人月水来腹痛者，由劳伤血气，以致体虚，受风冷之气客于胞络，损伤冲任之脉。"《景岳全书·杂证谟》曰："凡人之气血犹源泉也，盛则流畅，少则壅滞，故气血不虚则不滞。"《傅青主女科·行经后少腹疼痛》曰："妇人有少腹疼于行经之后者，人以为气血之虚也，谁知是肾气之涸乎！夫经水者，乃天一之真水也，满则溢而虚则闭，亦其常耳，何以虚能作疼哉？盖肾水一虚则水不能生木，而肝木必克脾土，木土相争，则气必逆，故而作疼。治法必须以舒肝气为主，而益之以补肾之味，则水足而肝气益安，肝气安而逆气自顺，又何疼痛之有哉！"傅氏认为"调经之法，不在先治其水，而在先治其血。亦不在先治其血，而在先补其气，盖气旺血自能生，且气旺而经自能调矣。"《素问·举痛论》认为，"痛则不通，通则不痛。"郑老师临证在总结历代医家及师承刘茂甫教授的经验基础上，结合自己的临床经验，认为肾为天癸之源，肾虚则冲任不实，虚而成滞；肝主疏泄，调畅一身气机，调节生殖功能，肝肾同源，肾虚而水不生木，则肝之疏泄功能失常，胞脉不通，不通则痛。

2. 辨治思路

郑老师根据不通则痛，认为治疗痛经以通为则，以调为法。肝主疏泄，调畅一身之气机，调节生殖功能，肝气条达，则气机调畅，气血和调，经络通利，故通调之法以疏肝为要；肝失条达，气滞血瘀，温则血行；本在肾虚，补肾为治。

基于以上思路，郑老师设疏肝补肾，行气温阳活血之法，以逍遥散加味治疗。药用当归 12g，柴胡 12g，白芍 12g，白术 15g，茯苓 15g，薄荷 6g，炮姜 6g，生甘草 6g，淫羊藿 12g，桃仁 6g，红花 12g，延胡索 12g。伴有性急心烦者加牡丹皮、生地黄，伴有面色萎黄、失眠者加黄芪、党参，于经前 5～7 天服用。方中逍遥散疏肝解郁行气，气行则血行。淫羊藿补肾，且淫羊藿及炮姜温而不燥，温运血脉，桃仁、红花活血化瘀。全方疏肝行气，补肾温阳，活血化瘀，以达通则不痛之效。

（五）免疫性不孕治疗经验

随郑老师临证多见不孕患者，大多经检查均有抗子宫内膜抗体阳性或（及）抗精子阳性。抗子宫内膜抗体或（及）抗精子阳性是不孕症的常见原因，引起的不孕属于免疫性不孕。

抗子宫内膜抗体（EMAb）的产生有两方面：一方面是因为异位子宫内膜刺激系统；另一方面是机体的免疫系统失常（自身免疫缺陷）。人工流产刮宫时，胚囊也可能作为抗原刺激机体产生抗体；子宫内膜是胚胎着床和生长发育之地，但在病理状态下，如子宫内膜炎、子宫内膜异位症及子宫腺肌症等，可转化成抗原或半抗原，刺激机体自身产生相应的抗体。如果女性的体内有抗子宫内膜抗体的存在，便会导致女性不孕、停孕或发生流产的现象。

抗精子抗体（AsAb）是一个复杂的病理产物，男女均可罹患，其确切原因尚未完全明了。男性的精子、精浆，对女性来说皆属特异性抗原，正常情况下女性不会产生抗精子抗体，但在某些情况下，如女性生殖道的炎症和损伤，在女性血清和宫颈黏液中会产生抗体。这种抗体的存在会阻碍精子穿透宫颈黏液，阻碍精子与卵子结合，而致不孕。

1. 病因病机

郑老师根据抗体阳性患者发病之前多有子宫内膜炎、阴道炎、输卵管炎等生殖系统炎症，即中医学的外邪侵犯，因此将其多归于湿邪、热邪。《素问·刺法论》曰："正气存内，邪不可干。"《素问·评热病论》曰："邪之所凑，其气必虚。"《灵枢·口问》曰："故邪之所在，皆为不足。"《灵枢·百病始生》曰："此必因虚邪之风，与其身形，两虚相得，乃客其形。"因此，中医学认为本病病位在胞宫，为肾之所主；病因以肾虚为主，涉及肝血不足，肝气郁结，其中以肾阴虚多见，胞宫病位在下，多湿热之邪侵之，湿热之邪乘虚侵袭，久则成瘀，肾虚为本，夹瘀夹湿为患；病机责之为肾虚正气不足，湿热之邪乘虚侵袭，湿热蕴结下焦，热蕴胞宫，或瘀血停聚胞宫，以致不能成功孕育胚胎。

2. 辨治思路

郑老师认为本病的治疗可分为三种：病程短者为病之早期，急则治其标，湿热为患，故清利下焦湿热，治以自拟的清热利湿方（苍术、白术、黄柏、牛膝、生黄芪、菟丝子、丹参、蒲公英）；病之中期，或以清利下焦湿热，或以活血化瘀行气，治以清热利湿方或桃红四物汤加味（当归、川芎、熟地黄、白芍、桃仁、红花，加菟丝子、炒白术、杜仲、生黄芪、干姜）；病程日久者，以补肾活血化瘀为则，少佐化湿，治以自拟的补肾化瘀方加味（枸杞子、五味子、菟丝子、女贞子、淫羊藿、生黄芪、炒杜仲、续断、丹参，加干姜、生薏苡仁、蒲公英）。无论哪种皆需配合使用帕夫林，此药为白芍提取物，是抗炎免疫调节药，能调节患者的免疫功能，可以在多个环节影响细胞免疫、体液免疫及炎症过程。

郑老师据此治疗，多获显效，多数患者在用药 1～3 个月后复查抗体转阴，并顺利孕育胎儿。

（六）补肾法保胎的临证经验

胎动不安是指妊娠期腰酸腹痛或下腹坠胀。

郑老师认为胎动不安虽有热邪之因，但以肾虚为主，肾虚不能温养五脏六腑，故脾胃虚弱；总因肾虚，正气不足，外邪方能乘虚而入，故治疗胎动不安以补肾为则，且是药三分毒，故孕期用药少而精，不宜用峻烈之品，选方则给予自拟方（枸杞子 12g，菟丝子 15g，女贞子 15g，生黄芪 30g，白术 15g），达到肾气充则胎元固的目的，如有热，则加黄芩 9g，既可清热又能安胎。

医案： 王某，女，26 岁。2014 年 1 月 10 日就诊。

主诉： 孕近 2 个月，少腹隐隐作痛 1 天。

现病史： 自诉怀孕 22 周，1 天前少腹隐隐作痛，卧床休息 1 天后，腹痛无加重亦未消失，纳食不香，无恶心呕吐，无阴道出血，紧张不安，舌淡红苔薄白，脉沉细滑。

西医诊断： 先兆流产。

中医诊断： 胎动不安。

证型诊断：脾肾两虚。

治法：补肾健脾。

方药：自拟方。枸杞子12g，菟丝子15g，女贞子15g，生黄芪30g，白术15g。5剂，每日1剂，水煎服。并安慰患者，宽抚其紧张心情。

二诊（2014年1月16日）：家属代诉，患者服药后，腹痛基本消失，偶有发作，持续时间数秒，饮食有所好转，嘱上方再服3～5剂，以饮食调理为主。

按：患者怀孕早期，胎元尚未稳固，故而腹痛隐隐。胞络系于肾，肾为冲任之本，故补肾可以固胎，健脾益气亦可增其固摄之功，方中五味药皆药性平和，非峻补之品，不致扰胎；脾健则运化如常，饮食渐复。

（七）妇科炎症治疗经验

妇科炎症包括外阴炎、阴道炎、宫颈炎、盆腔炎、子宫内膜炎、附件炎、宫颈糜烂等。主要症状有白带增多、色黄而黏臭、下腹及腰骶部疼痛或伴有下坠感、外阴痒痛、尿频或排尿困难、不孕。自觉口苦口干，不欲饮水，心烦性急，胸脘满闷，纳食可，睡眠可，二便尚调，舌红，苔黄腻，脉滑。多数曾在妇科就诊，经口服抗生素、局部用药等治疗后有所好转，但停药复发，转而寻求中医治疗。在中医学属带下病、腰痛病等。

"带下"之名，首见于《内经》。《素问·骨空论》曰："任脉为病……女子带下瘕聚。"带下包括生理性带下和病理性带下。《沈氏女科辑要·带下》引王孟英曰："带下，女子生而即有，津津常润，本非病也。"若带下的色、质、量、气味异常，即为病理性带下，简称为带下病，如《女科证治约旨》曰："若外感六淫，内伤七情，酝酿成病，致带脉纵弛，不能约束诸脉经，于是阴中有物，淋漓下降，绵绵不断，即所谓带下也。""带下病"之名，首见于《诸病源候论·妇人杂病诸候一》，即"带下病者……为带五色俱下"。

1. 病因病机

通常认为带下病的主要病因是湿邪，如《傅青主女科·带下》曰"夫带下俱是湿症"。带下病又分白带、青带、黄带、黑带、赤带，认为"白带乃湿盛而火衰，肝郁而气弱"，"青带乃肝经之湿热"，"黄带乃任脉之湿热也"，"黑带者，乃火热之极也"，"赤带亦湿病"。也有认为此病的主要病因是肾虚，如《女科切要·白带》曰"妇人带下一证，从腰间带脉而来，故名曰带。虽有赤白二色，终属肾虚"。

郑老师认为慢性阴道炎、盆腔炎病机以肾虚为本，下焦湿、热、瘀互结为标。肾主水，肾虚则主水功能失常，体内水津输布失常，蕴而化湿，湿聚为热，水湿内停，气机不畅，血行受阻。

2. 辨治思路

郑老师根据中医学理论，从肾出发，肾主水，肾虚则主水功能失常，体内水津输布失常，蕴而化湿，又肾阳不足，气化失常，水湿内停；湿聚为热，湿热内蕴；或外感六淫、内伤七情，蕴而化湿，湿聚为热，湿热下扰带脉，损伤肾阳；气行则血行，气滞则血瘀，湿热内停，阻碍气机，气机不畅，血行受阻而成瘀。故郑老师认为妇科炎症以肾虚为本，下焦湿、热、瘀互结为标：湿热蕴于下焦，湿热损伤任、带二脉，故白带量多，据其白带的色质考虑是否存在热。口苦口干，不欲饮水，为湿邪内蕴，水液输布异常，津液不能上乘，则带下质黏稠，色黄或微黄，有异味，湿热内阻则胸脘满闷，湿热内阻津液输布失常，水津不能上布则口干口苦，湿热犯于肝经，则心烦性急。

3. 治疗方法

治疗原则上以清热利湿为主，补肾为辅，并将补益肾气、活血化瘀的思想贯穿始终；选方用药上简而精，既要标本兼顾又要有的放矢，因而选用《医学正传》中专清下焦湿热的三妙丸为基础，加白术、生黄芪、菟丝子、丹参、蒲公英、鱼腥草组方，自拟清热利湿方。

清热利湿方：苍术、白术各 12g，黄柏 9g，牛膝 9g，蒲公英 24g，生黄芪 18g，菟丝子 9g，丹参 18g，鱼腥草 15g。全方共九味药，旨在简明精妙，直达病所。该方以黄柏为君，取其苦以燥湿，寒以清热，性沉降，长于清下焦湿热。苍术、蒲公英、鱼腥草为臣，其中苍术味苦性温，能健脾燥湿，蒲公英味苦性寒，能清热解毒、消肿散结、利湿通淋，鱼腥草味辛性微寒，清热解毒除湿，三药合用为臣，共助黄柏清湿热之功；白术味苦性温，能健脾燥湿；生黄芪味甘性温，能益气利水；菟丝子则味甘性平，补益肾气而不燥热；丹参苦而微寒，能活血消痈；四药合用为佐。牛膝为使，因其味甘性平，能引药下行，活血利水。诸药相合，可清热利湿、行气活血、补肾益气，标本兼治。

郑老师认为，临床上要密切关注病情变化，病变早期需加重清热利湿之品，迁延日久而成慢性者需加强补肾之剂。同时做到辨证论治，随症加减，灵活运用。故又将该病的可能变化归结为如下四型：偏湿热型，局部灼热感、口黏、胸脘满闷重，舌红苔黄腻，脉滑数，则于基础方另加鱼腥草30g、车前草15g，以加强清热解毒利湿；偏肾阳虚型，伴见腰膝酸软、乏力，舌淡红，苔黄腻，脉沉，可于基础方中加入杜仲、淫羊藿以补肾温阳；偏肾阴虚型，伴见腰酸、失眠、盗汗、手足心发热，舌红少苔，舌根部苔黄腻，脉沉细，可于基础方中加入生地黄、黄精以滋补肾阴；偏肝郁型，伴见心情抑郁、烦躁、易怒，舌红苔黄腻，脉弦，可于基础方中加入白芍、柴胡以疏肝解郁，甚则郁而化热，则加入牡丹皮、栀子以清郁热。临床上，以上诸型往往相互合并，故可随病情变化而适当加减。

三、老年内科常见疾病治疗经验

（一）老年肾病治疗经验

临床中，慢性肾病包括多种肾脏疾病，既有原发的肾小球肾炎、隐匿性肾炎、肾盂肾炎、IgA肾病、肾病综合征、膜性肾病、多囊肾等，也有继发性的过敏性紫癜肾炎、红斑狼疮肾炎、痛风肾、糖尿病肾病、高血压肾病等。一般病程超过3个月，检查尿液和相关的血液指标异常，肾脏病理学异常。慢性肾病治疗不及时或治疗失当，病程迁延，病情逐渐进展，将发展成慢性肾功能不全。

中医治疗肾病多从"水肿""腰痛""癃闭""尿浊""尿血""淋证"等入手，根据辨证给予相应治疗。而老年肾病因老年人的独特生理、病理，又与其他年龄段肾病有着不同的治疗特点。

1. 病因病机

老年人存在着生理性肾虚。《素问·上古天真论》曰："女子七岁，肾气盛，齿更发长……五七，阳明脉衰，面始焦，发始堕；六七，三阳脉衰于上，面皆焦，发始白；七七，任脉虚，太冲脉衰少，天癸竭，地道不通，故形坏而无子也。丈夫八岁，肾气实，发长齿更……五八，肾气衰，发堕齿槁；六八，阳气衰于上，面焦，发鬓颁白；七八，肝气衰，筋不能动；八八，天癸竭，精少，肾脏衰形体皆极，则齿发去。"从 40 岁开始，肾气渐衰，发堕齿槁，到 64 岁"天癸竭，精少"，形体逐渐衰老，出现各种老年形态，这种现象属于生理性变化。对大多数人来说，其生长符合这种规律。老年人逐渐出现生理性肾虚。随着年龄的增长，肾气衰竭更加严重，到了 90 岁，如《灵枢·天年》所说"肾气焦"，肝、心、脾、肺四脏及经脉元气更加空虚，每见"形骸独具而终矣"，若欲寿登期颐，实则难矣。

老年人性及生殖功能减退、躯体变矮，腰弯背驼，不能久立，行动迟缓，易于骨折，健忘痴呆，面焦形损，耳鸣眼花，发堕齿槁，腰膝酸痛，疲乏喘息，尿后余沥，易感风寒或五心烦热，夜不能寐，形寒肢冷等阴阳虚表现为其主要特征，而这些表现多为肾虚的症状。

肾中所藏的精气是肾主持人体各种功能的物质基础，对机体各种生理活动均起着极为重要的作用，故肾被看作"先天之本"。从阴阳属性来分，精属有形，为阴；气属无形，为阳。所以亦称肾精为肾阴，肾气为肾阳；或称"元阴"和"元阳"。肾阴是一身阴液的本源，对机体各脏腑组织器官起着滋润、濡养作用。肾阳是一身阳气的根本，对机体各脏腑组织器官起着温煦和推动作用。肾之阴阳是人体各脏腑阴阳的根本。因而老年人不仅存在着生理性肾虚，还可出现各脏腑功能失常，继而阴阳失调，气、血、津液代谢紊乱，以致血瘀、痰瘀、火热等邪内生。肾阴虚则火旺，火热煎熬津液，炼津为痰，形成痰郁、灼伤津液，使血液黏稠度增高，形成血瘀；肾阳虚则不能温化，津液、血液不能温运，则出现血瘀、痰瘀。

郑老师基于以上理论，认为老年人存在着生理性肾虚，即肾精气虚衰引起各脏腑功能减退，阴阳失调，气、血、津液代谢失常，产生瘀血、痰饮，并可郁久化火，瘀邪内生，故而肾虚兼瘀是引起各种老年病的基本病因病机。老年肾病更是病位在肾，以肾虚兼瘀为基本病因病机，肾阳虚衰，不能温运水湿，水湿内停为次要病因病机，故而郑老师设立补肾化瘀利水法治疗老年肾病。

2. 辨治思路

补肾化瘀法，是根据老年病肾虚兼瘀的病因病理改变而设立的基本治法。对老年人来说，肾虚是其基本体质特点，瘀是在肾虚的基础上形成的，所以，补肾就是扶助正气，化瘀则为祛除邪气。利水法则根据肾主水而设。肾病病位在肾，病则水液代谢异常，水湿内停，利水则邪气尽除。

郑老师补肾化瘀利水法治疗老年肾病承袭于刘茂甫教授。刘茂甫教授则是基于明代《摄生众妙方》之方五子衍宗丸（枸杞子、菟丝子、五味子、车前子、覆盆子）去覆盆子加女贞子、丹参、山楂、何首乌而组成益肾饮，是其创立的补肾化瘀治疗老年病的代表方剂。全方众药相得益彰，共助补肾益精，活血化瘀，祛湿通络之效，使人"气脉常通而肾气有余也"。

郑老师在此基础上化裁，形成补肾化瘀利水方，临床上加减运用治疗老年肾病取得了显著疗效。

3. 治疗方法

补肾化瘀利水方：枸杞子 15g，菟丝子 15g，女贞子 15g，五味子 9g，淫羊藿 9g，生黄芪 30g，丹参 30g，白茅根 30g。该方能补肾益精，活血化瘀利水。方中枸杞子补肾益精，丹参活血化瘀为主药；女贞子、菟丝子均甘平入肾经，有补肾益精、滋阴壮阳之效，五味子五味皆备，入肾有固精养髓之功，助君药纳气固精、助阳滋阴，淫羊藿补肾阳，辛能散结，甘能缓中，温能通气行血，助君药扶阳之力，四药共助主药补益肾精、通气行血为臣药；黄芪补气，一则补后天之气，气血生化有源，以滋养肾精，二则充实肾之元气，以温煦激发各脏功能；白茅根利水而祛邪；众药相得益彰，共助补肾益精，活血化瘀利水。全方虽药少但效宏。

医案：宋某，男，81 岁，退休干部。2011 年 1 月 20 日就诊。

主诉：肾功能不全 10 个月，双下肢水肿 1 个月。

现病史：患者诉 10 个月前化验发现血肌酐高，为 176.8μmol/L，用开同（复方 α- 酮酸片）和肾衰宁片治疗 10 个月，效果不佳。腰部酸困，1 个月来，双下肢轻度凹陷性水肿，形寒肢冷，夜尿频多，尿中有异味，大便不畅，舌暗红，苔白腻，脉沉细。既往有 2 型糖尿病病史 11 年，高血压病史 20 年。门诊查血压 130/80mmHg，肾功能：尿素氮 9.0mmol/L，肌酐 193.7μmol/L，空腹血糖 6.18mmol/L，尿酸 286.9μmol/L。

西医诊断：2 型糖尿病，糖尿病肾损害，慢性肾功能衰竭，氮质血症期。

中医诊断：水肿。

证型诊断：肾阳虚损，兼有血瘀湿瘀。

治法：温补肾阳，化瘀泄浊。

方药：自拟温肾化瘀泄浊汤（补肾化瘀方加味）。菟丝子 15g，枸杞子 15g，女贞子 15g，五味子 9g，淫羊藿 9g，黄芪 30g，丹参 30g，大黄 15g，车前草 15g，白茅根 15g。6 剂，每日 1 剂，水煎服。嘱患者定时定量服用降压、降糖药，低盐、低脂饮食，适当增加运动量。

二诊（2011 年 1 月 28 日）：患者双下肢水肿减轻，腰膝酸困、畏寒等肾阳虚明显减轻，大便日 1 次，舌脉同上，继用上方 14 剂。

三诊（2011 年 2 月 15 日）：双下肢水肿及尿频明显缓解，舌暗红苔薄白，脉沉细。门诊复查肾功能：尿素氮 9.1mmol/L，肌酐 142.3μmol/L，空腹血糖 7.3mmol/L，尿酸 294.0μmol/L。原方中大黄改为 12g。

服药 2 个月后，患者精神佳，双下肢水肿基本消失，大小便正常，舌暗红，苔薄白，脉沉细。门诊复查肾功能：尿素氮 8.8mmol/L，肌酐 135.2μmol/L，空腹血糖 5.58mmol/L，尿酸 308.2μmol/L。继用上方，大黄仍为 12g，嘱患者坚持服药，定期复查。

服药 3 个月后，患者无特殊不适，舌淡红，苔薄白，脉沉细。门诊复查肾功能：尿素氮 6.9mmol/L，肌酐 118.6μmol/L，空腹血糖 5.51mmol/L，尿酸 299.7μmol/L。糖化血红蛋白 5.7%。血压 130/80mmHg。至此患者共服中药 100 剂，肾功能恢复到正常范围，血糖、血压控制稳定。嘱患者继续服用中药原方，1 个月后再次复查肾功能。

服药 4 个月后，复查肾功能：尿素氮 6.8mmol/L，肌酐 122.7μmol/L，空腹血糖 5.87mmol/L，尿酸 290.1μmol/L。肾功能稳定在正常范围内。随后，让患者间断服药，经过 3 年的治疗，该患者症状无反复，肾功能检查各项指标基本在正常范围。服药期间未发现明显副作用。

按：该患者年已八旬，为 2 型糖尿病引起的慢性肾功能衰竭，氮质血症期，中医诊断为肾阳不足兼有血瘀湿瘀，通过温补肾阳，化瘀泄浊，用温肾化瘀泄浊汤加减治疗 3 个月，肾功能恢复正常，用药 3 年 4 个月，血中尿素氮、肌酐基本在正常范围。此治法为延缓该患者的肾功能进一步减退，提高生活质量提供了简便、有效的措施。该患者在服药期间未发现任何副作用，停用其他保肾药，血色素一直在正常范围，精神状态也较好。另外，该患者在用中药治疗期间，发生心肌梗死，住院进行冠状动脉支架治疗，治疗期间，一直服用中药，肌酐未见升高。但 2 天服 1 剂药后，肌酐有波动，按每天 1 剂服用后肌酐减低，说明其有一定量效关系。

（二）老年便秘治疗经验

老年人便秘是指排便次数减少，同时排便困难、粪便干结。正常人每天排便 1～2 次或 2～3 天排便 1 次，便秘患者每周排便少于 2 次，并且排便费力，粪质硬结、量少。便秘是老年人常见的症状，约 1/3 的老年人伴随便秘，严重影响老年人的生活质量。观察 65 岁以上老年人大便，只要每天能够顺利排 1 次便，身体便不会有太大问题。排便正常是监测老年人身体状况是否健康的重要指标。

老年人便秘与年龄、饮食因素、排便习惯、活动减少、精神心理因素、肠道病变、全身性病变、医源性（滥用泻药）有关。

1. 病因病机

郑老师临证治疗老年人便秘，根据中医学理论，总结临床经验，从肾虚入手，重视补肾，取得较好疗效。

《素问·上古天真论》曰："女子七岁，肾气盛，齿更发长；二七而天癸至，任脉通，太冲脉盛，月事以时下，故有子；三七，肾气平均，故真牙生而长极；四七，筋骨坚，发长极，身体盛壮；五七，阳明脉衰，面始焦，发始堕；六七，三阳脉衰于上，面皆焦，发始白；七七，任脉虚，太冲脉衰少，天癸竭，地道不通，故形坏而无子也。丈夫八岁，肾气实，发长齿更；二八，肾气盛，天癸至，精气溢泻，阴阳和，故能有子；三八，肾气平均，筋骨劲强，故真牙生而长极；四八，筋骨隆盛，肌肉满壮；五八，肾气衰，发堕齿槁；六八，阳气衰于上，面焦，发鬓颁白；七八，肝气衰，筋不能动；八八，天癸竭，精少，肾脏衰形体皆极，则齿发去。"《灵枢·天年》又曰："五十岁，肝气始衰，肝叶始薄，胆汁始减，目始不明。六十岁，心气始衰，苦忧悲，血气懈惰，故好卧。七十岁，脾气虚，皮肤枯。八十岁，肺气衰，魄离。故言善误。九十岁，肾气焦，四脏经脉空虚。百岁，五脏皆虚，神气皆去，形骸独具而终矣。"肾、肝、心、脾、肺五脏及经脉元气更加空虚，从以上论述可知随着年龄的增长，老年人逐渐出现生理性肾虚，如果又罹患疾病，损伤正气，伤及脏腑，则肾气衰竭更加严重。

2. 辨治思路

肾的主要生理功能是藏精，肾虚则精气不足，肾精气虚使人体各脏腑功能减退、阴阳失调，气、血、津液代谢紊乱，则肺肾阴虚，肠液不足，气虚推动无力，终致便秘。故郑老师临证治以补肾益气养阴，以自拟的补肾通便方治疗。

3. 治疗方法

补肾通便方：枸杞子 15g，女贞子 15g，菟丝子 15g，五味子 9g，淫羊藿 9g，生黄芪 30g，生地黄 30g，麦冬 12g，肉苁蓉 15g，玄参 12g，枳壳 12g，大黄 6～9g，芒硝（冲）6g。首剂时应用大黄、芒硝，3～5 剂后则减少二药用量，甚则停用。

补肾通便方由五子补肾汤合增液承气汤加减而成。五子补肾汤是郑老师经过多年的临证，在总结刘茂甫教授经验基础上自拟的补肾良方。

全方如下：枸杞子 12g，菟丝子 12g，五味子 9g，淫羊藿 9g，女贞子 12g。其中，枸杞子性味甘平，具有滋肝、补肾、润肺、补虚、益精、明目、固髓、健骨等功效，适用于肝肾阴亏之证；菟丝子甘温，归肾、肝、脾经，具有滋补肝肾、固精缩尿、安胎、明目、止泻之功效，其甘辛微温，禀气中和，既可补阳，又可益阴，具有温而不燥，补而不滞的特点；五味子温酸甘，归肺、心、肾经，具有收敛固涩、益气生津、补肾宁心之效；淫羊藿性辛味甘温，归肝、肾经，功能补肾阳，强筋骨，祛风湿；女贞子甘苦平，归肝、肾经，具有补益肝肾之阴、强腰膝、明耳目、乌须发的功效。五药合用，可滋养肾阴，温补肾阳，五药皆平和之品，全方无燥热伤阴之弊，亦无滋腻生湿之碍，用之兼补肾阴肾阳，阴阳调和。临证之时常配生黄芪 30g。黄芪味甘，气微温，气薄而味浓，可升可降，阳中之阳也，无毒，专补气，入手太阴、足太阴、手少阴之经。黄芪乃补气之圣药，气无形，精血有形，有形不能速生，必得无形之气以生之，配于此方中，精血则生，阳气得复。

增液承气汤来源于《温病条辨·中焦》。"阳明温病，下之不通，其证有五……津液不足，无水舟停者，间服增液，再不下者，增液承气汤主之……增液承气汤，即于增液汤内，加大黄（三钱），芒硝（一钱五分）。""阳明温病，无上焦证，数日不大便，当下之，若其人阴素虚，不可行承气者，增液汤主之……增液汤方（咸寒苦甘法）：元参（一两），麦冬（连心，八钱），细生地黄（八钱）。水八杯，煮取三杯，口干则与饮，令尽，不便，再作服。温病之不大便，不出热结液干二者之外。其偏于阳邪炽甚，热结之实证，则从承气法矣；其偏于阴亏液涸之半虚半实证，则不可混施承气，故以此法代之。独取元参为君，元参味苦咸微寒。壮水制火，通二便，启肾水上潮于天，其能治液干，固不待言，本经称其主治腹中寒热积聚，其并能解热结可知。麦冬主治心腹结气，伤中伤饱，胃络脉绝，赢瘦短气，亦系能补能润能通之品，故以为之佐。生地黄亦主寒热积聚，逐血痹，用细者，取其补而不腻，兼能走络也。三者合用，作增水行舟之计，故汤名增液，但非重用不为功。"

全方中自拟五子补肾汤补益肾精；肉苁蓉甘咸温，补肾阳，益精血，润肠通便，能增强肠蠕动，有改善肠肌运动功能的作用；增液承气汤滋阴泄热，增水行舟，滋阴增液之力较强；黄芪益气以助推动之力；枳壳行气，行肠道之气，促进大便排出。临证应用此方治疗老年人便秘，获得满意疗效。

医案： 王某，男，82 岁。2012 年 11 月 2 日就诊。

主诉：便秘 3～4 年。

现病史：3 年来，排便困难，3～4 天排便 1 次，便质先干后黏滞不爽，伴有胸闷，腹胀，干咳，手足不温，涎唾增多，小便频，夜尿增多。舌红有瘀斑，苔少，脉弦。患者既往有高血压、冠心病病史。

西医诊断：习惯性便秘。

中医诊断：便秘。

证型诊断：肾虚阴亏血瘀。

方药：五子补肾汤合增液承气汤加减。枸杞子 15g，女贞子 15g，菟丝子 15g，五味子 9g，淫羊藿 9g，生黄芪 30g，生地黄 30g，麦冬 12g，肉苁蓉 15g，玄参 12g，枳壳 12g，大黄 6～9g，芒硝（冲）6g，丹参 30g。

服药 7 剂后大便转软，1～2 天一行，遂停药，半个月后复作，再次来诊，继予上方 10 剂后诸症缓解，去大黄、芒硝，连续服药 1 个月后，大便恢复正常。4 个月后因眩晕再次来诊时诉未再出现便秘。

（三）补肾化瘀法在老年人心脑血管病危险因素中的应用

心脑血管病包括心脏病和脑卒中。2010 年《柳叶刀》杂志发表了全球疾病负担系列研究，结果提示尽管全球人口寿命普遍延长，但合并疾病负担越来越重，缺血性心脏病和脑卒中位于全球死因前两位。在我国其发病率、致残率、复发率及死亡率也成为老年人之最，是严重影响老年人生活质量的常见病、多发病。急性心脑血管病事件多发病突然，故做好共同危险因素的预防是关键。心脑血管病的主要危险因素包括不可改变和可改变因素。不可改变的危险因素包括年龄、性别、遗传，其发生、发展及变化采用人为干预的概率是很低的。可改变的危险因素主要包括高血压、血脂异常、血液流变学紊乱、糖尿病、高同型半胱氨酸血症、超重和肥胖，以及吸烟、过度饮酒、低体力活动和不良的膳食方式等，其发展及变化是可以人为干预的。多年来，人们采用中西药物进行积极的防治和改变生活行为等措施，已取得了一定的效果，但对难控制的一些危险因素仍然束手无策，我们在临床上根据中医学对老年人生理病理特点的认识，采用补肾化瘀法对其顽固性危险因素进行治疗，对稳定病情、防治心脑血管病的突发事件有一定疗效，现将其理、法、方、药介绍于下，以供临床参考。

补肾化瘀法是全国首批老中医药专家刘茂甫教授倡导的防治老年病的基本理论，并对其防治老年病的效果进行了相关的实验和临床研究，后经几代人努力逐渐趋于完善。对老年人心脑血管病可变危险因素要用补肾化瘀法治疗的原因有二。

一是老年人存在着生理性肾虚。根据《素问·上古天真论》"女子七岁，肾气盛，齿更发长；二七而天癸至，任脉通，太冲脉盛，月事以时下，故有子；三七，肾气平均，故真牙生而长极；四七，筋骨坚，发长极，身体盛壮；五七，阳明脉衰，面始焦，发始堕；六七，三阳脉衰于上，面皆焦，发始白；七七，任脉虚，太冲脉衰少，天癸竭，地道不通，故形坏而无子也。丈夫八岁，肾气实，发长齿更；二八，肾气盛，天癸至，精气溢泻，阴阳和，故能有子；三八，肾气平均，筋骨劲强，故真牙生而长极；四八，筋骨隆盛，肌肉满壮；五八，肾气衰，发堕齿槁；六八，阳气衰于上，面焦，发鬓颁白；七八，肝气衰，筋不能动；八八，天癸竭，精少，肾脏衰，形体皆极，则齿发去"的理论，认为增龄老年人存在着生理性肾虚。

肾藏精，精化气，精气是构成人体和维持人体生命活动的最基本物质。肾中精气的主要生理功能有两个方面，一是促进机体的生长、发育及生殖；二是机体物质代谢和生理功能的原动力，所以也把肾中的精气称原精、元气、真精、真气。肾精气虚就会引起生长发育减慢、早衰、衰老及生殖、性功能减退，各脏腑功能减退和物质代谢功能紊乱。把肾中精气对人体有温煦、推动作用的称肾阳，对人体有濡养、滋润作用的称肾阴。肾阴、肾阳为人体阴阳之本。其不足可致全身各脏腑阴阳不足；其他脏腑阴阳不足亦可致肾阴肾阳虚损。老年人因增龄出现生理性肾精气虚衰，阴阳不足，故而出现各种衰老现象和各脏腑功能减退症状。

二是肾虚产生瘀。老年人存在着生理性肾虚。肾精气虚使人体阴阳失调，脏腑功能失常，气、血、津液代谢紊乱，以致血瘀、痰瘀、火热等邪内生。肾阴虚则火旺，出现腰膝酸痛、五心烦热、失眠多梦、消渴多饮、急躁易怒、头晕耳鸣，舌红少苔，脉沉细或细数等症；火热煎熬津液，津液匮乏，流动不畅，形成痰饮；津液不足，不能濡养血脉，血液黏稠度增高，使血液运行不畅形成血瘀。肾阳虚则不能温煦，出现腰膝冷痛，形寒肢冷，夜尿清长，面浮肢肿等症，津液无以温运积于体内形成痰饮，不能温运血液则形成血瘀。瘀血、痰饮形成后，作为病理因素停留于体内各个脏腑组织器官，阻滞经脉，使气血运行不畅，出现头晕头痛、肢体麻木、心胸闷痛或刺痛，并相互作用，产生各种变证。

1. 病因病机

老年人心脑血管病危险因素与肾虚兼瘀有关。其中肾虚是基础，痰饮、瘀血、火热等瘀邪是引起高血压、高脂血症、高血黏度、肥胖、糖尿病等的主要原因。

瘀血、痰饮是脏腑功能失调，津液代谢紊乱形成的病理产物，对老年人来说，其产生与肾虚有关。其形成后，停滞在脏腑经络等组织中，内而脏腑，外而筋脉，上下内外无所不至，因其停留部位不同，故临床表现亦各有异，常见症状有眩晕昏冒、肢体麻木、胸闷痰多、心胸刺痛、肿块紫暗等。

痰瘀、血瘀郁结体内日久，偶遇外因（如情绪波动等），则出现变证，如猝然昏倒、不省人事、口眼㖞斜、语言不利、半身不遂，或心胸憋闷、疼痛等脑中风和冠心病等病发生。

中医学没有心脑血管病的危险因素，如高血压、高脂血症、高血黏度、糖尿病等病名，但根据其症状及病理改变，与瘀血、痰饮及化火所引起的症状基本一致，所以应该按照瘀血、痰饮给予辨证论治。因此，我们认为肾虚兼瘀为老年人心脑血管病危险因素的基本病因病理改变，也是心脑血管病的基本病因病理。

2. 辨治思路

尽管心脑血管病危险因素不一，但按照老年人肾虚兼瘀的病因病理，根据中医学审证求因，按因论治的原则，在临床多采用补肾化瘀法进行治疗，其具体治法根据临床辨证分以下四型。

(1) 肾精不足，痰瘀阻络

主症：腰膝酸困，四肢无力，头昏眼干，记忆力减退，心胸不舒，舌暗红而干，苔白腻，脉沉细。多见于血液黏稠度高或高脂血症，但都比较轻，中医辨证肾虚证明显。

治法：补肾益精，活血化瘀。

方药：益肾饮。枸杞子15g，女贞子15g，菟丝子15g，五味子9g，车前子15g，山楂12g，丹参30g，制首乌12g。

(2) 肾阴不足，虚火上炎

主症：腰膝酸困，肢体麻木，五心烦热，失眠多梦，眩晕耳鸣，舌红少苔，脉细数。大多见于高血压、糖尿病、血液黏稠度高患者，表现为情绪不稳，血压波动大，血糖不稳定。

治法：滋补肾阴，平肝潜阳。

方药：知柏地黄汤加味。知母9g，黄柏12g，生地黄12g，山药12g，山萸肉9g，泽泻9g，茯苓15g，牡丹皮12g，夏枯草15g，丹参30g，葛根24g。

(3) 肾气不足，痰瘀互结

主症：腰膝酸软，肢体麻木，头晕眼花，乏力懒言，面色黧黑，舌暗或有瘀斑，苔薄白，脉沉细。大多见于高脂血症、血液黏稠度高、肥胖、糖尿病伴并发症者。

治法：补益肾气，活血通络。

方药：益肾饮加减。枸杞子15g，女贞子15g，菟丝子15g，五味子9g，益智仁15g，淫羊藿12g，焦山楂12g，葛根24g，川芎12g，丹参30g，黄芪30g。

(4) 肾阳不足，痰瘀凝滞

主症：腰膝酸软，面色黧黑，舌体胖大，形寒肢冷，健忘欲睡，腹胀纳呆，头晕目眩，胸部闷痛，口黏多痰，舌暗或有瘀斑，苔白腻，脉沉细或沉迟。多见于中重度肥胖、高血脂、血液黏稠度高者。

治法：补肾温阳，涤痰活血。

方药：益肾饮加减。枸杞子 15g，女贞子 15g，菟丝子 15g，五味子 12g，车前子 15g，淫羊藿 12g，焦山楂 12g，天麻 12g，白术 15g，菖蒲 10g，桂枝 9g，竹茹 6g，半夏 9g，川芎 15g。

在临床观察中我们发现，该方法对稳定血压，降低血黏度，控制血糖，减轻体重有一定疗效。肾虚是老年人的基本体质特点，瘀是在肾虚的基础上形成的。在治疗中：①补肾贯穿始终，化瘀根据瘀邪的性质、部位而加减应用。②益肾饮是以补肾益精为主，佐以活血化痰而组成的方剂，是刘老创立的补肾化瘀的代表方剂。该方经过我们临床及实验研究，证实具有降血脂、降血黏度和缩小动脉硬化斑块的作用；对心功能有一定的促进作用；有抗自由基和提高免疫功能的作用。适用于心脑血管病的多种危险因素。③治疗时要同时做到坚持锻炼，促进循环；调节情志，防止复发；低盐低脂，营养平衡；监测血压，勿使波动；血糖监测，高低适宜。

医案：肖某，女，60 岁。2013 年 11 月 20 日就诊。

主诉：间断头晕 7 年，加重 1 年。

既往史：于 7 年前经常因情绪不稳定或劳累后出现头晕，无心悸胸闷及恶心呕吐等症，在当地医院检查，测血压 160/80mmHg，诊断为"高血压病 2 级"，口服卡托普利，每日 1 次，每次 1 粒，头晕减轻，血压降至正常，后间断服药。家族中有高血压、肥胖史。

现病史：1 年来头晕加重，偶有手指麻木，无肢体活动不灵，活动后心慌，伴有腰膝酸痛，有时双下肢浮肿，为进一步诊治而收住我科，从发病至今食欲尚可，乏力怕冷，夜尿多，时有小便不能自控，睡眠不佳，1 年来体重增加 10kg。查体：脉搏每分钟 78 次，血压 160/90mmHg，舌体胖大，苔白腻，脉沉细。

体格检查：腹形肥胖体型，面色暗，皮肤巩膜无黄染，四肢活动无异常，双肺呼吸音清晰，心界不大，心率每分钟 78 次，律齐，主动脉瓣区第二心音亢进，各瓣膜未闻及病理性杂音。腹部稍膨隆，肝脾未及，四肢活动可，双下肢轻度压陷性水肿，神经系统检查无阳性发现。

辅助检查：上皮细胞计数 66.2/μl、白细胞（++）、白细胞计数 98.40/μl，肝肾功能化验正常，总胆固醇 5.9mmol/L，甘油三酯 2.7mmol/L，低密度脂蛋白 2.05mmol/L，血清同型半胱氨酸 25.3μmol/L，甲状腺功能七项化验正常，尿蛋白定量（-），三次尿培养（-），血清维生素 B_{12} 101.80pmol/L。血管彩超报告左侧颈动脉粥样斑块形成，双下肢动脉多发粥样斑点形成。腹部 B 超报告轻度脂肪肝。心电图报告 T 波低平。

西医诊断：原发性高血压病 2 级（极高危），动脉粥样硬化斑块形成，高甘油三酯血症，脂肪肝，高同型半胱氨酸血症。

中医诊断：眩晕。

证型诊断：肾阳不足，痰瘀凝滞。

治则：补肾温阳，涤痰活血。

方药：益肾饮加减。枸杞子 15g，女贞子 15g，菟丝子 15g，五味子 9g，淫羊藿 15g，天麻 12g，半夏 9g，黄芪 30g，丹参 30g，杜仲 12g，白茅根 24g，山药 15g，蒲公英 15g。每日 1 剂，水煎至 300ml，早晚分服，并给降压药加用施慧达（苯磺酸氨氯地平片），每日 1 次，每次 5mg。

住院治疗 10 天，自觉头晕减轻，乏力怕冷有所缓解，血压降至 130/80mmHg 左右。出院后继续用以上方案，并嘱增强运动，控制体重，低盐低脂饮食。患者坚持服药半年，头晕、腰膝酸痛、怕冷、双下肢浮肿症状基本消失，夜尿明显减少，血压稳定在正常范围，体重较原来减轻 5kg，复查血脂，总胆固醇 5.4mmol/L，甘油三酯 1.5mmol/L，血清同型半胱氨酸 15μmol/L，尿常规正常。

按：该患者属于老年女性，有多种心脑血管病危险因素，我们除规范降压治疗外，按中医辨证为肾阳虚，兼有血瘀痰郁，给予温补肾阳、活血化痰治疗取得良好疗效，反证了补肾化瘀法是治疗心脑血管病危险因素的有效治法。

（四）通利三焦治疗高脂血症

高脂血症是糖尿病、动脉粥样硬化、脑卒中、冠心病、代谢综合征的主要危险因素，因而控制血脂异常，对我国心血管疾病（ASCVD）防控具有重要意义。高脂血症又称血脂异常，通常指血清中胆固醇、甘油三酯、低密度脂蛋白胆固醇水平升高，高密度脂蛋白胆固醇水平降低。由于在血浆中脂质以脂蛋白的形式存在，血脂异常表现为脂蛋白异常血症。近年来，我国高脂血症发病率逐年升高，血脂异常临床常用他汀类、贝特类降血脂药，起效快，但是个别降脂药有可能会出现肝损害、肌痛、横纹肌溶解症等不良反应。而中医治疗血脂异常，不仅可以改善血脂水平，还可改善患者相关证候。

高脂血症与中医文献中的"脂""膏"描述较为接近。《灵枢·五癃津液别》曰："五谷之津液，和合而为膏者，内渗于骨空，补益脑髓，而下流于阴股。"《医学心悟·类中风》曰："凡人嗜食肥甘，或醇酒奶酪，则湿从内受……湿生痰，痰生热，热生风，故卒然昏倒无知也。"中医学认为，脂质是五谷经脾胃代谢产生的津液变化而来，与饮食关系密切，且膏脂又是构成人体生理结构的重要物质。

郑老师认为，高脂血症属于代谢紊乱性疾病，其可对全身多个脏器产生广泛持久的损害，因此非一两个脏腑功能所能概括。另外脂肪组织分布极为广泛，除了皮下，全身多处器官组织间隙均存在。而中医学认为"十二脏之中，惟三焦独大""三焦者，水谷之道路""三焦通，则内外上下左右皆通也，其于周身灌体，和内调外，营左养右，导上宣下，莫大于此者也"。故中医三焦气化理论涵盖了机体的代谢功能。三焦学说与现代医学脂肪组织及其内分泌功能极相似，并参与调节糖、脂肪、蛋白的代谢，因此高脂血症病在三焦。《素问·灵兰秘典论》曰："三焦者，决渎之官，水道出焉。"三焦乃"生化之宇"。因此，三焦是人体水液升降出入的通道，化生的场所，主司人体水谷精微的运行疏布。五谷之津液，和合而为膏。高脂血症发于三焦失司，导致气血津液代谢失衡，日久形成痰浊、瘀血、水湿等病理产物，而致百病丛生。

《素问·经脉别论》曰："饮食入胃，游溢精气，上输于脾。脾气散精，上归于肺，通调水道，下输膀胱。水精四布，五经并行。"正所谓，上焦布散津液，中焦蒸腐水谷、化生气血，下焦传化水谷糟粕。因此治疗三焦病当"宣发上焦、健运中焦、畅导下焦"，是谓"通利三焦"。三仁汤出自《温病条辨》，是通利三焦的经典方剂。故郑老师在治疗高脂血症时常以通利三焦立法，以三仁汤加减治疗，主要以杏仁、豆蔻、薏苡仁、厚朴、通草、滑石、竹茹、清半夏、黄芪、丹参这十味药为主药。方中君药为"三仁"（杏仁、白蔻仁、薏苡仁），杏仁苦辛微温，白豆蔻芳香苦辛，薏苡仁甘淡，分别起到宣畅上焦肺气，醒脾畅运中焦，利湿疏导下焦之作用，三仁分入上、中、下三焦，使气机得以宣畅，湿邪有出路而得以化；滑石、甘草，药性味甘寒淡渗，清热利湿，通达三焦而使湿有去路；厚朴行气除满，半夏和胃燥湿；竹茹甘微寒，清热化痰；水湿内停，日久成瘀化热，故加丹参苦微寒，能活血祛瘀。三焦气虚故导致气化失司，故以黄芪甘温益气，治病求本。诸药合用，可通利三焦、健脾化痰、行气活血。郑老师注重临床辨证，根据临床情况随症加减，湿重时加藿香、佩兰；热重时加牡丹皮、白茅根、黄连、黄柏；脾虚时加干姜、白术、茯苓；饮食积滞时加山楂、虎杖；中老年人加枸杞子、女贞子；脾肾阳虚时加淫羊藿。

现代药理实验研究表明，三仁汤中杏仁、薏苡仁、白蔻仁、半夏、厚朴等药物具有降低血脂、血糖等作用；还可促进胃液分泌，调节胃肠道菌群，促进胃肠蠕动以助血脂的代谢；刘卫红等通过实验研究发现三仁汤能够调节三焦气化功能，治疗高脂血症的疗效是肯定的。

医案：宋某，女，50 岁。2022 年 7 月 20 日就诊。

主诉：腹胀、纳差半年，加重 1 周。

现病史：乏力、腹胀、身体沉重，纳呆，口渴不欲饮水，潮热，自汗兼盗汗，夜眠稍差，小便正常，大便黏不爽而干，2～3 天一行。生命体征平稳，心、肺、腹未见明显异常，舌暗红苔黄腻偏干，脉滑细。

辅助检查：总胆固醇（TC）6.68mmol/L，甘油三酯（TG）1.28mmol/L，

低密度脂蛋白（LDL-C）3.44mmol/L。

证型诊断：湿热证。

治法：通利三焦，益气养阴。

方药：三仁汤加减治疗。杏仁 6g，豆蔻 6g，薏苡仁 15g，姜厚朴 9g，小通草 6g，滑石 10g，竹茹 6g，清半夏 9g，黄芪 30g，丹参 20g，牡丹皮 12g，地黄 12g，浮小麦 30g，黄柏 10g，麦冬 12g。共 10 剂，水煎服，每日 1 剂，每剂 2 次。同时口服立普妥（阿托伐他汀钙片），每晚 1 次，每次 20mg。嘱其清淡饮食，适当运动。

其治疗效果评估采用《脾胃湿热证中医诊疗专家共识意见》中的脾胃湿热证症状、体征量化分级评分表及脾胃湿热证证候疗效评价标准进行评价。治疗前积分：20 分。

二诊（2022 年 8 月 7 日）：临床诸症减轻，舌暗红苔白，脉滑细。辅助检查：TC3.93mmol/L，TG 0.84mmol/L，LDL-C 1.37mmol/L。继原方 7 剂。治疗后积分：4 分。疗效指数：80%。

本案患者发病已有半年，三焦气化失司，津液失布，日久形成痰浊、瘀血、水湿等病理产物，浊瘀郁久化热，热邪日久耗气伤阴。故该患者在湿热相关诸症的基础上出现了乏力、潮热、自汗、盗汗、便干、舌暗苔干，脉细等气阴亏虚兼血瘀的表现，给予地黄、黄柏、麦冬养阴生津，浮小麦敛汗固表，牡丹皮凉血祛瘀。需要注意的是，湿温常"状若阴虚"。正如吴鞠通在《温病条辨·上焦》第四十三条所言："头痛恶寒，身重疼痛，舌白不渴，脉弦细而濡，面色淡黄，胸闷不饥，午后身热，状若阴虚，病难速已，名曰湿温。汗之则神昏耳聋，甚则目瞑不欲言，下之则洞泄，润之则病深不解。长夏、深秋、冬日同法，三仁汤主之。"高脂血症患者出现阴虚证候时，更应注重通利三焦之法，而不能一味滋阴。虽然治疗的同时使用了立普妥降血脂，但该患者仅经过 12 天治疗，血脂水平就快速达到正常，其中 TC 下降 41%，TG 下降 34%，LDL-C 下降 60%。据文献报道单用立普妥降脂治疗，长达 2 个月时间 TC 才可下降 37%，TG 下降 28%，LDL-C 下降 21%。该患者经过中医治疗，不但临床症状明显改善，且短期内血脂大幅度下降至正常水平，充分体现了中医在治疗高脂血症中的优势。

四、杂病治疗经验

（一）活用逍遥散方论治肝阳虚

"阴阳者，万物之纲纪也。"阴阳相互依存，没有阴也就无所谓阳，没有阳也就无所谓阴，正所谓"无阳则阴无以生，无阴则阳无以化"。五脏皆有气血阴阳，虽说五脏各自的生理特点和病理表现会各有不同，但既然有肝阴也就必然有肝阳，正如蒲辅周所说"脏皆有阳虚阴虚之别"。既然有肝脏功能过亢的见症，也应当有这些功能不足和衰退的表现；既然有肝血虚、肝阴虚的不足之证，肝气虚、肝阳虚证也就必然存在。《素问·生气通天论》曰："阳气者，若天与日，失其所则折寿而不彰，故天运当以日光明。"这里强调了阳气对人体健康长寿的重要性。毫无疑问，肝阳必然在维持肝脏的正常生理功能和人体的健康上发挥了极为重要的作用，因此正确治疗肝阳虚也就具有相当重要的临床意义。现就郑老师活用逍遥散方论治肝阳气虚经验总结于下，以飨同道。

1. 肝阳虚证的古今认识

中医学有"肝无虚证"之说，究其原因不外乎两点：一是历代医家多将肝阳归于脾阳，肾阳。脾乃气血生化之源，后天之本。脾气健运则肝阳才能得到不断地充养以发挥正常的生理功能。肾藏精为先天之本，元阴元阳皆根于此。肾阳能温煦升发五脏之阳。肝肾同源，肝阳亦根于肾阳，肾阳充足则肝阳得养才能发挥其疏泄功能。故历代常用脾肾阳虚来概括肝阳虚。二是宋代钱乙"肝为相火，有泄无补"的观点，元代朱丹溪"阳常有余，阴常不足"理论，使得后世许多医家理解为肝无阳虚，肝虚无补法，即使治疗肝虚，也多涉及肝阴虚、肝血虚，多从补心、脾、肾入手。

《灵枢·经脉》曰："肝，足厥阴之脉……盛则泻之，虚则补之。"《素问·脏气法时论》曰："肝病者……虚则目䀮䀮无所见。"《灵枢·本神》曰："肝气虚则恐，实则怒。"《素问·上古天真论》称丈夫"七八肝气衰，筋不能动。"可见肝有虚实之辨。不仅如此，《灵枢·天年》还指出肝气自然衰退的年龄"五十岁，肝气始衰"。《伤寒论》首论肝阳虚证治，其主症为"手足厥寒，脉细欲绝"。众多古代文献均有"肝虚寒"的论述。《备急千金要方·肝脏》曰："病苦胁下坚……名曰肝虚寒也。"《重订严氏济生方·五脏门》曰："夫肝者，足厥阴之经，虚则生寒，寒则胁下坚胀……皆虚寒之候也。"《太平圣惠方·治肝虚补肝诸方》的记载则更为全面，曰："夫肝虚则生，寒则苦胁下坚胀，寒热，腹满不欲饮食，悒悒情不自乐，如人将捕之，视物不明，眼生黑花，口苦，头疼，关节不利，筋脉挛缩，爪甲干枯，喜悲恐，不得太息。诊其脉沉细滑者，此是肝虚之候也。"可见古人已经认识到了肝阳虚。张锡纯更是明确指出，"肝无补法"是偏见，并首创温补肝气之法论治肝气虚寒，独树一帜。秦伯未明确指出"在肝虚证上，只重视血虚而不考虑气虚，显然是不全面的"。

总的来说，学者们认为肝阳虚证临床不被重视和"肝阳虚与肝阴不足等相比较为少见；对肝寒证虚实不分"以及将肝划归下焦，致使肝阳虚被中阳虚而取代有关。而最深刻的原因在于以脾阳、肾阳概言肝阳。近年来众多中医学者通过文献整理和流行病学调查，提出肝阳虚证是不同于脾阳虚、肾阳虚的客观存在。

2. 肝阳虚证病机特点及临床表现

肝为风木之刚脏，主升主动，内寄相火，故肝气易逆，肝阳易亢，肝病往往表现为肝气升动太过，例如肝气上逆、肝阳上亢、肝火上炎和肝风内动；再者肝藏血，主疏泄，体阴而用阳。肝阴不足，往往导致肝用失常，引起头目胀痛、头晕耳鸣、急躁易怒等症，故有"肝体常不足，肝用常有余"之说。这些在一定程度上决定了临床上肝阳虚较肝阴虚少见，有时甚至将肝阳虚证与寒凝肝脉相混淆。

肝体阴用阳，以阴血为本，以阳气为用，具疏泄条达之性。肝主疏泄，全赖肝气（阳）充足肝气才得以升发，气机才得以条畅，协助心脏推动血液和津液的运行营养全身。正常的肝气和肝阳是肝脏发挥其生发和条畅功能的一种能力，故称作"用"。肝之疏泄即肝"用"，在精神情志方面体现为调畅精神而"谋虑出焉。"肝用不足即气（阳）不足，则疏泄无力，引起情志抑郁、意志消沉、谋虑不出等神志方面的改变。正如

《灵枢·本神》所云："肝气虚则恐，实则怒。"（肝）气不条达有虚有实。郑老师认为，肝（阳）气升发疏泄功能失职，轻则致气机郁滞，表现为肝郁气滞症；如果肝阳气被遏局部日久，一方面可出现体衰而气不充的情况，可导致肝脉循行部位阳气的相对不足，"肝虚则生寒"，表现出肝气（阳）虚；另一方面气为阳，肝气久郁，亦可化火循经上炎，进而伤及肝阴。因此临床肝阳虚与阳郁化火及火热伤阴常可并见。

虽然肝阳虚"经常并见或继见于脾肾阳（气）虚之中"，但肝阳虚有其独特的临床表现。

肝阳虚证先表现为肝经循行部位出现的阳气不足症候群，手足厥寒，阴囊清冷，或见囊冷，小腹坠胀冷痛，胸胁隐痛，双目羞明，巅顶冷痛等。然后表现为与肝疏泄无力有关的一系列症状。正如《蒲辅周医疗经验》中指出"肝阳虚则筋无力，恶风，善惊惕，囊冷，阴湿，饥不欲食"。因肝主疏泄，调畅情志，故肝阳虚证往往伴有肝气郁滞，表现出一系列情志方面的症状，如惊恐、情志抑郁、多疑善虑、寐差多梦、噩梦连连等。现代医学中抑郁症就属于中医学情志病范畴。抑郁症患者常以心情低落、兴趣丧失、精力下降，决断困难为核心症状，同时也伴有显著的疲倦乏力、怒而不得发、思维迟缓等肝阳不振、肝用不及的表现，甚至出现四肢不温、少腹冷痛等阳虚表现。肝主筋，肝阳虚则肝血不温，肝筋失于温养，表现为手足厥冷，动作迟缓，不耐劳作，肢疲力乏。如张景岳在《类经图翼·类经附翼》中所说："或拘挛痛痹者，以木脏之阳虚，不能荣筋也。"郑老师认为这里应该注意的是肝主筋，"气主煦之"，因此肝阴血亏虚与肝阳虚均可见到肢体运动障碍的症状，临床上易混淆。辨证时要注意阳主温煦，所以肝阳虚必伴有四肢厥冷等虚寒之象；而血主濡之，肝血虚则当伴有爪甲不荣，皮肤粗糙，筋脉拘挛麻木，若阴虚生热还会伴有五心烦热。肝主疏泄，调畅气机，气行则血液、津液疏布正常。肝阳虚，疏泄无力，影响血、精、津液的正常输布运行，出现水肿、女子月经不调、男子阳痿不举等症状。肝主疏泄，助脾胃运化。肝气虚弱则其用不达，木不疏土，故可出现腹胀少食、纳呆、便溏、黄疸。肝开窍于目，肝阳虚，则肝阳气不升，气血不能上布于目，可表现为不耐久视，或视物不清、目昏头晕。

3. 辨治思路

肝阳与脾阳，肝阳与肾阳气之间密切相关。历代医家补肝阳多补脾阳，如张锡纯用黄芪，王泰林用白术；或补肾阳，如王旭高用肉桂、川椒、苁蓉。《伤寒论》中补肝阳诸方也以温中健脾为主。当然也有医家提出诸多有温补肝阳的方药。《珍珠囊》载山茱萸可温肝，《本草纲目》载何首乌，《景岳全书》载暖肝煎，《兰室秘藏》载有补肝汤与吴茱萸汤。

关于如何补肝阳，郑老师认为《素问·脏气法时论》已示补肝阳（气）之大法，"肝欲散，急食辛以散之；以辛补之，酸泻之。"肝厥阴风木之脏，木性升散，辛味散发，故合于木性，助其发散之气，是为补。酸味收敛，逆于发散，是为泻。逍遥散出自《太平惠民和剂局方》，是由柴胡、白芍、当归、白术、茯苓、煨姜、炙甘草、薄荷八味中药组成，经方原剂型为散剂。方中君药柴胡配薄荷，气味辛散，主入肝经，正是补肝虚之品；方中白芍味酸，可敛肝泻肝。该方补中有泻，泻中有补。全方疏达肝郁，是以郑老师临证喜予逍遥散补肝阳之虚，肝用之不足。老师强调临证中需注意以下几点：第一，"酸泻之"，故白芍量不宜过大。第二，"壮火食气，少火生气"，且肝体阴而用阳，肝阴易损易虚。故温补肝阳，尤应注意温而不燥。郑老师少用肉桂，而尤喜淫羊藿。肉桂味甘而辛，且大热偏燥，主入肾、脾、心、肝经；淫羊藿味辛且甘，且主入肝、肾经，其性温而不燥，兼有雄性激素样的作用，其功效强于蛤蚧和海马。因此对肝阳虚引起的男子阴囊清冷，女子月经不调配艾叶尤宜。秦伯未认为"这类药物除散肝寒，还能增强肝用不足"。其他如菟丝子、杜仲也可选用。第三，善用黄芪。肝气、肝阳并非常有余，故不可一味克伐。清代张锡纯于《医学衷中参西录》中谈道：调补肝气，非黄芪莫属。肝属木而应春令，其气温而性喜条达，黄芪之性温味微甘而上升，能补气兼能升气，以之补肝原有同气相求之妙用，可解肝气虚弱难以升发之苦，以助肝升发。第四，芍药配甘草，酸甘化阴，养肝血，郑老师临证还常酌情加入五味子、枸杞子以柔肝体，使阳得阴助生化无穷。

医案 1：文某，女，54 岁。

主诉：间断性心前区疼痛、怕冷 27 年，加重 3 年。

现病史：间断性心前区闷胀疼痛，有时有左肩臂放射痛，多持续 3～5 分钟，偶可达 30 分钟，伴有胸闷、气短，服用硝酸甘油可缓解，曾在外院诊断为"冠心病"。近 3 年来心前区疼痛发作频繁伴有怕冷进行性加重，来诊时虽已是初夏，仍着厚棉衣。曾在院外多处就诊，均诊为"肾阳虚"给予补阳药物，服用后均出现口舌生疮。平素性情急躁，伴有口干，睡眠浅而多梦、纳差，无消瘦，舌暗红苔薄黄，脉沉细。入院后行《汉密尔顿抑郁量表》前 17 项评分 4 分。甲状腺功能检查正常。心电图示 ST-T 改变。

西医诊断：冠心病，原发性高血压病 1 级（高危）。

证型诊断：肝阳虚兼有郁热。

方药：逍遥散加减。柴胡、牡丹皮、栀子、淫羊藿、生地黄各 12g，当归、茯苓、生牡蛎各 15g，白芍、炒白术、五味子各 9g，生甘草、薄荷（后下）各 6g，生黄芪 30g，丹参 24g。6 剂，每日 1 剂，水煎取汁 200ml，早晚分服。

服药 6 剂后，怕冷减轻，未再出现心前区疼痛，继以上方 20 余剂，诸症消失，痊愈出院。

按：目前研究认为冠心病患者易出现抑郁症或抑郁状态，而中医学认为抑郁症多与肝失疏泄、气机郁滞等有关。故临床有用逍遥散治疗冠心病合并抑郁症的案例，治疗后冠心病患者心绞痛、胸闷、心悸、气短等症状的发作均明显减少。此例患者并未出现明显的肝用（气阳）不足，疏泄无力，引起情志抑郁的抑郁症核心症状群；而以阳虚表现为著，表现为疲倦乏力、四肢不温、怕冷。以逍遥散方治疗后，患者心前区疼痛症状伴随怕冷症状消失。"肝为心之母，肝气通则心气和。"肝阳馁弱，肝失疏泄，"母病及子"，上则影响到心。本案患者怕冷同时伴有性急，口干，舌红苔黄，内兼郁热之象，肝气久郁化火之故。故他医以温脾肾无效，而以温肝阳起沉疴，显示了肝阳虚不同于脾肾阳虚的独特性。

医案 2：吴某，女，34 岁。

主诉：手足厥冷、夜尿频数 4 年，加重 1 周。

现病史：4 年前出现手足厥冷、夜尿频数，曾服用"补肾阳"之中药，症状时轻时重。近 1 周来，因新换工作，精神压力大，白天排尿正常，但夜尿频数加重，每夜 20 多次，我院肾内科门诊查尿常规正常，给予银花泌炎灵片并自服金匮肾气丸 1 周，症状无缓解。伴有烦躁，高兴不起来，失眠，乏力，月经后期 10 天，小腹冷痛，无口干，无尿急、尿痛，无腰膝酸软，无眼睑水肿，无双下肢水肿，二便可，纳可，舌暗红苔白，脉弦细，左关脉虚弱，重取无力。

西医诊断：女性尿道综合征。

证型诊断：肝阳虚兼有郁热。

方药：逍遥散加减。柴胡、当归、白芍、白术、茯苓、生甘草、苦参、薄荷（后下）各 6g，生姜、牡丹皮各 12g，淫羊藿 9g，生黄芪、蒲公英各 30g，生牡蛎 15g。7 剂，水煎取汁 200ml，早晚分服。

二诊：诉服药 2 剂后，尿频、怕冷明显减轻，来诊时每夜起夜 1～2 次，烦躁减轻，已行经，量不多，色暗红，舌质淡暗红，苔薄白，脉弦细，左关脉虚弱，重取无力。上方去牡丹皮，淫羊藿加为 12g，继续服用 14 剂后，患者不适症状基本消失。

按：尿道综合征是女性常见的一组以下尿路刺激症状为主的症候群，多发生于中青年女性。目前中医学认为本病与肾虚、气虚、气郁、湿热有关。夜尿频数多与肾阳不足有关。夜间阴进阳退，肾阳更虚，肾的气化功能更加减弱，而致夜尿频数。本案患者此番夜尿频因情志加重，有肝失疏泄、情志不遂、月事不调的症状，同时肝经循行部位的阳气不足症状明显：手足厥寒，小腹坠胀冷痛。诊其脉左关脉虚弱，重取无力，肝行气于左，左手关脉应之，故此脉为肝气虚弱之候。此案夜尿频以温肾、清利湿热不效。概因肝主疏泄，全赖肝气（阳）的调节，升降出入。肝阳虚疏泄无力，影响津液的正常运行，和肝欲散，急食辛以散之，用辛补之，故以逍遥散方温补肝阳而效。

（二）应用加味三妙丸治疗慢性前列腺炎经验

前列腺是男性最大的副性器官，其所分泌的前列腺液是精液的主要组成成分。慢性前列腺炎发作时其内部充血、肿胀、分泌物增多，进入尿道后出现排尿时或用力大便后尿道滴白，这些都是前列腺炎的典型症状之一，中医学概括这些病为"清浊"或"白浊"。对此病症，古代医家早就进行了精辟描述。如清代徐时进曰："浊者，白黏如精状，从茎中流出，不痛不涩，沾下衣有迹者是也。"又曰："清浊者，茎中似刀割火灼，而溺自清，与便溺绝不相混。"不管是古代医家还是当代医家，都发现慢性前列腺炎的临床症状极为复杂，没有固定的症候群。郑老师多年来临床观察总结，发现本病最常见的症状依次为尿道滴白、腰膝酸软、尿后淋漓不尽、小腹胀痛、神疲乏力、遗精、尿频尿急、会阴潮湿胀痛、尿液混浊、头昏头晕、注意力不集中、失眠多梦、早泄、遗精、不育等。这些症状或多或少都会在患者身上出现。由于慢性前列腺炎的症状复杂多样，加之前列腺腺上皮的类脂质膜是多种抗生素进入腺泡的屏障，药物难达病所故效果不佳，且难以根治而反复发作。临床上许多医生在诊治前列腺炎时往往缺乏自信和准确的诊断能力，使得不合理治疗时有，造成巨大的医疗和人力资源的浪费，是一个十分棘手的临床问题。

大部分前列腺炎患者疾病发作时往往先求助于现代医学。郑老师认为，作为一名现代中医，必须既懂中医又懂西医，临床治疗时才能发挥各自的优势，取长补短。临床中郑老师认为应该先明确诊断，因此需要做尿常规分析及尿沉渣检查以排除尿路感染。同时一定要做前列腺液常规检查，必要时还要做细菌培养、沙眼衣原体以及支原体检查。对于有排尿障碍的患者，尤其是一些老年患者，有时还需要行尿动力学或 B 超检查，这些检查有助于前列腺炎与排尿障碍相关疾病进行鉴别。

现代医学认为，慢性前列腺炎可以分为慢性细菌性前列腺炎和非细菌性前列腺炎，其中慢性细菌性前列腺炎主要为葡萄球菌属逆行感染。这类前列腺炎发作前常有反复的尿路感染病史。前列腺按摩液检查可发现持续性致病菌存在。郑老师强调对这类患者选择有效的抗生素，尤其是在前列腺液培养基础上有针对性选择抗生素治疗，疗效是肯定的。但是由于前列腺腺上皮的类脂质膜是多种抗生素进入腺泡的屏障，药物难达病所，所以那些反复抗感染治疗效果不佳的患者，恰恰能让中医药发挥其优势之处。

非细菌性前列腺炎的病因则较为复杂，它可能是病原体感染、炎症和异常的盆底神经肌肉活动和免疫异常等共同作用结果。对于出现排尿异常和骨盆区域疼痛等排尿功能障碍，从而诱发无菌的"化学性前列腺炎"患者，配合针刺治疗中极、外关、三焦俞、肾俞等，以促进膀胱功能恢复，治疗效果会更好。临床上对于以慢性炎症为主，反复发作或加重的"无菌性"前列腺炎患者，即使前列腺按摩液检查没有分离出病原体，也并不能完全排除与感染有关。因此对于慢性前列腺炎的治疗，无论是否检出细菌，郑老师都习惯加用清热解毒之品，如蒲公英和鱼腥草。

鱼腥草、蒲公英均是药食同源的植物。蒲公英作为中药，始载于《新修本草》。《新修本草》《本草纲目》均高度评价蒲公英。现代医学证实蒲公英具有广谱抑菌作用，对革兰阳性菌、革兰阴性菌、真菌、螺旋体等多种病原微生物均有效，甚至对金黄色葡萄球菌耐药质粒有消除作用，可用于临床治疗耐药金黄色葡萄球菌感染，因此可替代部分抗生素用于临床。

鱼腥草始载于《名医别录》。药用为其带根全草，性辛，味微寒，入肺经。具有清热解毒、消痈排脓、利尿通淋等功能，被誉为"中药中的广谱抗生素"。现代药理表明，鱼腥草中的癸酰乙醛，对金黄色葡萄球菌、卡他球菌、溶血性链球菌、流感杆菌、肺炎双球菌和金黄色葡萄球菌均有明显的抑制作用。此外对大肠埃希菌、痢疾杆菌、伤寒杆菌及申克孢子丝菌等也有一定的抑制作用。同时鱼腥草还具有增强白细胞吞噬功能的独特功效。更有意思的是，鱼腥草中的黄酮成分具有优于同等浓度下阳性药物氯丙咪嗪的抗抑郁作用，是一种新型的低毒性、高药效的天然抗抑郁药物。因此对于反复发作的慢性前列腺炎患者，无论是细菌性还是无菌性均可应用，对慢性前列腺炎还有一定的缓解作用。

慢性前列腺炎属中医学"劳淋""白淫""精浊"等范畴。如《诸病源候论·淋病诸候》曰："诸淋者，由肾虚膀胱热故也……肾虚则小便数，膀胱热则水下涩，数而且涩，则淋沥不宣。"《景岳全书·杂证谟》曰："便浊证有赤白之分，有精溺之辨。凡赤者多由于火，白者寒热皆有之，由精而为浊者，其动在心肾，由溺而为浊者，其病在膀胱肝脾。"又曰："浊证……有热者当辨心肾而清之；无热者当求脾肾而固之，举之，治浊之法无出此矣。"本病早期以湿热下注多见；中期多为湿热瘀阻；后期多伴脾肾亏虚。湿、热、瘀滞和虚贯穿在慢性前列腺炎的不同阶段。目前认为本病的主要原因与下述因素有关，久处湿地，寒湿阻滞；积劳损益，脾肾受损，气化失司，水道不利；脾虚生湿，湿蕴生热，湿热下注，蕴结下焦，肾失封藏，精浊滑泄，久则气机失畅，血行瘀滞，浊精败血，聚于精道。

郑老师在长期的临床观察与治疗中发现，慢性前列腺炎的患者大多有性生活过频和不洁史。性生活过频会损伤肾气，不洁性生活则容易感受邪气。郑老师认为：总的来说，本病病因一为嗜食烟、酒、辛辣、肥甘厚味，损伤脾胃，酿生湿热，流注下焦。二为房事不洁，直接染毒，湿热毒邪逆行，留驻下焦。三为社会和环境因素、传媒刺激等影响，性欲得不到正常疏泄；或频繁手淫，或房事不节，或忍精不泄，均可致前列腺反复充血，败精瘀阻精室，蕴久酿毒，阻于经络；或情志不畅，郁怒伤肝，肝气失于疏泄，久则血行不畅而致气血凝滞，气血凝滞又可加重湿热毒邪的形成，两者互为因果。本病病位在下焦膀胱及精室。湿热、气滞、血瘀日久又会耗伤肾气致肾虚。肾者主水，肾气不足则水液运行失司，又易生湿邪。湿性重浊、易趋于下，常停留于下焦；又湿性黏滞，经久难除，故湿邪极易缠绵于下焦。日久既可郁而化热，与热邪相伴而行，出现尿频、尿道灼热、会阴部潮湿等症状。此时前列腺液检查常可发现白细胞数目超过每个高倍视野 15 个，或出现脓细胞。另外，湿邪还会阻碍气机。气为血之帅，气行则血行，气滞则血瘀，气机不畅会致肝经循行部位出现疼痛，表现为尿道、会阴、大腿根部、腰背等部位的放射痛。直肠指检前列腺表面不平，质硬，有局限性压痛。现代研究发现，一部分前列腺炎患者常伴有前列腺外周带静脉丛扩张、痔、精索静脉曲张等。这提示慢性前列腺炎的症状可能与盆腔静脉充血、血液瘀滞相关，并认为这也可能是造成久治不愈的原因之一。长期慢性前列腺炎往往表现为湿、热、瘀三者纠缠，互为因果，使病邪更加难除，不但反复发作，而且可进一步损伤肾气，形成恶性循环，出现性欲减退、阳痿，检查可发现卵磷脂小体减少、精子质量下降等。患者往往也会因过分关注病情而产生抑郁和烦躁的情绪。

1. 病因病机

总的来说，郑老师认为慢性前列腺炎的病机以肾虚为本，下焦湿、热、瘀互结为标。慢性前列腺炎治疗原则上以清热利湿为主，并将补益肾气、活血化瘀的思想贯穿始终；处方以清下焦湿热的三妙丸为基础加减。

2. 辨治思路

三妙丸方出自明代虞抟《医学正传》，原方由黄柏、苍术、川牛膝三味药组成，是在《丹溪心法》中二妙散基础上伍川牛膝而成，专清下焦湿热，原方用治湿热下流，两脚麻木，或如火烙之热。郑老师在此基础上，根据慢性前列腺炎的病机特点加入菟丝子、生黄芪、白术补益肾气，加入丹参以活血化瘀，加入蒲公英以燥湿解毒。全方共八味药，简明精妙，直达病所。该方以黄柏为君，取其苦以燥湿，寒以清热，性沉降，长于清下焦湿热。苍术、白术、黄芪、菟丝子为臣，其中苍、白术味苦性温，能健脾燥湿；生黄芪味甘性温，能益气、利水；菟丝子味甘性平，补益肾气而不燥热。丹参、蒲公英为佐，丹参苦而微寒，能活血、消痈；蒲公英味苦性寒，能清热解毒、消肿散结、利湿通淋。牛膝为使，因其味甘性平，能引药下行、活血利水。诸药相合，可清热利湿、行气活血、补肾益气，标本兼治。

郑老师强调，临床上要根据病情变化，辨证论治，随症加减，具体如下：初病，以邪胜为主，湿热型的患者以尿频、尿道口灼热、小便后尿道口留有分泌物、会阴部潮湿，舌红、苔黄腻，脉滑数为特点，加鱼腥草、车前草，加强清热解毒利湿之效；血瘀型患者，表现为尿道、会阴、腰背部的疼痛为主，舌暗红或有瘀斑、苔黄腻，脉弦，方中加莪术、桃仁、红花以活血化瘀。病程日久，则肾虚突出。其中以肾阳虚为主的，如腰膝酸软、乏力、性欲减退、性功能低下，舌淡红，苔黄腻，脉沉者，可加入杜仲、淫羊藿，以加强补肾温阳之力。以肾阴虚为主的，多伴有腰酸、失眠、盗汗、手足心发热，舌红少苔，舌根部苔黄腻，脉沉细，则加入生地黄、黄精以滋补肾阴。

郑老师强调，由于慢性前列腺炎对男性的性功能和生育功能有一定影响，会严重影响患者的生活质量，使他们的精神与肉体遭受极大的折磨，甚至给患者带来的心理痛苦远远超过了疾病本身。长期慢性疼痛使患者出现各种身心症状，性功能障碍则会影响夫妻关系，而对可能导致不育的担忧和误解、久治不愈以及求医过程中的精神和经济压力等因素相互交织，反过来又会加重临床症状，使患者陷入身心痛苦的恶性循环中。研究表明，经久不愈的前列腺炎患者中有一半以上存在明显的精神心理因素和人格特征改变，如焦虑、压抑、疑病症、癔症，甚至有自杀倾向。这些精神、心理因素的变化可引起自主神经功能紊乱，造成后尿道神经肌肉功能失调，导致骨盆区域疼痛及排尿功能失调。或引起下丘脑－垂体－性腺轴功能变化而影响性功能。因此对此类患者一定要注意与单纯的情志异常做鉴别诊断，一方面要注意做好患者心理疏导，另一方面对这类出现心情抑郁、烦躁、易怒偏肝郁型患者，常伴有舌红苔黄腻，脉弦，可于基础方中加入白芍、柴胡以疏肝解郁。

医案 1：李某，男，29 岁。

主诉：小便色黄伴会阴部潮湿疼痛 4 个月。

现病史：夜尿频多，色黄，会阴部潮湿并时有抽痛，性欲减退，舌红苔黄腻脉沉。前列腺液常规检查：白细胞数目为每个高倍视野 21 个，卵磷脂小体（＋），B 超提示：慢性前列腺炎。

证型诊断：下焦湿热证兼有肾虚血瘀。

治法：清热利湿，补肾活血。

方药：苍术、白术各 12g，黄柏、牛膝、莪术各 9g，黄芪、蒲公英、鱼腥草各 30g，菟丝子 15g，丹参 24g。6 剂，每日 1 剂，水煎取汁 200ml，早晚分服。

二诊：会阴部潮湿、抽痛及小便色黄减轻，夜间排尿次数较少，性欲减退持续，舌淡红，苔腻，脉沉。给予原方加淫羊藿 12g。10 剂，每日 1 剂，水煎取汁 200ml，早晚分服。

三诊：患者会阴部潮湿明显减轻，小便颜色基本正常，无夜尿，性欲稍有改善。给予原方 14 剂，每日 1 剂，水煎取汁 200ml，早晚分服。

四诊：不适症状基本消失。前列腺液常规检查：白细胞数目为每个高倍视野 6 个，卵磷脂小体（++）。嘱患者注意愈后调理，做到戒除烟酒、少食辛辣、多饮水、适量运动、合理休息、性生活有节、保持良好的心态。治疗后随访，半年未见复发。

医案 2：王某，男，30 岁。

主诉：会阴部潮湿、肿胀 6 个月。

现病史：自觉会阴部潮湿，肿胀，时有向双下肢放射痛，腰膝酸软，伴有夜尿增多，颜色偏深黄，性功能减退，早泄，遗精，舌暗红、苔黄腻，脉沉滑。前列腺液常规检查：白细胞数目为每个高倍视野 25 个；卵磷脂小体（+）。B 超提示：慢性前列腺炎。

证型诊断：下焦湿热证兼有肾虚、血瘀。

治法：清热利湿，补肾活血。

方药：苍术、白术各 15g，黄柏、牛膝、莪术各 10g，黄芪、蒲公英、鱼腥草各 25g，菟丝子、枸杞子各 12g，丹参 30g。7 剂，每日 1 剂，水煎取汁 200ml，早晚分服。

二诊：自觉会阴部潮湿肿胀，向双下肢放射痛感及小便色深黄减轻，夜间排尿次数减少，但仍有腰膝酸软，性功能下降，遗精，早泄，舌暗红苔白腻，脉沉滑。故给予原方加淫羊藿 12g，当归 12g。7 剂，每日 1 剂，水煎取汁 200ml，早晚分服。

三诊：会阴部潮湿明显减轻，小便颜色基本正常，无夜尿，腰膝酸软、性功能减退稍有改善。故继续原方 7 剂，每日 1 剂，水煎取汁 200ml，早晚分服。

四诊：原有不适症状基本消失，前列腺液常规检查：白细胞数目为每个高倍视野 5 个；卵磷脂小体（++）。嘱患者注意愈后生活调理，做到戒除烟酒、少食辛辣刺激食物、多饮水、适量运动、合理休息、性生活有节、保持良好的心态。治疗后随访，1 年内未见复发。

中医药治疗慢性前列腺炎有明显的特色和优势，尤其是现代医学治疗效果不佳者，经过合理的辨证论治，多数能够明显好转或治愈，对于临床症状明显者，中医药也有独特的疗效。因此探索中医药治疗慢性前列腺炎的辨治规律，将有助于指导临床，提高疗效。

（三）治疗痤疮经验

随郑老师临证常见痤疮患者，苦于颜面痤疮，就用手搔抓，结果愈发加重，甚或红肿疼痛，于是给予中药治疗，每多见效。

1. 病因病机

痤疮多发于两颊、鼻唇沟、鼻尖、颏部、额部，甚则见两例女患者发于前胸。痤疮，中医学称之为"粉刺""面疱""肺风粉刺"等，认为与风热、血热瘀滞、湿热等有关，如《诸病源候论·面体病诸候》曰："面疱者，谓面上有风热气生疱，头如米大，亦如谷大，白色者是。"《外科正宗·杂疮毒门》则曰："肺风、粉刺、酒渣鼻三名同种，粉刺属肺、酒渣鼻属脾，总皆血热郁滞不散。"《外科启玄·粉花疮裙边疮》曰："女性面生窠瘘作痒，名曰粉花疮。乃肺受风热或绞面感风，致生粉刺，盖受湿热也。"《医宗金鉴·外科心法要诀》曰："肺风粉刺，此症由肺经血热而成……宜内服枇杷清肺饮，外敷颠倒散，缓缓自收功也。"

现代医学认为痤疮是毛囊皮脂腺单位的一种慢性炎症性皮肤病，痤疮的发生主要与皮脂分泌过多、毛囊皮脂腺导管堵塞、细菌感染和炎症反应等因素密切相关。

郑老师认为，目前中医学常将痤疮分为四型：肺胃壅热型、热壅感毒型、冲任失调型、血瘀痰凝型。也有分为肺经风热、肠胃湿热和脾失健运三型。这些分型与现代医学从皮疹外观对痤疮的分型并不对应，基本一样的疹型可能对应的是完全不同的证型。

治疗痤疮多从热论，因临证所见痤疮多为红色丘疹，甚则在丘疹的基础上形成绿豆大小的脓包，再甚者形成大小不等的暗红色结节或囊肿，挤压时可有波动感。

郑老师认为引起痤疮之热有虚有实，虚则为阴虚火旺，实则为湿热内蕴。湿热是由于长期饮食辛辣刺激及膏粱厚味之品，酿生湿浊，或汗出见湿，或脾虚生湿，湿郁化热而成，或由于素体胃肠有热，或暑热侵犯胃肠，导致胃肠积热或湿热内蕴，湿热聚于毛孔而发为本病。湿热郁久不能外宣，互结于粉刺部位，热盛肉腐，导致化脓。阴虚不足，阳气亢盛，阴不制阳而产生阴虚火旺之证，阴虚则不能滋养肌肤，使局部肌肤抵抗力下降，易为外邪所伤。而临床常用的清热祛湿之品又极易耗津伤液，且病程日久，反复发作易致气虚毒恋，终致病情缠绵难以根治。湿热内蕴者多痤疮红肿疼痛，颜面油亮光滑，间有脓疱、结节，伴口干口苦，身体困重，心烦性急易怒，便秘，尿黄，舌质红苔黄腻，脉滑或滑数；而阴虚火旺者颜面皮疹坚实，色红或暗，久治难愈，或兼皮肤粗糙、毛孔粗大、油脂泛溢，或痒或痛，伴见头晕乏力、口干咽干，腰膝酸软，女子月经不调，小腹胀痛，或经来皮疹增多和加重，舌红苔少苔白腻，脉沉细或弦。

"诸痛疮疡，皆属于心。"痤疮多与风、热、湿等邪气有关，故当患者初发痤疮有痒感时，当加入祛风之品；有痛感时，当加入清心火之品。但如果病久，出现结节、瘢痕时的痛痒之症，则不用祛风清热之品。这是因为清热利湿药物久用有暗耗阴血之弊，宜用当归、生地黄养血凉血，"治风先治血，血行风自灭"以及"先安未受邪之地"之意，能缓解清热药物化燥伤阴的副作用。

2. 辨治思路

郑老师在治疗时，针对阴虚火旺给予知柏地黄汤加减治疗，如辨证为湿热内蕴则给予三仁汤加减治疗。在二方的基础上，通常均加车前草。郑老师治疗痤疮时无论虚实，皆在方中加入车前草。车前草味甘性寒，归肝、肾、肺、小肠经，功能清热利尿、祛痰、凉血、解毒。现代研究认为车前草有抗菌作用，对炎性水肿有明显抑制效果，并能明显增加 SOD 的活性，减少脂质过氧化物 LPO 的生成，从而明显改善自由基在皮肤组织中的代谢状况，减轻超氧自由基对皮肤组织的刺激和炎症损伤，使痘痘症状明显减轻，并加快皮损部位和病灶的修复。皮疹红或有脓点重者加蒲公英以清热解毒，现代研究表明蒲公英具有极强的抗菌消炎作用，在炎症初起时应用，能避免多形核白细胞和吞噬细胞参与反应，以保持皮肤组织自由基的平稳，具有和车前草相同的药理作用；皮疹暗红发硬者加丹参或桃仁红花以活血化瘀散结。

医案： 王某，女，25岁。

主诉：面部痤疮1年。

现病史：2年来面部痤疮，以颏、唇周为主，色红，局部无脓点，伴口黏，多梦，手足心热，颜面及头发油性大，小便微黄，余无不适。舌淡红，苔白腻，脉弦。

西医诊断：痤疮。

中医诊断：痤疮。

证型诊断：湿热证。

方药：三仁汤加味。杏仁6g，生薏苡仁15g，白蔻仁6g，滑石10g，竹茹6g，生甘草6g，厚朴9g，通草6g，莱菔子12g，蒲公英30g，丹参30g，生黄芪30g，车前草15g，鱼腥草30g。并配合知柏地黄丸。

服上方7剂后，未再新发痤疮，诸症减轻，唯觉手足心热。舌红苔薄白，脉沉。连续服用本方20剂后，无新发痤疮，原有痤疮逐渐消退，色斑转淡。

（四）治疗术后肠梗阻或不完全性肠梗阻经验

腹部手术后最常见的并发症为肠梗阻或不完全性肠梗阻，多由于麻醉恢复、手术操作、肠壁水肿和渗出、粘连等导致，临床特征包括腹部不适、恶心、呕吐、腹胀、无大便、无矢气和无肠鸣音。现代医学保守治疗包括鼻胃管吸引胃肠减压术、止吐剂和应用促动力药、调节体液和电解质平衡，必要时采用肠外营养支持等。部分患者术后1～2天可自行恢复胃肠功能，部分患者经过治疗后3～4天才可恢复，还有部分患者虽经治疗仍不能恢复胃肠功能，多邀中医科会诊以协助治疗。

郑老师临证数十年来，多次会诊该类患者，形成了自己的治疗特色，多给予增液承气汤加味治疗。

1. 病因病机

郑老师认为，腹部手术患者，一则本有胃肠道病变，饮食、水液摄入障碍，二则中焦脾胃功能失常，化生气血津液失常，故其术前即有气血阴液的不足；手术过程中伤气失血耗津，更加重了体内气血阴液的不足。气不足则推动无力，阴不足则肠道失润，故便秘无矢气，气虚气滞则中焦气机不畅，故腹胀恶心，甚则胃气上逆而呕吐，术后有离经之血而成血瘀，故而术后肠梗阻或不完全性肠梗阻病位在胃肠，以阴虚肠燥，气虚气滞血瘀为病机。

2. 辨治思路

郑老师认为阴虚肠燥，燥屎结于内；而腑以通为顺，故首当滋阴润肠而通便；气足则气不滞，气行则血行，故宜兼益气行气祛瘀；综上，郑老师设增液承气汤加味治疗。

治疗方案：增液承气汤加味。玄参 15g，麦冬 15g，生地黄 15g，芒硝（冲）10g，大黄 9g，生黄芪 40g，炒白术 15g，厚朴 12g，丹参 30g，干姜 6g，炒莱菔子 12g。

增液承气汤来源于《温病条辨·中焦》："阳明温病，下之不通，其证有五……津液不足，无水舟停者，间服增液，再不下者，增液承气汤主之……增液承气汤，即于增液汤内，加大黄（三钱），芒硝（一钱五分）。""阳明温病，无上焦证，数日不大便，当下之，若其人阴素虚，不可行承气者，增液汤主之……增液汤方（咸寒苦甘法）：元参（一两），麦冬（连心，八钱），细生地黄（八钱）。水八杯，煮取三杯，口干则与饮，令尽，不便，再作服。"

由此可知增液承气汤原为阳明温病无水舟停者所设，是阴津已伤，增液滋阴而下之。

郑老师将之用于治疗术后肠梗阻或不完全性肠梗阻。取大黄、芒硝以泻热软坚，攻下腑实；硝黄攻下，以便舟行。阴虚液枯，燥屎不行，下之徒伤其阴，润之又有恋邪之弊。增水行舟之法，以使燥屎顺流而下。由《温病条辨·中焦》原文增液汤方论可知：独取玄参为君者，玄参味苦咸微寒。壮水制火，通二便，启肾水上潮于天，其能治液干，固不待言，本经称其主治腹中寒热积聚，其并能解热结可知。麦冬主治心腹结气，伤中伤饱，胃络脉绝，羸瘦短气，亦系能补能润能通之品，故以为之佐。生地黄亦主寒热积聚，逐血痹，用细者，取其补而不腻，兼能走络也。三者合用，作增水行舟之计，故汤名增液，但非重用不为功。硝黄配增液汤，下之而不伤其阴，增液汤伍硝黄，润之而无恋邪之弊。生黄芪、白术益气健脾，增加脏腑功能，促进气之推动之力；厚朴、莱菔子宽胸行气，使中焦气机得畅；丹参活血祛瘀；干姜温胃。诸药合用而滋阴通便兼益气祛瘀。

（五）应用厚朴八味汤治疗肝胃气滞胃病经验

临证多见脘腹胀满或痛，或兼见泛酸喜热饮，胃中嘈杂，或兼见恶心呃逆反胃，或头晕头胀，食纳不佳，舌红，苔黄腻或苔白，脉弦，辨证为肝胃气滞者，郑老师多以自拟厚朴八味汤加减治之。

厚朴八味汤：厚朴 12g，苍白术 12g，陈皮 9g，清半夏 9g，甘草 6g，柴胡 12g，枳壳 12g，连翘 12g，炒莱菔子 12g。此方是在继承刘茂甫教授厚朴八味汤（厚朴 15g，苍术 12g，炒枳壳 12g，炒莱菔子 15g，陈皮 12g，连翘 9g，生山楂 15g，甘草 6g）基础上化裁而来，而刘茂甫教授厚朴八味汤是在宋代《太平惠民和剂局方》中平胃散（厚朴、陈皮、苍术、甘草）的基础上加味而成。

《太平惠民和剂局方》中平胃散所治的脾胃不和，是由痰湿留滞，困遏脾胃，或感受山岚瘴气，或水土不服所致。脾胃被困，则升运和降失常，诸症遂起。方中苍术苦辛温燥，最善燥湿健脾，故重用为君。厚朴苦温芳香，行气散满，助苍术除湿运脾，是为臣。陈皮理气化滞，合厚朴以复脾胃之升降；炙甘草、姜、枣调补脾胃，和中气以助运化，都是佐使。诸药相配，共奏燥湿运脾，行气和胃之功。治疗慢性胃炎、慢性肝炎和慢性胆囊炎所致之呃逆反胃、胃中嘈杂、气滞疼痛。

刘茂甫教授厚朴八味汤是在平胃散方的基础上加枳壳、莱菔子、连翘、山楂而成，主治气滞不畅，痰湿困遏脾胃之证。枳壳苦、辛、酸，温，归脾、胃经，理气宽中，行滞消胀，助厚朴以复脾胃之升降。莱菔子辛、甘、平，归肺、脾、胃经，消食除胀，降气化痰，助苍术除湿运脾，助厚朴以复脾胃之升降。连翘苦，微寒，归肺、心、小肠经，清热解毒，消肿散结。本方用于痈疽、瘰疬、乳痈、丹毒、风热感冒、温病初起、温热入营、高热烦渴、神昏发斑、热淋尿闭诸症。在此取其清热之力，盖因气滞久则郁而化热，留滞中焦，以连翘清其郁热；以山楂消食健胃，行气散瘀助诸药行气和胃之功。诸药合用行气和胃，燥湿运脾，则脾胃升降正常，诸症自消。

郑老师临证，综其舌脉症，认为脘腹胀满，而兼见泛酸喜热饮，胃中嘈杂，或兼见恶心呃逆反胃，或头晕头胀，食纳不佳，舌红，苔黄腻或苔白，脉弦，多为肝郁脾虚、肝胃气滞，宜在上方基础上加疏肝健脾之药，故而加柴胡、白术、甘草以疏肝健脾，白术另可助苍术燥湿之效。临证中，患者多见泛酸、胃中烧灼感，而山楂酸、甘，可助其势，故舍去山楂。如临证脾虚之症明显（乏困无力、脘腹隐痛、舌淡体胖边有齿痕等），则加生黄芪、生薏苡仁以健脾祛湿；兼有郁热明显者（口干、心烦、口苦等），则加牡丹皮、栀子；兼见泛酸、胃中灼热者加海螵蛸。临证多见其效，甚者数剂而愈。

《伤寒论·辨太阳病脉证并治》曰："但满而不痛者，此为痞。"现代医学讲究辨病，若胃脘部疼痛，多为胃肠蠕动太过而痉挛，应服解痉镇痛药。如果胃脘部胀满，则为胃肠蠕动不足，动力障碍，应服用胃肠动力药。痞满主要责之脾胃，脾主升清，胃主降浊，清升浊降则气机舒畅。痰湿中阻中焦致脾胃运纳失常，中焦升降失司则出现痞满，用"辛开苦降"之法，开通痰湿，祛除湿热。故上方多用辛味药厚朴、枳壳、苍术、陈皮祛湿，苦味药连翘清热。如出现舌淡，脉弱，面色不华，或服辛开苦降之药痞满严重者，为虚痞。明代张景岳言虚痞为"脾虚不运而痞塞不开"，此时可在厚朴八味汤中加入干姜、党参，温中健脾。

医案：王某，女，40 岁。2013 年 8 月 23 日就诊。

主诉：胆结石术后 11 年，上腹胀 8 年。

现病史：11 年前因"胆结石"行"胆囊切除术"，术后恢复可，8 年前无诱因时觉上腹胀满，食后明显，无腹痛腹泻，无攻窜牵掣感，无恶心呕吐，无泛酸及腹部烧灼感，曾服用药物治疗效不佳。现伴口苦，口黏而凉，纳食一般，二便可，眠可。腹部无压痛，舌质红，苔黄腻，脉弦。既往有甲状腺功能亢进症病史。

西医诊断：慢性胃炎，胆结石术后。

中医诊断：腹胀。

证型诊断：胃气不和兼湿热。

方药：厚朴八味汤加味。炒苍术 12g，炒白术 12g，厚朴 12g，陈皮 9g，甘草 6g，柴胡 12g，枳壳 12g，炒莱菔子 12g，连翘 12g，干姜 9g，生黄芪 30g，生薏苡仁 15g。

服用 7 剂后腹胀明显减轻，但大便干，舌红，苔薄黄腻，脉滑。继用上方加海螵蛸 30g，清半夏 9g，肉苁蓉 24g。再进 7 剂而获效，数年困扰豁然而解。

（六）治疗湿热证的临床经验

中医五行学说理论认为，湿主长夏。关于长夏的定义，《素问·太阴阳明论》曰："脾者土也，治中央，常以四时长四脏，各十八日寄治。"脾主长夏，也就是春夏秋冬每个季节的最后 18 天是长夏，与中医学的脾相对应。另一种说法，夏季的最后 1 个月，即农历六月，为长夏。此时气候多阴雨而最为潮湿，加之酷暑刚过，闷热难受。因此，湿邪常见于夏季的最后 1 个月，谓长夏。

湿容易与其他邪气兼夹，侵袭人体而为病。湿邪的特点较黏滞，缠绵难愈。比如皮肤上的湿疹是非常难根治的，可以跟随患者几年、几十年。看舌苔是判断湿邪为病的重要特征：舌苔白厚腻即为湿邪为病；湿邪瘀久化热，就变成了黄厚腻苔。

湿分为内湿和外湿。外湿就是感受外来的湿邪，比如居住地潮湿、外部环境（长夏季节和南方的梅雨季节）的湿等。外湿引发的疾病主要表现在肢体、经络、关节。它的主要症状，除了关节的疼痛，最典型的就是肿胀，还有肢体的麻木、皮肤的湿疹如脚气感染等。

内湿还跟饮食结构有关系，多食肥甘厚味容易生湿。可以从五个方面判定内湿的有无：第一，望头面。面部油乎乎，头上经常出油。第二，问食欲。纳呆，口中黏腻，或胃脘饱胀。第三，问大便。大便黏滞，或排便非常费力，老觉得没有解干净。第四，问精神状态。人易困倦乏力，甚而嗜睡。第五，望水肿。一到晚上两脚特别地肿胀，两腿特别地发沉，甚至出现凹陷性水肿。

湿热证始见于薛雪论著中："湿热证，始恶寒，后但热不寒，汗出、胸痞、舌白，口渴不引饮。"此条乃湿热证之提纲也。"湿热病属阳明太阴者居多，中气实则病在阳明，中气虚则病在太阴。"湿热证的临床特点如下。

湿热证的病位："病在二经之表者，多兼少阳三焦。"湿热证所说的表证指的是太阴、阳明之表，而非太阳之表。

湿热证辨证要点：四肢是太阴之表；肌肉、胸中是阳明之表，所以胸痞、肌肉烦痛、四肢倦怠是湿热证的典型临床症状。

湿热证之脉："脉无定体，或洪或缓，或伏或细，各随证见，不拘一格，故难以一定之脉，拘定后人眼目也。"

湿与热偏胜的判断：汗出则阳明热盛；胸痞则湿蔽清阳；舌白则湿邪内盛，舌黄则湿热交蒸；口渴则热液不升，不引饮则湿饮内留。

湿热病兼变证：阳明太阴，湿热内郁，郁甚则少火皆成壮火，而表里上下，充斥肆逆，故是证最易耳聋、干呕，发痉、发厥乃湿热病兼见之变局。

郑老师熟读《温病条辨》，深领三仁汤方义，临证善于把握三焦辨证论治要领，灵活运用三仁汤治疗内科杂病，均取得良好疗效。

三仁汤出自清代吴鞠通《温病条辨·上焦》："头痛恶寒，身重疼痛，舌白不渴，脉弦细而濡，面色淡黄，胸闷不饥，午后身热，状若阴虚，病难速已，名曰湿温。汗之则神昏耳聋，甚则目瞑不欲言，下之则洞泄，润之则病深不解。长夏、深秋、冬日同法，三仁汤主之。""三仁汤方：杏仁五钱，飞滑石六钱，白通草二钱，白蔻仁二钱，竹叶二钱，厚朴二钱，生薏苡仁六钱，半夏五钱。甘澜水八碗，煮取三碗，每服一碗，日三服。"书中对三仁汤并没有做出详细解释，仅指出"惟以三仁汤轻开上焦肺气，盖肺主一身之气，气化则湿亦化也"。清代叶天士评价此方："治湿不用燥热之品，皆以芳香淡渗之药，疏肺气而利膀胱，此为良方。"皆因湿气弥漫，闭阻阳气，阳气不得升发于表，病位偏于肺表，故治疗亦重在轻开宣化。由此可知，病邪为"湿"之病，其治疗目的为祛"湿"，治疗手段为"气化"，通过"气化"以达祛湿的目的。

此方宣肺之力较胜，故尤适于湿在上焦。郑老师则认为，吴鞠通创立的三仁汤方包含了清热利湿、疏通三焦、调理气机、健脾利小便等治疗湿温病的普遍治疗法则，其治疗范围实在远不止于上焦卫气分湿温病一证。因此对于急慢性胃肠炎、痤疮、汗证、黄疸等病症，病位在中上二焦的均以其加减论治。

对于急慢性胃肠炎湿热阻滞中焦，挟食，症见胃脘闷痛较甚，嗳腐，有饮食不调史，加入鸡内金、炒麦芽；对于呕吐较剧者，三仁汤和胃止呕之力稍逊，加入生姜、半夏；对于腹胀、纳呆者，加入莱菔子、干姜；对于大肠气机不畅所致便溏或便秘，此便秘多为先硬后溏，以大便困难，大便时间长为特征，苔黄厚腻者，可在方中加入莱菔子、白术、大黄。

对于急慢性胃肠炎湿热阻滞中焦，挟食，症见胃脘闷痛较甚，嗳腐，有饮食不调史，加入鸡内金、炒麦芽；对于呕吐较剧者，三仁汤和胃止呕之力稍逊，遂加入生姜、半夏；对于腹胀、纳呆者，加入莱菔子、干姜；对于大肠气机不畅所致便溏或便秘，此便秘多为先硬后溏，以大便困难，大便时间长为特征，苔黄厚腻者，可在方中加入莱菔子、白术、大黄。

医案 1：孙某，男，36 岁。

主诉：胃脘闷痛半年，加重 2 周。

现病史：1 年来饭后胃脘胀闷，甚则闷痛，未就医，自服健胃消食片等可减轻，2 周来胃脘胀闷痛不适，饭后加重，嗳腐，无泛酸，服药无效，伴腹胀、纳呆，便溏黏滞不爽，口黏，口干，舌红苔黄腻，脉滑。

方药：三仁汤加味。杏仁 6g，生薏苡仁 15g，白蔻仁 6g，滑石 10g，竹茹 6g，生甘草 6g，厚朴 9g，通草 6g，莱菔子 12g，干姜 6g，生黄芪 30g，白术 12g，鸡内金 15g，麦芽 15g，蒲公英 30g。

服药 3 剂症状明显减轻，再服 10 剂而愈。

对于痤疮等属湿热者，可在三仁汤基础上加入车前子、蒲公英、生黄芪。

医案 2：张某，女，32 岁。

主诉：面部痤疮 3 年。

现病史：3 年来面部痤疮，以面颊及额部为主，色红，部分可见脓点，伴口黏，自汗，月经不规律，多梦，手足心热，余无不适。舌淡红，苔白腻，脉弦。

方药：三仁汤加味。杏仁 6g，生薏苡仁 15g，白蔻仁 6g，滑石 10g，竹茹 6g，生甘草 6g，厚朴 9g，通草 6g，莱菔子 12g，蒲公英 30g，丹参 30g，生黄芪 30g，车前草 15g，鱼腥草 30g。并配合知柏地黄丸治疗。

该患者初诊时面部大量痤疮，部分有脓点，面红，口黏，苔腻脉弦，一派湿热之征，热盛伤阴，伴有手足心热、多梦之阴虚火旺之象。故以三仁汤清热利湿，更加蒲公英、鱼腥草以增清热之功；并加入车前草以利湿，生黄芪以托毒排脓。服药 20 剂，面部痤疮基本消失。

治疗湿热汗证，于三仁汤方中加入浮小麦以敛汗。汗出过多，则再酌加麦冬以防汗多伤阴。

医案 3：陈某，男，30 岁。

主诉：汗出 2 个月。

现病史：2 个月来汗出明显，汗出如水，以活动、进食、进水等后更甚，伴口干、口黏，头油多，面部潮红，余无不适，舌红苔黄腻，脉滑。

方药：三仁汤加味。杏仁 6g，生薏苡仁 15g，白蔻仁 6g，滑石 10g，竹茹 6g，生甘草 6g，厚朴 9g，通草 6g，浮小麦 30g，麦冬 12g，生黄芪 30g。

服药 7 剂后，汗出减少，伴随症状消失，舌淡红，苔薄黄微腻，脉微滑，后再诊服药 14 剂而愈。

上、中二焦湿热证用三仁汤，本方原意重在轻开宣化，通过“气化”以达“湿化”，故清热之力薄弱。郑老师临证若见舌红苔黄腻，脉滑数属湿热俱重者，加入黄芩、金银花、鱼腥草等清热药，热象愈重则药量加重。

郑老师临证善于把握三焦辨证论治要领，灵活运用三妙丸加味，自创清热利湿方，治疗下焦湿热之炎症、红肿、渗出等症，如湿疹、脚气、下肢的红肿疼痛，男子的阴囊湿疹、生殖器疱疹、阳痿（湿热下注）、前列腺炎、睾丸炎或附睾丸炎，女性的带下异常（各种阴道炎导致）、盆腔炎、急慢性泌尿系感染等，均取得良好疗效。

三妙丸最早见于危亦林《世医得效方》，名苍术散，治"一切风寒湿热令足膝痛，或赤肿脚骨间作热痛，虽一点能令步履艰苦，及腰膝臀髀大骨疼痛令人痿痹，一切脚气，百用皆效"。《丹溪心法》取此二味名为二妙散，治"筋骨疼痛因湿热者"。此二方名异实同，功效主治所述相近。虽然危亦林所出苍术散要早于二妙散且叙述所治更为详尽，但可能因丹溪名号高于危氏，抑或者二妙之名更华丽且容易记诵，故后世医者基本都忘了苍术散而只知二妙散。至明朝虞抟《医学正传》加入牛膝一味，取名三妙，治"湿热下流，两脚麻木，或如火烙之热"。

《丹溪心法》中"二妙散"方用苍术，具有燥湿、健脾、芳香、辟秽的作用。黄柏性苦寒，有清热燥湿之功，清热而不伤阴，因而肾虚的患者也可用。苍术配伍黄柏，对于湿热盛，尤其是下焦或者是湿热下注的患者，既燥湿又清热，且芳香辟秽，对于有虚证的患者也可以用。

郑老师治疗男科及妇科病症，认为肾主水，肾虚则主水功能失常，体内水津输布失常，蕴而化湿。湿聚为热，水湿内停，气机不畅，血行受阻。郑老师认为慢性阴道炎、盆腔炎病机都以肾虚为本，下焦湿、热、瘀互结为标。治疗原则上以清热利湿为主，并将补益肾气、活血化瘀的思想贯穿始终。选方用药上以三妙丸加入蒲公英24g，生黄芪18g，菟丝子9g，丹参18g，鱼腥草15g，生薏苡仁15g。自拟为下焦湿热方。该方以黄柏为君，取其苦以燥湿，寒以清热，性沉降，长于清下焦湿热。苍术味苦性温，能健脾燥湿；蒲公英味苦性寒，能清热解毒、消肿散结、利湿通淋；鱼腥草味辛性微寒，清热解毒除湿；三药合用为臣，共助黄柏清湿热之功。白术味苦性温，能健脾燥湿；生黄芪味甘性温，能益气利水；生薏苡仁利水渗湿；菟丝子则味甘性平，补益肾气而不燥热；丹参苦而微寒，能活血消痈；五药合用为佐。牛膝为使，因其味甘性平，能引药下行，活血利水。诸药相合，可清热利湿、行气活血、补肾益气，标本兼治。临证灵活应用：心烦性急重则加牡丹皮9g，栀子9g，柴胡9g，白芍9g；局部灼热感、口黏、胸脘满闷重则加鱼腥草30g，车前草15g；伴有腰膝酸软、乏力，舌淡红，苔黄腻，脉沉，则加入杜仲、淫羊藿以补肾温阳；偏肾阴虚型，伴见腰酸、失眠、盗汗、手足心发热，舌红少苔，舌根部苔黄腻，脉沉细，则加入生地黄、黄精以滋补肾阴；偏肝郁型，伴见心情抑郁、烦躁、易怒，舌红苔黄腻，脉弦，则加入白芍、柴胡以疏肝解郁，若甚则郁而化热，则加入牡丹皮、栀子以清郁热；舌质见暗为病久血分受之，则加入川牛膝、丹参、牡丹皮以凉血消瘀等。临床上，以上诸型往往相互合并，故可随病情变化而适当加减。

医案 4： 王某，女，35 岁。2013 年 11 月 4 日初诊。

主诉：下腹疼痛 1 个月余。

现病史：1 个月来无明显诱因自觉下腹疼痛，胀痛不适，按之不舒，甚则腰痛，白带量可，色微黄，无异味，口干口苦，口黏，纳可，二便调，眠可。舌红体胖苔黄腻，脉滑。曾在妇科检查提示：宫颈红肿，宫颈黏膜外翻，宫颈有触痛。

体格检查：下腹中部压痛（＋）。

西医诊断：宫颈炎。

中医诊断：腹痛。

证型诊断：下焦湿热。

方药：下焦湿热方。苍术 12g，白术 12g，黄柏 9g，牛膝 9g，蒲公英 24g，生黄芪 18g，菟丝子 9g，丹参 18g，鱼腥草 15g，生薏苡仁 15g。

服药 10 剂症大减，仍时有少腹胀，经期仍腹痛不适，白带基本正常，舌淡红体胖边有齿痕，苔薄白，脉沉细。故在原方基础上加干姜 6g，菟丝子 12g，淫羊藿 9g，再服 10 剂而诸症消失。

郑老师认为湿性重浊黏腻，一般完全治好需要时日，多需要长时间服药，药量不可太大，否则易损脾胃。用药亦不可太过苦寒，苦寒易伤脾阳，脾胃既伤，更易生湿邪。方中常稍佐干姜，以温胃防苦寒伤脾，更可散寒除湿。

（七）擅用黄芪桂枝五物汤治疗骨关节疾病

1. 病因病机

黄芪桂枝五物汤出自张仲景的《金匮要略·血痹虚劳病脉证并治》："血痹阴阳俱微，寸口关上微，尺中小紧，外证身体不仁，如风痹状，黄芪桂枝五物汤主之。"用于营卫气血不足所致阴阳俱微之证。阳气不足，阴血滞涩可以导致肌肤麻木，脉微涩而紧。因此仲景以该方益气和血，温经通痹立法。

2. 辨治思路

郑老师临证用该方来治疗肩周炎、末梢神经炎、坐骨神经痛、骨质疏松、颈腰椎病变等疾病引起的关节疼痛、麻木等气血亏虚证。郑老师强调在临床应用时要注意与风痹区别。血痹证是由于素体虚弱，劳而汗出，腠理开，受微风，本于脏腑功能衰退，风寒湿之邪方可乘虚而入。邪遂客于血脉，痹阻经络。因素有营卫气血不足，本已不能濡养肌肤，复因邪入血脉，则血行更为滞涩，运行不畅，肌肤失于濡养故麻木不仁。正如《素问·痹论》所云："营气虚，则不仁。"此证虽状如风痹，但没有明显疼痛，这也是二者鉴别的要点。症状多表现为肢体麻木，关节肌肉酸痛乏力，常伴有筋惕肉弛，心悸自汗，头晕目眩，少气乏力，面色无华，舌淡胖边有齿印，苔薄白，脉细弱等气血两虚之象。

正如《金匮要略方论本义》所言：黄芪桂枝五物汤，在风痹可治，在血痹亦可治也。本方以黄芪补在表之卫气为君，桂枝温经通阳为臣，共奏益气温阳、和血通经之效。白芍养血和营而通血痹，与桂枝相伍，调营卫而和表里。重用生姜助桂枝，疏散风邪通血脉；大枣养血益气，以资黄芪、芍药之功。生姜、大枣合用既可调营卫，又可健脾和中，并调诸药，以为佐使。

郑老师在应用该方治疗骨关节疾病时，还常将该方与《医林改错》所载黄芪赤风汤合用。关于此方王清任自注云："此方治诸病皆效者，能使周身之气通而不滞，血活而不瘀，气通血活，何患疾病不除？"名医薛伯寿认为，此方药味虽少，但配伍奇特，耐人寻味，具有调气活血之功效。

郑老师指出在临床联合应用黄芪桂枝五物汤和黄芪赤风汤时，有些辨证要点还是需要注意的。如果以热象重，如关节红肿，心烦、睡眠不安，舌质暗红，脉见数或滑数等郁热之象，就用赤芍；而以麻木不仁重，营卫不和为主，则用白芍；二者兼见，则赤芍、白芍同用。合并有感冒或因感冒而加重者，或同时伴有关节疼痛者，可加入防风。防风辛甘温入肝，散肝升阳且能胜湿、镇痛、止痉。取其解热、镇痛、抗炎的药理作用。

现代药理研究表明黄芪具有增强机体免疫功能、改善物质代谢、抗应激等作用；赤芍、白芍具有抗炎、抗氧化、抑制佐剂引起的关节炎等作用。因此郑老师认为此方既可镇痛解除症状，又可抗炎、增强免疫力解除病因，是治疗肩周炎、末梢神经炎、坐骨神经痛、骨质疏松、颈腰椎病变等骨关节疾病的良方。

医案 1：曾有一产妇，产后当风，渐觉肩肘关节疼痛，吹风、受凉加重，伴有恶风怕冷，汗出，舌淡苔薄白，脉沉细。曾查风湿、类风湿、结缔组织全套均阴性，服用消炎镇痛类药物，效果不佳，故求诊于郑老师。郑老师诊后认为，患者产后气血不足，营卫虚弱，风寒入侵血脉，使血行滞涩，运行不畅，故而关节疼痛。风寒入侵则恶风怕冷，营卫虚弱，腠理不固则汗出，符合黄芪桂枝五物汤的病机关键，遂给予黄芪桂枝五物汤加白术、防风。7 剂后患者诸症大减，再进 10 剂，关节疼痛诸症均失。为防病变再起，继用上方加当归、菟丝子，养血补肾固本，以固其疗效，防其再发。

医案 2：患者，女，37 岁。近 1 年来自觉双膝关节疼痛酸困，多方检查诊断为"类风湿关节炎"，患者不愿服用激素治疗，求治于中医。就诊时双膝关节疼痛酸困，无红肿，局部无发热，全身乏困无力，汗出，口黏，舌暗红，苔白腻，脉沉滑，考虑气虚血瘀兼湿，给予黄芪桂枝五物汤合赤风汤加生薏苡仁 30g，白术 15g，丹参 30g，丝瓜络 15g 为方，连续服用 30 剂后症状缓解。后患者返回当地医院，间断服用该方，1 年后因他病求治于郑老师，告知服药后，关节疼痛未再发作，且多次复查类风湿因子均在正常范围。

郑老师强调临床应用时要注意以下六点。

第一，《灵枢·百病始生》曰："风雨寒热，不得虚邪，不能独伤人。卒然逢疾风暴雨而不病者，盖无虚故。邪不能独伤人，此必因虚邪之风，与其身形，两虚相得，乃客其形。"《济生方·诸痹门》曰："皆因体虚腠理空疏，受风寒湿气而成痹也。"因此本病病机以血虚气弱为本。故临床一定要重用黄芪，多从 30g 开始用起，最大用至 90g，有条件还可同时静脉输注黄芪注射液 20～40ml，同时配合丹参酮 50～80mg 加强和血通痹之功。

第二，肾为先天之本，藏精而主骨。肝为罢极之本，藏血而主筋。因此此类患者多有肝肾亏虚之证。方中注意加入补益肝肾之品。

第三，虫类药有"搜剔钻透祛邪"的特性，动物类药为血肉有情之品，与补益肝肾之剂相互配伍，相得益彰，故通络首选虫类药。虫类药腥臭怪异，入汤剂难以咽下，易引起恶心呕吐等不适，可选用成药通心络胶囊，而不入汤剂。

第四，即使患者发病时其体壮，日久亦虚。不可以一派虫兽猛药、峻药搜剔，勿犯"虚虚实实"之错。

第五，不可急躁，坚持守方，必须缓缓图之，只有待正气强盛，才能使人体在药物的作用下驱逐病邪。如果一味祛邪，反而更伤正气，邪踞更深。

第六，稳定期可以黄芪生脉饮益气扶正，配合使用帕夫林（白芍总苷胶囊）抗炎免疫调节。该配合不离益气合营之旨，又便于患者坚持治疗，稳定病情。

（八）白塞病临床治疗经验

白塞综合征又称白塞病或贝赫切特综合征，是 1937 年由土耳其医生 Behcet 最先报道，发病高峰年龄为 16—40 岁，以女性为多，男女之比为 3∶4，涉及多种病因，与微生物感染、遗传、环境污染和免疫异常有关，特征性临床表现为复发性口腔溃疡、生殖器溃疡和眼部病变的三联症，是一种原因不明的以血管炎为病理特征的慢性系统疾病。该病的首发症状是口腔溃疡，具有反复发作的口腔黏膜溃疡性损害，是诊断本病最基本的症状，其发生率高达 95%～100%，多见于舌尖或舌体，可单个或多个，伴有明显疼痛，剧烈烧灼感，影响患者吃饭和说话。其局部治疗可用激素软膏或贴膜、冰硼散等外敷，全身治疗可用激素、免疫调节剂及抗肿瘤坏死因子拮抗剂等。部分患者服药后指标有所改变或症状得到一时缓解，但其对反复发作效果不佳。

中医学称白塞病为"狐惑病"，首载于《金匮要略·百合狐惑阴阳毒病证治》："狐惑之为病，状如伤害……甘草泻心汤主之。"描述了该病的主症、概念及内服外洗的治疗方药。中医学认为狐惑病是由于素体不足，或先天禀赋不足，感受湿热毒邪，或后期余热留恋，或阴虚内热虚火扰动等致邪气蕴结于脏腑，循经上攻下注，引起口腔、外阴溃烂为主症。隋代巢元方《诸病源候论·伤寒病诸候》指出本病"初得状如伤寒……皆由湿毒气所为也"。《医宗金鉴·百合狐惑阴阳毒病脉证并治》曰："每因伤寒病后，余毒与湿之为害也；或生斑疹之后，或生癖疾下利之后，其为患亦同也。"现代医家赵炳南认为本病主要由脾肾阴虚，湿热蕴毒所致。张志礼认为本病因先天禀赋不足，肾阴虚弱，肝肾亏损加之后天失养，兼感外邪，致使阴阳不调，气血失和。

治疗上，《金匮要略》提出甘草泻心汤为治疗白塞病的经典方剂。清代魏荔彤提出治疗原则"狐惑者，阴虚血热之病也……治虫者，治其标也；治虚热者，治其本也"。路志正认为该病病机错综复杂，涉及多个脏腑，多由于肝郁气滞，郁久化火，耗伤阴津，虚火内扰，气阴两伤。范永升认为本病多为湿热邪气蕴结脾胃，邪毒循经上犯，出现口腔溃疡。虽然古今医家对该病认识和治疗不尽相同，但都是从虚实两方面治疗。郑老师根据多年的临床经验、现代医学对该疾病的研究及古人对狐惑病的总结，认为狐惑病病因分内因和外因，内因为素体阴虚，外因为感受六淫之邪。而口腔溃疡是由湿热毒邪壅盛，不得透泄，充斥于上所致，其特点为病程较长，反复发作，难以愈合，故气阴两虚是病之本，湿热内蕴、瘀毒阻络为病之标，治疗以益气养阴治虚，以清热利湿、泻火解毒兼活血化瘀治实，方选玉女煎为主，去熟地黄，加生地黄、蒲公英、丹参、黄芪、薏苡仁及金银花，组方用药上简而精，既标本兼顾又有的放矢。玉女煎为明代张介宾所创，记载于《景岳全书》，用于治疗少阴不足，阳明有余的水亏火盛，阴虚胃热之证。其中石膏为君药，为足阳明之经要药，清胃中之余火。此病为虚火上炎，火热伤阴所致，故选取生地黄为臣药，《本经逢原》载"病人虚而有热者宜加用之"，轻而不重，凉而不温，滋阴泻火，君臣合用清火而壮水。佐以知母，《本草新编》谓知母"泻肾中之火，清胃中之火"，助君臣，清胃泻火，滋补肾阴。《本草新编》记载麦冬"泻肺中之伏火，清胃中邪火，补心气之劳伤"，清热养阴，牛膝导热引血下行。又根据狐惑病口腔溃疡固有特点，热毒壅盛，加金银花、蒲公英清热解毒，薏苡仁清热利湿，黄芪益气健脾扶正固本，用后天补先天不足，痹病多夹瘀，本病口腔溃疡多伴有疼痛，符合痹病特点，痛则不通，通则不痛，加丹参活血化瘀。现代药理研究：石膏有解热、镇痛作用，可能是在中枢神经元水平发挥功效；知母的解热功效，可能与其抗病原微生物、神经内分泌等作用有关，同时对胃肠道溃疡有一定的抑制作用，可以缓解患者服用非甾体类抗炎药的副作用；生地黄、麦冬具有抗菌消炎、调整机体免疫力等功效，大剂量生地黄煎剂可使关节疼痛减轻；牛膝能改善血液循环，提高机体免疫功能，改善微循环；金银花、蒲公英抗病毒、抗细菌毒素、抗炎；黄芪有效调节机体的免疫功能和抗病毒作用；薏苡仁总提物有很好的免疫调节功能，可解热、镇痛抗炎；丹参可以改善微循环、抗消化性溃疡。

医案：王某，女，38岁。2014年5月初诊。

主诉：口腔溃疡反复发作3年，加重1周。

既往史：患者3年前无明显原因出现发热，体温最高38.5℃，就诊于当地医院，给予肌注退热药治疗，体温降至正常，1周后舌尖及双颊黏膜出现多个散在溃疡，大小不一，伴疼痛，自行口服复合维生素B后消失，1个月后复发，口腔、舌尖及外阴均出现溃疡，疼痛伴外阴瘙痒，自行服药效不佳。近2年来下肢反复出现结节性红斑，口腔黏膜、外阴溃烂，躯干可见散在毛囊炎。就诊于我院，查免疫系列、肿瘤系列均阴性，红细胞沉降率33mm/h，余检查未见异常，在患者背部皮肤予以多处针刺试验阳性。西医诊断：白塞病。中医诊断：狐惑病。给予局部外用冰硼散，口服甲泼尼龙片（每日1次，每次3片）、沙利度胺片（每日1次，每次2片，睡前服）及静滴环磷酰胺联合治疗近1个月，患者症状减轻，后患者坚持规律服用药物治疗2年，多次复查红细胞沉降率，降至正常，但口腔溃疡反复发作，伴疼痛。

现病史：口腔黏膜和舌边、舌尖等处有多个绿豆大圆形溃疡，伴咽干口苦，心烦，五心烦热，小便黄，舌红，苔少，脉细数。

西医诊断：白塞病。

中医诊断：狐惑病。

证型诊断：阴虚内热。

治法：益气滋阴，清热利湿。

方药：玉女煎加减。生石膏 10g，盐知母 9g，麦冬 15g，生地黄 12g，怀牛膝 9g，蒲公英 30g，丹参 30g，生黄芪 30g，生薏苡仁 12g，金银花 12g。7 剂，水煎服，每日 1 剂，早晚分服。

二诊：患者自诉溃疡疼痛感较前减轻，数量较前减少，纳食一般，夜眠可，大便时稀时干，小便调。舌红少苔，脉细数。治疗仍以益气养阴、清热解毒为主，佐以健脾祛湿。原方加麦芽 10g，白术 10g，薏苡仁 15g。10 剂。

三诊：患者自诉溃疡进一步减轻，食纳可，二便调。舌红，少苔，脉沉细。效不更方，继用上方。

按：患者长期服用糖皮质激素及免疫调节剂治疗虽然可以使炎性指标达到正常，但是无法缓解反复发作的口腔溃疡。面对复杂病因病机的免疫疾病，中医治疗有其自身独特的特点，辨证论治，虚实同治，达到病症缓解。郑老师在古人的经典理论及现代医家临床经验的基础上，结合本病致病固有的特点，选取玉女煎滋肾阴，清胃火，配以黄芪、丹参益气活血，金银花、蒲公英、薏苡仁清热利湿、泻火解毒，全方虚实同治，标本兼顾，共奏奇效，同时复诊的时候考虑患者长期服用激素和免疫调节剂治疗，故加服麦芽、白术顾护胃气、减少滋腻。

（九）干燥综合征治疗经验

干燥综合征是一种以侵犯外分泌腺为主后，进而侵犯全身器官的自身免疫性疾病，病因不明确，与自身免疫系统紊乱、感染及环境因素有关。其病理特点为灶性淋巴细胞浸润，以口腔、眼部及皮肤干燥为主要表现，到后期可累及多个脏器。中医学命名为"燥痹"，首见于《路志正医林集腋》。书中记载燥痹是以燥邪为主而导致的以肢体关节枯削疼痛、孔窍干燥为主要临床特征的风湿病。其主要表现：两目干涩、口干无唾或少唾，说话较多及吃饭需频频饮水，齿枯焦黑成块且片片脱落直至脱完，皮肤干燥易起皮屑，舌质光红、无津无苔，脉细数。其基本病机以阴虚津亏为本，津液之化生、运行、敷布失常，五脏六腑及四肢百骸失于濡润滋养。以燥、热、毒、瘀为标，日久损及肾、肺、脾（胃）、肝等脏腑，其中燥邪是发病的关键，津亏是病理的基础。因此郑老师根据现代研究及古人对燥痹的总结认为燥痹的致病特点是"燥"与"痹"并行，以津伤伴痹阻为特点；治疗以滋阴润燥为主，通络止痛为辅。

现代医学治疗干燥综合征主要使用糖皮质激素或免疫抑制剂等，但这些药物都有一定的副作用，并且病情发展到中晚期，腺体萎缩后药物无法刺激腺体恢复，故很多患者经过长时间治疗后，虽相关指标正常，但症状缓解不明显。中医在改善症状、控制疾病病情、减轻激素及免疫抑制剂的副作用方面疗效显著，还可降低本病复发率，提高患者的生活质量。历代文献对燥痹治疗思路开阔，临床实用性较强。究其成因不外"虚、邪、瘀"三类。清代著名医学家，四大温病学家之一叶天士认为燥证"延绵日久，病必入血分"。同时认为肾对燥证的影响较大，认为肾主一身之津液，肾阴亏竭则五脏五液皆衰致五脏皆燥。《血证论·瘀血》曰："瘀血去则不渴矣。"血瘀互结为燥邪，日久灼伤津血而成瘀，瘀血阻滞气机，津液不能随气升发，燥象愈炽，如此循环，故成燥痹。因此郑老师在经过大量的临床实践后，提出燥痹的治疗若不活血则津不得升，不祛瘀则阴不得复。在滋肾养阴剂中加入行气活血之品，往往会收到意想不到的效果。治疗原则以滋阴润燥为主，并将补益肾气、活血化瘀的思想贯穿始终，同时顾护胃气；选方用药上简而精，既要标本兼顾又要有的放矢。最终独选用《温病条辨》卷一中养阴润燥的沙参麦冬汤（沙参、桑叶、玉竹、麦冬、白扁豆、甘草）为基础，加黄芪、赤芍、防风、莱菔子、丹参、干姜、鸡内金组方。方中以北沙参、麦冬为君，味甘性寒，功能养阴清热、生津润燥，为甘凉益胃之上品；玉竹为臣，养阴生津，以加强养阴生津之力。佐以桑叶甘寒凉润肺燥，白扁豆化湿和中，以生甘草清热解毒调和诸药为使。全方沙参、麦冬养胃阴，扁豆甘养脾阴，甘草酸甘化阴，使津液自生，共奏养阴润燥之效。同时辅以黄芪、赤芍、丹参益气活血，莱菔子、鸡内金顾护胃气，干姜性温，入中土脾胃不致药物太过寒凉伤胃。同时现代研究发现干姜有促进唾液分泌的功效，防风祛风，胜湿止痉，祛经络及筋骨中的风湿，治疗一身尽痛。需要注意，人体是一个整体，辨证论证需要结合患者本身的病症及体质，不能单纯"头痛医头、脚痛医脚"，故选取药物需注意：①方中应去除天花粉，现代研究天花粉主要含蛋白质，有较强的免疫原性，能激活抗体和引起过敏，容易使免疫病发作，而且不含黏多糖成分，没有生津效果。②活血药宜用甘寒或苦微寒、辛苦温之丹参、赤芍。避免用当归、红花、川芎，用量宜小，以免阴液未复而再损伤。③燥痹之病，既有阴伤液亏，又有痹阻不通之因，故单纯地采取"燥者濡之"之治，收效不理想。故方中需加服祛风通络止痛之药，但风药宜用辛甘平，用风药中之润剂，既无伤阴之弊，又符合辛以润之原则。④患者长期服用激素类药物，常见舌苔增厚而少津。如果认为是湿滞而给予燥湿药治疗，会加重患者的口舌干燥，所以必须用养阴生津之品。⑤治疗的过程中需要时时顾护胃气，中土一败，百药难施。

医案： 侯某，女，56 岁。

主诉： 口干 8 年，加重 1 周。

现病史： 8 年前无明显原因出现口干、乏力、面色萎黄、脱发，就诊于多家医院，均按贫血给予抗贫血治疗，效不佳。7 年前口干明显，讲话多需喝水，进食固体食物可，轻度眼干，就诊于我院，查抗核抗体（+），抗 SSA 抗体（+++），抗 SSB 抗体（+++），抗 Ro52 抗体（+++），红细胞沉降率 108mm/h，唇腺病理检查示符合干燥综合征改变，诊断为干燥综合征，给予口服泼尼松片（每日 1 次，每次 6 片）、白芍总苷胶囊、茴三硫、羟氯喹及静滴环磷酰胺联合治疗近 1 个月。症状减轻，后坚持规律服用泼尼松、免疫抑制剂，对症治疗 7 年，但口干减轻不明显。现症见口咽干燥、饥不欲食、食入不化、心烦、小便黄，大便干燥，舌红少津，少苔，脉细数。

西医诊断：干燥综合征。

中医诊断：燥痹。

证型诊断：阴虚内燥。

治法：养阴益胃，生津润燥。

方药：沙参麦冬汤加减。北沙参 15g，桑叶 6g，玉竹 9g，麦冬 15g，白扁豆 15g，甘草 6g，黄芪 30g，赤芍 12g，防风 12g。7 剂，水煎服，每日 1 剂，早晚分服。

二诊：患者自诉感口中有湿气，但仍感口干，纳食一般，夜眠可，大便时稀时干，小便调。舌红少苔，脉细数。治疗仍以益气养阴润燥为主，佐以健脾祛湿。麦芽 10g，白术 10g，黄芪 30g，薏苡仁 15g。10 剂。

三诊：患者自诉口干进一步减轻，食纳可，二便调。舌红，少苔，脉沉细。效不更方，继用上方。

（十）干姜用药心得

郑老师临证喜用干姜。如小柴胡汤原方为生姜，临证之时，郑老师常以干姜代之；在用补肾化瘀法治疗老年病、月经病时也常加入干姜。

干姜性热味辛，入胃、脾、肾、心、肺经。历代医家对其有不同的用药体会。李杲说："干姜，生辛炮苦，阳也，生用逐寒邪而发表，炮则除胃冷而守中，多用之耗散，辛以散之，是壮火食气故也，须以生甘草缓之；辛热以散里寒，同五味子用以温肺，同人参用以温胃也。"张元素也认为其"炮之稍苦，故止而不移，所以能治里寒，非若附子行而不止也。理中汤用之者，以其回阳也。"朱震亨认为："干姜，入肺中利肺气，入肾中燥下湿，入肝经引血药生血，同补阴药亦能引血药入气分生血，故血虚发热、产后大热者，用之。止唾血、痢血，须炒黑用之；有血脱色白而夭不泽，脉濡者，此大寒也，宜干姜之辛温以益血，大热以温经。"

郑老师临证使用干姜取其温中逐寒通脉之效。如以小柴胡汤加味治疗术后诸症，术后患者，因手术损伤，多气虚血弱，营卫处在失于调和的状态，卫气不能卫外固表，腠理疏松，而患者术中多处于暴露状态，使得外邪易乘虚而入，与正气相搏而发病，故选用小柴胡汤；然术后本多气虚血弱，现代研究发现"干姜能刺激胃液分泌以促进消化功能，同时又具有胃黏膜细胞保护作用"。郑老师常以干姜代原方之生姜，取其温阳醒脾之功，且防全方寒凉太过，有顾护中焦之意。

现代研究表明，干姜具有促进血液循环，抑制血小板聚集，扩张血管的功效。因此在用补肾化瘀法治疗老年病时加入干姜，取其温通血脉之效。老年人肾虚则精气不足，肾精气虚使人体各脏腑功能减退、阴阳失调，气、血、津液代谢紊乱，进而出现瘀、痰之变，瘀、痰则进一步影响人体各项生理功能，血得温则行，取干姜之温以温通血脉而祛瘀，取干姜化饮燥湿消痰之效以化痰，干姜归肺肾之经，止而不守，用之入肺利肺气，入肾温肾阳益肾精，如《本草纲目》谓干姜"有阳生阴长之意"，《素问·脏气法时论》提出"肝欲散，急食辛以散之；以辛补之，酸泻之"，示人补肝阳（气）之大法。郑老师守其论，临证以疏肝健脾之逍遥散类治疗因肝阳虚所致怕冷、抑郁等症，亦常以干姜代煨姜取其温阳之效。

（十一）黄芪用药心得

郑老师临证多用黄芪，尤喜用生黄芪。黄芪古作黄耆，首见《神农本草经》。李时珍在《本草纲目》中曰："耆，长也。黄耆色黄，为补药之长，故名。"黄芪味甘，性温。入归肺、脾经。临床可生用、炒用、炙用。黄芪因炮制方法不同，会出现药效的差异。生黄芪：补气固表、利水退肿、托毒排脓、生肌。黄芪麸炒至深黄，筛出晾凉入药者为炒黄芪；用蜂蜜拌匀后再经翻炒，待其不粘手时取出摊晾入药者为炙黄芪，或称蜜炙黄芪，蜜黄芪。炒黄芪长于健脾和胃；蜜黄芪则补气润肺之力著；生黄芪长于补卫气，并有排脓止痛之效。

现代中药药理研究表明，黄芪具有增强机体免疫功能的效果，并对志贺菌、炭疽杆菌、甲型溶血性链球菌、乙型溶血性链球菌、白喉棒状杆菌、假白喉棒状杆菌、肺炎球菌、金黄色葡萄球菌、柠檬色葡萄球菌、枯草杆菌等均有抑制作用。郑老师指出这可能就是黄芪排脓止痛作用的药理基础之一。因此凡是感染性疾病，无论急性还是慢性，均可以生黄芪入药，既取其增强免疫、抑菌之效，又避免了炙黄芪甘温助热之弊。

黄芪功能补气固表。中医学认为气是构成人体最基本的物质基础，也是人体生命活动的最基本物质。气为一切物质活动的原动力。人体的各种生命活动均可以用气的运动变化来解释。黄芪补气，使用黄芪意味着人体物质基础的夯实，物质活动的动力充足。其功在健脾润肺，盖因脾胃为后天之本，肺主气司呼吸。反之，若脾运化水谷精微功能减退，则机体的消化吸收功能亦因此而失常，故说脾为气血生化之源。黄芪健脾意味着使用黄芪后脾运化水谷精微功能旺盛，机体的消化吸收功能健全，才能为化生精、气、血、津液提供足够原料，才能使脏腑、经络、四肢百骸，以及筋肉、皮、毛等组织得到充分的营养；黄芪补肺润肺，肺主气功能正常，机体气的生成，气血的运行，以及津液的输布代谢则正常，故而郑老师在临证时多用黄芪。虚证用黄芪，以健脾肺，促进人体的功能恢复；实证用黄芪，尤其湿、痰、瘀等病理产物壅积体内，用黄芪以益气，加强人体气行则水行、气行则血行的功能，促使湿痰瘀等病理产物的消散。

现代中药药理研究表明，黄芪具有增强机体免疫功能的作用。可以改善物质代谢、增强性腺功能、抗应激、延缓衰老等。黄芪还具有强心、调节血压、抗病毒性心肌炎、保肝、抗溃疡、抗肿瘤、抗骨质疏松等作用。因此黄芪可广泛应用于多种疾病及预防保健中。肿瘤患者，无论术后、放化疗期间，还是辨为虚实之证，郑老师均用大剂量生黄芪治疗，取其抗肿瘤、增强免疫之效，用生黄芪以避免炙黄芪之甘温。

郑老师临证，中西医结合，灵活应用生黄芪，既取其效，又避免甘温之性带来的生火之副作用，增强了临床疗效。

第4章 郑清莲教授的典型医案

一、肿瘤医案

（一）肺腺癌－肺胃阴虚

鲁某，女，72岁。2013年5月14日就诊。

主诉：咳嗽、咳痰1个月余。

现病史：患者无明显诱因出现咳嗽、咳痰色白，质地黏稠难咯。当地医院行肺穿刺活检诊断为"肺腺癌"（未见报告单）。因患者一般情况差，未行手术、放疗、化疗。来诊时患者咳嗽、咳痰，痰色白，质地黏稠难咯，胸闷时有气短，伴有口干、纳差、食后腹胀，失眠，汗多。形瘦懒言，面色苍白无华，舌红少苔，脉弦数。

西医诊断：肺腺癌。

中医诊断：咳嗽。

证型诊断：肺胃阴虚，兼有内热。

治法：甘寒生津，清养肺胃。

方药：沙参麦冬汤加减。北沙参15g，玉竹9g，麦冬15g，天花粉12g，生甘草6g，豆豉6g，生黄芪30g，杏仁9g，黄芩12g，紫苏子12g，鱼腥草30g，白花蛇舌草30g，竹茹6g，浙贝母9g，全瓜蒌15g。7剂，每日1剂，水煎取汁200ml，早晚分服。

二诊（2013年6月14日）：上方服用7剂后症状减轻，汗出不明显，精神好转，仍有咳嗽、咳痰，痰色白，易咯，纳差，食后腹胀，失眠，舌红少苔，脉弦数。上方加焦山楂12g，炒麦芽15g。14剂。

三诊（2013年8月9日）：患者家属代诉坚持服用上方至今（约2个月），咳嗽、咳痰、纳呆诸症均明显好转，精神较前明显改善。上方加入生黄芪40g。14剂，继续调治。

按：该医案为老年女性患者，因咳嗽1个月，确诊为肺腺癌，未行手术、放疗、化疗。患者咳嗽咳痰明显，中医辨证为肺胃阴虚兼有内热，经用沙参麦冬汤加清热抗肿瘤治疗后症状好转。原发性支气管肺癌中医辨证分型多为气阴两虚型、阴虚内热型、气虚型、脾虚痰湿型、气血瘀滞型。古今医家们对肺癌晚期的病因病机有着不同的认识，但总的来说，无外乎正气虚损、邪毒侵肺、痰湿内聚三方面，病变部位在肺，与脾、肾有关。病理因素主要为气滞、瘀血、痰浊、热毒。病理性质为本虚标实，虚实夹杂。本例患者虽然咳嗽有痰，但痰量不多，质地黏稠难咯，舌红少苔，脉细数。辨证为肺胃阴虚兼有内热，方以沙参麦冬汤为主方加减。另外，针对肺癌病机的三个主要方面给予黄芪益气扶正；黄芩、鱼腥草、白花蛇舌草清热解毒；竹茹、杏仁、全瓜蒌、贝母化痰散结，收效明显。

（二）食管高分化鳞状细胞癌术后－肝胃不和

王某，女，48岁。2013年1月4日就诊。

主诉：吞咽哽噎1年，食管癌根治术后3天。

现病史：1年前，患者自觉进食时有哽噎，以进食硬质食物明显，无恶心、呕吐、腹痛、腹泻、反酸、嗳气等伴随症状，患者未在意，未行诊治。20天前，患者进食时自觉将食管划伤，无呕血，无柏油样便，于当地医院就诊，2012年11月20日行胃镜检查并取活组织进行病理检查，胃镜结果显示"食管距门齿25～35cm，可见约5.0cm×0.8cm溃疡"，病理检查提示"（食管）高分化鳞状细胞癌"。诊断为食管癌，入我院胸外科，在全麻下行胸腹两切口食管癌根治术。术后病理回报：食管黏膜慢性炎伴局限性鳞状上皮高度异型增生，食管旁淋巴结（0/12个）有癌转移。术后分期：$pTisN_0M_0$期。术后患者出现口苦、咽干、胸胁满闷，伴心烦、急躁、恶心、呕吐。面色青紫，形瘦懒言，舌红、苔白少水滑，脉沉细。

西医诊断：食管高分化鳞状细胞癌术后。

中医诊断：噎膈。

证型诊断：肝胃不和。

治法：疏肝和胃，益气养阴。

处方：加减小柴胡汤。柴胡 12g，清半夏 9g，党参 15g，生甘草 6g，黄芩 12g，干姜 6g，大枣 5 枚，生黄芪 30g，麦冬 15g，鸡内金 12g，炒麦芽 15g，牡丹皮 12g。7 剂，每日 1 剂，水煎取汁 200ml，早晚分服。

二诊（2013 年 6 月 14 日）：上方服用 7 剂后，食欲明显好转，口苦减轻，大小便正常。

按：该患者为食管癌术后用加减小柴胡汤治疗的案例。患者西医诊断为食管癌，属于中医之噎膈病，手术切除后，出现口苦、咽干、胸胁满闷、不能进食、心烦急躁，辨证为肝胃不和，用加减小柴胡汤治疗，疗效显著。肿瘤患者发病基于本虚，加之手术失血耗气伤正，虚则易受贼邪，术中患者多长期暴露，更易受凉受贼邪外袭，术后又常给予预防性抗感染治疗，此时往往易留邪于半表半里之间，故用加减小柴胡汤祛邪扶正。由于正虚明显，故加用生黄芪益气扶正，目前研究显示，黄芪有抗多种细菌的作用，故在术后选此较妥；由于舌红苔少，故用牡丹皮清郁热，麦冬养阴，加用鸡内金、炒麦芽消食和中，促进脾胃功能，所以患者很快得到恢复。肿瘤术后凡出现口苦、咽干、胸胁满闷，根据肝胃不和"口苦、咽干、目眩、但见一证便是，不必悉具"辨证为肝胃不和，治疗后收效明显。

（三）食管中分化鳞状细胞癌术后 – 肝胃不和

周某，女，68 岁。2014 年 1 月 4 日就诊。

主诉：食管癌术后口苦 1 个月。

现病史：患者 6 个月前出现进行性吞咽困难，当时未予重视，未经诊治。1 个月前因进食馒头困难遂前往我院行胃镜诊为食管癌，并于我院胸外科行颈胸腹联合食管癌根治术，术后病理示"食管中分化鳞状细胞癌"。术后患者即出现乏困无力，口苦，纳呆，心悸，气短，善太息，无发热，无恶心呕吐，无嗳气反酸，无咳嗽咳痰，二便可，睡眠可。行血常规检查正常。术后食管造影（2013 年 12 月 13 日）：①吻合口畅，未见狭窄及外漏；②会厌功能紊乱；③双侧胸腔积液。给予普瑞博思（西沙必利片）促进胃肠动力治疗1周，症状未见缓解，遂请郑老师会诊。舌红苔黄厚腻，脉弦。

体格检查：腹部手术纱布敷贴，伤口分泌物多，伤口愈合不良，尚未拆线。肠鸣音可，余均未见明显异常。生理反射存在，病理反射未引出。

西医诊断：食管中分化鳞状细胞癌术后。

中医诊断：噎膈。

证型诊断：肝胃不和。

治法：疏肝和胃。

方药：加减小柴胡汤。柴胡12g，黄芩12g，半夏9g，党参15g，生黄芪40g，生甘草6g，干姜6g，鸡内金12g，生薏苡仁15g，莪术9g，白花蛇舌草30g，鱼腥草24g，山药12g。7剂，每日1剂，水煎取汁200ml，早晚分服。另口服黄芪生脉饮每日3次，每次20ml，疗程1个月。

二诊（2014年1月11日）：上方服用7剂后诸症减轻，诉近日来大便2日一行，并有咳嗽、咳少量白痰，质黏，舌质暗红，舌苔黄厚腻，脉弦细。继续服用上方并加入炒白术15g，茯苓15g。7剂。

三诊（2014年1月18日）：上方服用14剂，伤口愈合良好，无明显不适。继续口服黄芪生脉饮每日3次，每次20ml，疗程1个月。

按：此为食管癌术后的患者，不适症状从术后一直持续，时间长达1个月，局部伤口愈合不佳，并有乏困无力之症，因此正气不足较重，故方中黄芪量用到40g，配合黄芪生脉饮口服也是为了加强扶正之功。患者出现口苦、纳呆、会厌功能紊乱、舌红苔黄厚、脉弦等少阳枢机不利的症状，故仍以加减小柴胡汤治疗。此患者虽无恶心呕吐之症状，但可见胸腔积液，故方中取仲景半夏、干姜辛散之意，取其温阳散饮，并寄其祛除深伏之寒痰。患者正虚日久，虽然经过手术治疗，肿瘤邪毒已去大部，但仍有一定数量的癌毒蛰伏体内，若值正气不足，此时体内蛰伏的癌毒就容易择机复燃，从而导致局部复发或远处转移。因此此时不仅要纠正素体不足，固护正气，还要祛除余毒。所以此例患者初诊时虽然无呼吸道症状，咽部不红，双肺查体未及异常，血常规也没有感染之象。无发热，尿不黄，也无热毒炽盛的症状，加入白花蛇舌草、鱼腥草，是取其清热解毒祛除伏邪之功。此外结合该例患者舌质暗红，以及肿瘤形成机制中寒凝痰瘀交阻，故加入莪术活血祛瘀治疗。

（四）右肺中央型中分化腺癌术后 – 肝胃不和

殷某，女，74 岁。2013 年 11 月 15 日就诊。

主诉：右肺癌术后发热 10 天。

现病史：患者 1 个月前因咳嗽，在我院行 CT 诊断为"右肺癌"。11 天前在我院胸外科行右肺癌根治术，术后病理示"右肺上叶中央型中分化腺癌，侵及局部黏膜及邻近支气管，淋巴结，1/12 转移"。患者术后第 2 天即出现发热，下午开始加重，夜间最高体温可达 39℃，上午减轻，当时测血常规中性粒细胞 85%，遂给予抗感染治疗，治疗 5 天后复查血常规已正常，但患者仍每天下午发热，体温最高达 37.5℃，不需特殊处理，2 小时后汗出热退，次日复见，遂请我科会诊。会诊时已发热 10 天，寒热往来，口苦日重，纳差，咽干，恶心欲吐，无汗多，乏力，大便时溏时干，小便黄，夜眠可。形体消瘦，神疲懒言，右胸壁可见纱布敷贴。舌质暗红，舌苔薄黄稍腻，脉弦滑。

西医诊断：发热，右肺癌根治术后。

中医诊断：发热，肺岩。

证型诊断：肝胃不和。

治法：疏肝和胃。

方药：加减小柴胡汤。柴胡 12g，黄芩 12g，半夏 9g，党参 15g，生黄芪 30g，生甘草 6g，干姜 6g，鸡内金 12g，生薏苡仁 15g，炒麦芽 15g，大枣 3 枚。7 剂，每日 1 剂，水煎取汁 200ml，早晚分服。

二诊（2013 年 11 月 22 日）：诉服用 3 剂后体温基本正常，口苦症状消失，但有自汗，仍有纳呆，入睡困难，舌红苔黄腻，脉滑。继续以上方加入生黄芪 40g，生牡蛎 15g。14 剂。

三诊（2013 年 12 月 7 日）：上方服用后诸症消失。患者半个月后拟行化疗，继续口服黄芪生脉饮每日 3 次，每次 10ml。

按：《伤寒论·辨太阳病脉证并治》提到："血弱气尽，腠理开，邪气因入。"对于肿瘤术后患者，因肿瘤及手术损伤，多易产生气虚血弱，营卫失调，卫虚则不能固表，加之患者术中多处于暴露状态，外邪容易乘虚而入。当正邪交争，邪胜于正则恶寒，正胜于邪则发热，故而肿瘤术后会出现往来寒热的症状。胆郁肝气不疏，木不疏土则表现为食欲不振，胆火内郁上炎，故而口中有火之苦味；火热之邪伤津，则见咽干、查体咽部充血明显。辨证为少阳枢机不利，给予加减小柴胡汤扶正祛邪。值得注意的是肿瘤患者素体本虚，邪气直入少阳，经过抗感染治疗后，虽然血常规已经正常，并可表现为作汗热退，但次日再次出现发热，提示患者正虚不能一举击敌，故方中加入生黄芪可以益气扶正，并且现代研究认为黄芪也有抗感染作用。此外患者大便时溏时干，舌红苔黄腻，脉滑，兼有湿热，故以薏苡仁健脾利湿，并以生甘草替炙甘草，取其清补之性。以干姜代替生姜，取其温阳醒脾，且防全方寒凉太过，顾护中焦之意。

（五）肝癌动脉栓塞术后 – 肝阴不足

李某，男，62 岁。2015 年 3 月 21 日就诊。

主诉：肝癌动脉栓塞术后 1 个月。

现病史：患者于 2 个月前，丙肝复查时在我院感染科行磁共振示肝右叶原发性肝癌（大小 9mm×5mm）。丙肝抗体（＋），甲胎蛋白 249.1U/L，诊断为原发性肝癌。1 个月前在我院介入科行肝右动脉性栓塞术，术后患者曾出现乏力加重，腹胀、皮肤巩膜明显黄染，经感染科保肝对症治疗后，黄染明显减轻，B 超示肿块较前明显缩小。黄疸指数及肝功复查均基本正常。但仍乏力明显、胁下隐隐不适，纳食不香，无皮肤巩膜黄染，有牙龈出血，无恶心呕吐，无双下肢水肿，眠可，二便可。ALT（谷丙转氨酶）42U/L。舌暗红，苔薄黄微腻，脉弦细。

西医诊断：原发性肝癌栓塞术，丙型肝炎，肝炎后肝硬化。

中医诊断：胁痛。

证型诊断：肝阴不足。

治法：滋阴养肝。

方药：六味地黄汤加减。生地黄 15g，山药 12g，山萸肉 9g，泽泻6g，茯苓 15g，牡丹皮 12g，枸杞子 15g，女贞子 15g，生黄芪 30g，丹参18g，干姜 6g，薏苡仁 18g，鸡内金 12g。7 剂，水煎取汁 200ml，早晚分服。

二诊（2015 年 6 月 2 日）：患者以上方自行服用 2 个月余，现为复查来院，复查 B 超：肝光点增多增粗，肝内原肿块消失，脾脏大。肝功正常。丙肝病毒定量≤100copy/ml。诉出院时 AFP（甲胎蛋白）31.2U/L，6 月 1 日 AFP 48.5U/L。感染科嘱其继续胸腺法新治疗，并每月复查，密切观察病情变化。现患者乏力基本消失，时有肝区隐隐不适，口干，四末不温，余无明显不适，食纳尚可，睡眠可，舌暗红，苔薄，脉沉细。

给予自拟补肾化瘀方。淫羊藿 12g，莪术 9g，枸杞子 15g，女贞子15g，菟丝子 12g，五味子 9g，白花蛇舌草 24g，干姜 6g，丹参 18g，生黄芪 30g，鱼腥草 18g。7 剂，水煎取汁 200ml，早晚分服。

嘱患者出院后坚持服用上方。如服用中药汤剂不便，也可服用六味地黄丸、扶正化瘀胶囊坚持。

三诊（2015 年 8 月 10 日）：此次复查 AFP 29.8U/L，1 个月后复查AFP 34.3U/L。肝功、B 超观察 2 个月，均未见复发迹象。

按：此为肝癌动脉栓塞术后患者。初诊时，患者有黄疸病史，且舌红苔黄腻，知有湿热余邪未清，故加用生薏苡仁，取其性偏寒凉，长于利水渗湿，清热排毒。二诊时，患者虽然经过栓塞治疗使肿瘤缩小，但AFP 有所升高，此时要注意防止肿瘤复发转移。胸腺法新作为免疫应答增强剂，具有增强免疫的作用，也属于扶正的一种手段。"肾虚血瘀"是老年肿瘤发病的重要病机，因此在肿瘤无症状稳定期，就以补肾祛瘀立法，方以自拟补肾化瘀汤加减。方中加入生黄芪，加强扶正之力，加入丹参、鱼腥草以加强化瘀解毒祛邪之力，全方扶正祛邪兼顾。为便于患者坚持服用，还制定了滋阴补肾的六味地黄丸配合活血祛瘀，益精养肝的扶正化瘀胶囊。患者经过 2 个月余的治疗，AFP 逐渐下降，并且后续没有观察到复发转移，病情稳定。

（六）化疗相关性胃肠功能紊乱 – 肝胃不和

郑某，男，57 岁。2013 年 6 月 25 日就诊。

主诉：肺癌化疗 1 个疗程后，伴头晕、恶心、呕吐 2 周。

既往史：高血压 3 级（极高危）10 余年，口服硝苯地平降压，血压控制尚可。3 年前受凉后出现咳嗽，偶有少量咳痰，无明显胸闷、气短，未予重视未行处理，后每遇风及刺激性气体就出现干咳，无痰。

现病史：3 个月前出现左下肢抽痛感，影响行走，当地诊为腰椎间盘突出症，治疗效果不佳。1 个月前在我院行 CT 示右肺下叶支气管管壁僵硬，管腔狭窄，周围团块状软组织影，呈分叶状改变，有短毛刺，考虑中心型肺癌，建议支气管镜检；右侧少量胸腔积液，纵隔未见肿大淋巴结；肝右叶小囊肿。支气管镜检查病理示右肺小块低分化腺癌。全身骨显像示全身多处骨代谢异常增高，考虑恶性病变多发骨转移瘤可能。遂给予第 1 天、第 8 天静脉注射吉西他滨 1.6g，第 1 天、第 2 天静脉注射顺铂 50mg 治疗。1 个疗程化疗后患者即开始出现头晕，心烦喜呕，口苦咽干，乏力，食欲欠佳。血压 130/80mmHg。面色青滞，舌红苔黄，脉弦细。

西医诊断：右肺中心性低分化腺癌（骨转移）化疗后。

中医诊断：肺积。

证型诊断：肝胃不和。

治法：疏肝和胃。

方药：加减小柴胡汤。柴胡 12g，清半夏 9g，党参 15g，生甘草 6g，黄芩 12g，干姜 6g，大枣 3 枚，生黄芪 30g，炒白术 15g，茯苓 15g，鸡内金 12g，炒麦芽 15g。7 剂，每日 1 剂，水煎取汁 200ml，早晚分服。

二诊（2013 年 7 月 17 日）：出院后患者头晕，心烦喜呕，口苦咽干，乏力，诸症均明显改善，为行第二疗程化疗来诊。来诊时见患者腹胀明显，食纳尚可，面红，汗出，口渴多饮，舌红苔黄腻，脉滑。中医辨证属湿热证，治以清热利湿，方予三仁汤加减。杏仁 6g，生薏苡仁 12g，白豆蔻 6g，滑石 10g，竹茹 6g，生甘草 6g，川厚朴 12g，通草 6g，清半夏 9g，炒莱菔子 12g，生黄芪 30g，车前草 12g，干姜 6g，白花蛇舌草 30g，鱼腥草 15g，炒白术 15g，蒲公英 15g。7 剂，每日 1 剂，水煎取汁 200ml，早晚分服。

三诊（2013 年 7 月 24 日）：上方 7 剂后，患者腹胀明显改善，舌红明显减轻，苔白腻，脉滑。继续以原方案治疗。后 3 个月凡化疗期间患者出现消化道不适症状，均以上方为基本方调整治疗，顺利完成 6 个疗程化疗，症状均有改善。6 个疗程化疗结束后复查胸部 CT 见病灶明显缩小。

按： 此为肺癌骨转移患者。肿瘤患者发病基于本虚，虚则易受贼邪，化疗也是一种邪气，且多为热毒之邪，极易伤正。化疗初期，患者正气尚足，故化疗后（受邪后）初期往往会出现邪正交争，邪留于半表半里之间，而出现头晕目眩，口苦咽干，心烦喜呕，乏力纳呆等症，根据肝胃不和"但见一证便是，不必悉具"辨证为肝胃不和，治疗后收效明显。第二疗程化疗后，随着受邪加重，脾胃之气渐伤，水湿运化能力减退，往往是热毒之邪胶着，呈湿热之证，给予三仁汤方加减，改善了症状，使化疗能顺利进行，最终收获良效。

（七）化疗相关性胃肠功能紊乱 - 湿热证

畅某，女，40 岁。2013 年 11 月 23 日就诊。

主诉：右乳癌术后化疗后 10 个月余，恶心呕吐乏力 1 周。

既往史：1 年前因右乳肿块行右乳癌改良根治术，术后病理：右乳浸润性黏液癌 2 级，淋巴结 0/7；雌激素受体（－）；孕激素受体（＋）；Her2 抗体（－）；p53 抗体（－）；ck5/6（－）；抗原 Ki-67 30%。2013 年 11 月 11 日检查见癌胚抗原 0.93ng/ml，糖类抗原 15-3 6.25U/ml。10 个月前行 CAF 方案化疗 6 个周期，期间有消化道不良反应，骨髓抑制；现服用他莫昔芬片 10 个月余。

现病史：近 1 周来，无诱因出现恶心、呕吐、乏力、肢体沉重、腹胀，食欲不佳，口黏腻，无呕吐、腹泻、发热，小便正常，大便不成形，夜眠可。颜面色红，体型肥胖，语音洪亮，舌红苔黄腻，脉滑。

西医诊断：化疗相关性胃肠功能紊乱，右乳浸润性黏液癌术后化疗后。

中医诊断：呕吐，乳岩。

证型诊断：湿热证。

治法：清热利湿。

方药：三仁汤加减。杏仁6g，生薏苡仁15g，白蔻仁6g，滑石10g，竹茹6g，生甘草6g，姜厚朴12g，通草6g，清半夏9g，炒莱菔子15g，炒白术15g，生黄芪30g，鱼腥草24g，白花蛇舌草24g，莪术9g。10剂，每日1剂，水煎取汁200ml，早晚分服。口服扶正化瘀胶囊每日3次，每次5粒。

二诊（2013年12月4日）：上方10剂后，诸症减轻，舌体胖大，苔白腻，脉滑。继续用上方加入淫羊藿9g，莪术12g。10剂。

三诊（2013年12月14日）：继续用上方10剂后，诸症愈，舌体胖，苔白腻，脉滑，继续用上方，并增加淫羊藿12g。继续配合扶正化瘀胶囊治疗。

按：本例为乳腺癌术后化疗后行内分泌治疗的患者。该例患者化疗期间有轻度消化道不良反应，而化疗相关性胃肠功能紊乱是化疗常见不良反应，化疗多为热毒之邪，易伤脾阳，脾阳既伤，脾失健运，易生痰湿，湿邪久聚，或再受化疗热毒之邪，或久郁化热，则生湿邪困遏气机，升降失司，故见恶心欲吐。肿瘤形成多与痰瘀热毒有关，故加用莪术，并配合使用扶正化瘀、活血化瘀散结治疗，鱼腥草、白花蛇舌草清热解毒。因使用清热解毒之品，切不可凉遏太过，故二诊时加用温阳之品淫羊藿；肾阳为一身之元阳，阳气隆则寿而不夭，此为肿瘤放化疗后防转移，为延长生存期的治疗要务，故应注意温补肾阳。此外淫羊藿有雄性激素样作用，可拮抗雌激素，故尤宜于乳腺癌患者。

（八）右肺上叶小细胞肺癌并骨转移化疗后－肝胃不和

陈某，男，66岁。2013年12月23日就诊。

主诉：右肺癌化疗后乏困无力 7 天。

现病史：23 天前因恶心呕吐纳差在我院胸外科检查诊断为"右肺上叶小细胞肺癌并骨转移"，因不具备手术条件，经与家属沟通后行全身辅助化疗（EP 方案：静脉滴注顺铂 40mg 连续 5 天＋静脉滴注依托泊苷 100mg 连续 5 天；3 周重复），于 2013 年 12 月 1 日开始首程化疗，因严重骨髓抑制，顺铂仅应用 3 天，白细胞最低 0.65×10^9/L，中性粒细胞 38.44%，术后肺部细菌、真菌双重感染，后经药物升白、抗感染等治疗后，血象基本恢复，肺部感染控制，但仍觉乏困无力，并考虑 14 天后进行第 1 个疗程的化疗，要求中药治疗。

现全身乏困无力，时有低热，恶心欲吐，纳差，头晕，口苦咽干，伴心烦急躁，自汗眠差，便秘，小便可。精神差，面色青滞，舌红而干，苔薄黄，脉弦。

西医诊断：右肺上叶小细胞肺癌并骨转移化疗后。

中医诊断：肺积。

证型诊断：肝胃不和。

治法：疏肝和胃。

方药：加减小柴胡汤。柴胡 12g，清半夏 9g，党参 15g，生甘草 6g，黄芩 12g，干姜 6g，麦冬 15g，黄芪 30g，炒麦芽 15g，鸡内金 12g，沙参 12g。7 剂，每日 1 剂，水煎取汁 200ml，早晚分服。

二诊（2013 年 12 月 31 日）：诉服上方后诸症明显减轻，自行在原籍照方服药 5 剂，目前已再次住院行第 2 个疗程化疗的第 5 天（化疗最后 1 天）。自诉此次化疗副作用较前减轻，顺利完成此次疗程，为准备 20 天后第 3 个疗程的化疗而再次中医治疗。现症同前，但程度减轻，舌红而干，苔薄黄，脉弦。效不更方，继续给予上方 7 剂，嘱其化疗间歇期服此方。

三诊（2014 年 5 月 21 日）：随访共行化疗 4 个疗程，每次化疗间歇期服用中药方，此后 2 次化疗均副作用轻微，安然度过。

按：一方面患者初次化疗后出现严重骨髓抑制，并因白细胞减少而出现并发的肺部细菌、真菌双重感染。这种化疗不良反应会严重影响患者的化疗信心，减少患者的依从性，部分患者往往会因此而中断化疗。

因此减轻患者的不良反应是顺利完成化疗的保证。另一方面，严重的恶心、呕吐等消化道不良反应，是顺铂主要的限制性毒性。患者化疗后持续存在恶心欲吐、纳差等消化道不良反应，并随着化疗的继续有加重的趋势。而依托泊苷引起的骨髓抑制，包括白细胞及血小板减少，多为可逆性的，通常在 20 天左右可恢复正常。因此，患者化疗可能出现的消化道不良反应应该成为治疗的重点。

患者初诊时，处于感染的恢复期，此时邪气已不盛，正气尚不虚，邪正交争，邪留半表半里之间，故有规律性发热、恶心欲吐、纳差、头晕、口苦咽干等少阳枢机不利的表现，给予加减小柴胡汤治疗后症状减轻。一般化疗药物靶向性不明显是其产生一系列不良反应的原因之一，因此化疗也可以看作是一种毒邪，化疗邪毒的寒热属性与患者不同体质的从化有关。该患者化疗后出现舌红而干，苔薄黄，心烦急躁，便秘等热象，故用药时注意加入麦冬、沙参等清热养阴之品。

（九）放射性肠炎，宫颈癌术后放化疗后 – 大肠湿热

刘某，女，50 岁。2012 年 11 月 16 日就诊。

主诉：宫颈癌术后放化疗后腹泻 3 个月。

既往史：3 个月前在山东某医院行宫颈癌手术治疗，并行化疗 3 个疗程（具体方案不详），放疗 25 次。花粉过敏史。

现病史：放疗后逐渐出现腹泻便血，腹痛，腹胀，里急后重，时有恶心。自测血压 60/40mmHg，2012 年 10 月 20 日于本院行消化道造影示左半结肠轻度粘连。脐周压痛，舌红苔黄腻，脉沉微滑。

西医诊断：宫颈癌术后放化疗后，放射性肠炎。

中医诊断：泄泻，胞门积聚。

证型诊断：大肠湿热。

治法：清热利湿。

方药：肠炎灵方。朱砂七 15g，蜈蚣七 15g，七叶一枝花 15g，二色补血草 15g，小蓟 30g，生黄芪 30g，海螵蛸 24g，炒白术 15g，蒲公英 24g。14 剂，每日 1 剂，水煎取汁 200ml，早晚分服。同用上方 14 剂，

水煎取汁 150ml，每晚保留灌肠。

二诊（2014 年 1 月 14 日）：上方坚持口服并灌肠 1 年余，症状明显改善，遂停药。停药后症状渐渐有所反复，间断使用灌肠方，症状改善，但仍时有腹部隐痛，上腹不适，胃脘部灼热，恶心，口苦，喉中有痰，时有烘热汗出，心悸。遂来诊。

继续上方灌肠治疗，清热利湿方加味。炒苍术、白术各 12g，黄柏 12g，牛膝 9g，蒲公英 30g，鱼腥草 30g，薏苡仁 15g，生黄芪 30g，三七粉 3g，白花蛇舌草 30g，莪术 9g，肉苁蓉 24g。14 剂，每日 1 剂，水煎取汁 200ml，早晚分服。

三诊（2014 年 2 月 21 日）：电话随访，上方连续服用 1 个月，诸症消失，拟停药。晨起偶有口苦，遂嘱再口服中药 1 周，巩固疗效。注意清淡饮食，禁辛辣刺激食物。

按：放化疗多为热毒之邪，尤其是放疗热毒炽盛，容易灼伤大肠络脉，而导致腹泻，便血。故以清热解毒立法灌肠治疗，收效显著。二诊时，腹泻便血已经明显缓解，但湿浊之象明显，考虑与长期放化疗有关，伤及脾胃，脾虚日久，脾虚湿盛。症状以腹痛腹泻为主，且原发为宫颈癌，病位在下焦，故以三妙丸加减的清热利湿方治疗，并以蒲公英、鱼腥草、白花蛇舌草、薏苡仁加强清热解毒之效，同时配合黄芪、白术健脾益气固本。

（十）胃底中分化腺癌术后 - 脾虚湿盛

邢某，男，57 岁。2013 年 9 月 17 日就诊。

主诉：胃癌术后腹泻 70 天。

既往史：70 天前于我院肿瘤外科行胃癌切除术，术后病理示"胃底黏膜中分化腺癌"。患者术后自开始进食起即出现腹泻，每天 2～3 次，无黏液，脓血，无发热、腹痛。曾先后多次进行大便常规检查，均正常，血常规正常，并先后行全消化道造影、肠镜检查均未见明显异常，先后给予蒙脱石散、酪酸梭菌活菌片、丁香罗勒口服液等治疗，因不进食则不泄，故肿瘤外科以静脉营养支持为主，症状未见明显改善。

现病史：近 2 周来上述症状明显加重，不进食也有少量稀水样便排出，伴有腹胀，少腹不舒，怕冷、乏力、体重减轻明显，因患者一般情况差，未能再行进一步放疗、化疗。颜面色白淡而无华，语声低微，精神萎靡。上腹可见长约 10cm 手术瘢痕，粪常规正常。舌淡红苔白腻，脉沉。

西医诊断：腹泻，胃底中分化腺癌术后。

中医诊断：泄泻，伏梁。

证型诊断：脾虚湿盛。

治法：健脾利湿止泻。

方药：参苓白术散加减。党参 15g，炒白术 15g，茯苓 15g，白扁豆 15g，陈皮 9g，山药 15g，莲子 9g，砂仁 6g，炒薏苡仁 15g，桔梗 9g，菟丝子 15g，补骨脂 9g，蒲公英 24g，干姜 6g，生黄芪 30g，莪术 9g，白花蛇舌草 30g，三七粉（冲）3g。7 剂，每日 1 剂，水煎取汁 200ml，早晚分服。

二诊（2013 年 11 月 1 日）：上方服 3 剂后，腹泻减轻，继续服用 7 剂后腹泻止。后因饮食不洁，再次出现腹泻，每天 3～4 次，伴有腹痛，自服诺氟沙星后腹泻减至每天 1～2 次，仍有腹痛，舌暗红苔薄白，脉沉弦。继续给予上方，加入二色补血草 12g，朱砂七 9g，蜈蚣七 9g。

三诊（2013 年 11 月 7 日）：上方 3 剂后，腹泻止。现为调理来诊。嘱患者清淡饮食，忌食生冷瓜果油腻食物。

按：腹泻是胃癌术后较为常见的并发症。该患者腹泻长达 2 个月余，已明显影响患者的术后生活质量，甚至影响了进一步的治疗。导致患者腹泻的原因有三：第一，胃癌切除术会切断迷走神经干，使得肝、胆、胰、肠等脏器分泌功能降低，导致胆囊收缩功能下降，肠道内消化液分泌减少，肠蠕动减弱，最终使患者对蛋白质、脂肪消化吸收降低，出现腹胀腹泻。第二，癌症相关因素的影响使得肠运动功能损害而形成腹泻。第三，在胃癌术中及术后，较长时间应用抗生素，会引起肠道菌群失调，进而导致腹泻。该患者检查结果基本除外感染性因素，使用调整肠道菌群治疗也无效，故考虑与手术损伤有关。中医学认为脾主运化。罹患胃癌本就已使脾胃之气不足，胃癌根治术后，不仅耗伤气血，更使脾胃之气重度损伤，从而导致脾胃气血亏虚，运化升降失司，清浊不分，"清气在下，则生飧泄"，水谷精微混杂而下，引起腹泻。故方以参苓白术散健脾利湿治疗，收效显著。同时久病正虚需要防止肿瘤伏毒伺机而作，根据肿瘤发病因于肾阳虚寒凝痰瘀的观点，加入菟丝子、补骨脂补肾，干姜温阳化痰，莪术祛瘀之品。

（十一）放射性膀胱炎，子宫颈癌放化疗后 – 下焦湿热

李某，女，58 岁。2014 年 8 月 19 日就诊。

主诉：宫颈癌术后行放化疗后尿痛 3 个月。

既往史：14 岁初潮，每月行经 3～5 天，周期 25～28 天，量可以，无经期不适，52 岁绝经，孕 2 产 1 流 1。3 个月前因"肛门坠胀不适"，遂于某医院行 B 超诊断为"宫颈癌"，后就诊于某医院在全麻下行全子宫＋双侧附件切除＋盆腔淋巴结清除术，术后病理示子宫内膜浸润癌，淋巴结（7 个）癌转移，术后伤口恢复良好。术后开始进行放化疗（具体方案不详），治疗后出现尿灼热疼痛并逐渐加重，伴有尿频，每天 6～10 次，少腹胀满，无尿急，无尿道灼热感，无发热，按"放射性膀胱炎"经中、西医诊治效果不佳。

现病史：现上症状加重，坐立不安，伴腰困，乏力，口苦咽干，心悸，失眠，气短，便溏，纳可，小便可，尿常规正常。舌红苔黄腻，脉沉滑。

西医诊断：放射性膀胱炎，宫颈癌术后放化疗后。

中医诊断：淋证，胞门积聚。

证型诊断：下焦湿热。

治法：清利湿热。

方药：清热利湿方加减。苍术 12g，白术 12g，黄柏 12g，牛膝 9g，蒲公英 30g，鱼腥草 30g，生黄芪 30g，生薏苡仁 15g，淫羊藿 12g，菟丝子 15g，莪术 9g，海螵蛸 30g，白花蛇舌草 30g。7 剂，水煎取汁 200ml，早晚分服。配合口服黄芪生脉饮，每日 3 次，每次 10ml。

二诊（2014年9月2日）：服上方后尿痛、少腹胀满减轻，但仍尿频，自觉纳呆。舌红苔薄白，脉沉细。继续用上方加黄芩12g，麦冬12g，鸡内金12g。7剂，每日1剂，水煎服。

三诊（2014年9月23日）：服上方后诸症减轻，但服药半个月来自觉灼热心烦，纳呆。舌红苔黄腻，脉滑。继续用8月19日方加黄芩12g，鸡内金12g。10剂，每日1剂，水煎服。口服黄芪生脉饮，每日3次，每次10ml。

四诊（2015年5月15日）：服上方后诸症缓解，未再就诊，今因再次少腹痛而就诊，无尿痛尿频尿急。舌红苔黄腻，脉沉。继续用清热利湿方加减。苍术12g，白术12g，黄柏12g，牛膝9g，蒲公英30g，鱼腥草30g，生黄芪30g，生薏苡仁15g，淫羊藿12g，菟丝子15g，三七粉3g，白花蛇舌草30g，莪术9g。7剂，水煎取汁200ml，早晚分服。

按：子宫颈癌是最常见的女性生殖器官肿瘤，宫颈癌死亡率已居我国女性癌症的第二位。40—50岁是其第一个高发年龄段，60—70岁出现第二个高峰。由此可以看出，子宫颈癌也是与年龄相关的一种疾病。因此方中加入淫羊藿、菟丝子补肾治疗，亦是固本之法。

郑老师根据三焦辨证理论，认为子宫病在下焦，加之化疗多具有湿热性质（因为化疗最常见的副作用为消化道反应，故化疗最易伤脾胃。根据同气相求理论，化疗多具有湿热性质），观此患者尿灼热疼痛并逐渐加重，伴有尿频，舌红苔黄腻，脉沉滑，故知下焦湿热偏盛，以清热利湿方加减，收效显著。

该患者刚经过手术、放疗、化疗的综合治疗，现在处于肿瘤缓解期。郑老师强调：一般来说，此时治疗的重点应该是防止肿瘤复发与转移。此时肿瘤患者虽然经过手术、放疗、化疗等综合治疗，但总有一定数量的癌毒蛰伏体内，另外，患有肿瘤的患者一定存在素体不足，若其后未能改善素体情况，或更因外受邪气，内因情志、饮食劳倦所伤，而进一步导致正气不足，此时体内蛰伏的癌毒就可以择机复燃，从而导致局部复发或远处转移。因此对于此期的患者以纠正素体不足，固护正气，做好饮食等调护为首务，并适时给予祛除余毒之法，切不可秉承"除恶务尽"的原则，徒耗正气，反为肿瘤的转移复发提供内在条件。因此具体治疗过程中，我们用黄芪生脉饮益气养阴，治疗因手术、放疗、化疗所致的正气不足，扶正治疗贯穿始终，仅用白花蛇舌草一味，清除余毒。

（十二）白细胞减少症，直肠癌术后化疗后 – 湿热证

王某，男，66 岁。2015 年 6 月 12 日就诊。

主诉：直肠癌术后 9 个月，首次化疗后乏力 1 个月。

既往史：9 个月前，患者因"便血"于陕西省某医院行肠镜诊断为"直肠癌"，遂于该院行直肠癌根治术，术后病理不详。术后开始进行化疗（具体方案不详）。化疗 1 个疗程即开始出现乏力明显，化疗期间查白细胞减少至 2.6×10^{12}/L，期间曾给予升白细胞对症治疗，来诊时未复查。

现病史：期间无明显恶心呕吐，食纳欠佳，但乏力明显，懒言并伴有身热，困倦，如欲感冒之状，手足麻木，大便稀溏不成形，无口苦、口中黏腻，心悸，反酸等伴随症状。面色黄，体型肥胖，舌暗红、苔黄腻，脉弦。

西医诊断：直肠癌术后化疗后白细胞减少症，化疗周围神经病变。

中医诊断：虚劳，锁肛痔。

证型诊断：湿热证。

治法：健脾利湿。

方药：参苓白术散加减。党参 15g，炒白术 152g，茯苓 15g，白扁豆 15g，陈皮 9g，炒山药 15g，生甘草 6g，生薏苡仁 15g，淫羊藿 15g，菟丝子 15g，莲子 9g，砂仁 6g，桔梗 9g，生黄芪 30g。7 剂，水煎取汁 200ml，早晚分服。

二诊（2015 年 7 月 7 日）：患者服用上方后，身热症状明显减轻，乏力也有所减轻。仍觉足底麻木，舌质暗红，苔黄腻，脉滑。继续用上方 7 剂。

三诊（2015 年 8 月 15 日）：患者行第 2 个疗程化疗，化疗期间开始出现恶心呕吐，尚可耐受，但食欲减退明显，足底麻木明显加重，伴有

口苦，口干，舌质暗红、苔黄腻，脉滑。给予三仁汤加减。杏仁 9g，生薏苡仁 15g，白蔻仁 6g，滑石 10g，竹茹 6g，生甘草 6g，姜厚朴 12g，通草 6g，清半夏 9g，干姜 9g，生黄芪 30g，鸡内金 12g，菟丝子 10g。10 剂，水煎取汁 200ml，早晚分服。并配合桃红四物汤加减足浴。桃仁 12g，红花 12g，当归 15g，生川芎 9g，赤芍 12g，生地黄 9g，生黄芪 30g，芒硝 9g。10 剂，水煎取汁 200ml，足浴。

四诊（2015 年 9 月 11 日）：上方服用后足底麻木有所改善，食纳改善，恶心不明显，现拟行下一个疗程化疗来诊，舌质暗红、苔白腻，脉滑。继续用上方，加入淫羊藿 9g。

按：化疗湿热毒邪侵犯中焦脾胃的一系列证候，病位在脾胃。脾主运化并主四肢肌肉，胃主受纳，是故中焦脾胃之证以化疗的消化道不良反应为多见。方以厚朴、苍术、陈皮辛温之品，健脾以燥湿；以半夏、白豆蔻芳香之品，化浊以醒脾胃；以茯苓、滑石淡渗之品，通调水道以渗湿。对于湿重于热，脾运受阻的胀满、泄利、黄疸、便血等症。郑老师习惯在参苓白术散方基础上加减。由于是湿重于热，故以黄芩、黄柏、连翘苦寒之品以燥湿。郑老师指出：藿香虽然实为芳香化浊之妙品，泽泻为淡渗利水之佳品，但因二者有一定的肝肾毒性，而化疗药物也有潜在的肝肾毒性，故此时均不适宜再用此类有毒性药物。随着化疗毒邪的逐步深入，湿邪化热，故行第 2 个疗程化疗时，热邪加重，出现口苦、口干，舌红，苔黄，给予三仁汤加减。且此时化疗毒邪已经开始深入下焦，出现周围神经性毒性，表现为足底麻木，故配合益气通络化瘀中药泡洗治疗。

（十三）会厌功能紊乱，食管中分化鳞状细胞癌术后－少阳证

周某，女，68 岁。2014 年 1 月 14 日就诊。

主诉：进行性吞咽困难 6 个月，口苦 1 个月。

既往史：心律不齐史，腹部可见手术纱布敷贴。

现病史：患者 6 个月前出现进行性吞咽困难，1 个月前在我院行胃镜诊为食管癌，后于我院胸外科行颈胸腹联合食管癌根治术，术后病理示

"食管中分化鳞状细胞癌"。术后患者仍有吞咽困难，并出现口苦，纳呆，心悸，气短，善太息，乏困无力，二便可，睡眠可，无发热，无恶心呕吐，无嗳气反酸，无咳嗽咯痰，行血常规检查正常。2013 年 12 月 13 日术后食管造影示"吻合口畅，未见狭窄及外漏；会厌功能紊乱；双侧胸腔积液"。给予西沙必利促进胃肠动力治疗，症状未见缓解。遂请我科会诊。舌红苔黄厚腻，脉弦。

西医诊断：食管中分化鳞状细胞癌术后会厌功能紊乱。

中医诊断：噎膈。

证型诊断：少阳证。

治法：和解少阳。

方药：加减小柴胡汤。柴胡 12g，黄芩 12g，半夏 9g，党参 15g，生黄芪 40g，生甘草 6g，干姜 6g，鸡内金 12g，生薏苡仁 15g，莪术 9g，白花蛇舌草 30g，鱼腥草 24g，山药 12g。7 剂，水煎服，每日 2 次。口服黄芪生脉饮每日 3 次，每次 20ml，1 个月。

二诊（2014 年 1 月 21 日）：上方服用 7 剂后诸症减轻，诉近日来大便 2 天一行，并有咳嗽，咳少量白痰，质黏，舌质暗红，舌苔黄厚腻，脉弦细。继续上方并加入炒白术 15g，茯苓 15g。14 剂，每日 1 剂，水煎服。

三诊（2014 年 2 月 7 日）：上方继续服用 14 剂，伤口愈合良好，无明显不适。

按： 食管癌术后可因侵犯喉返神经，出现吃东西呛咳、吞咽困难、声音失哑的会厌功能紊乱表现，出现口苦、纳呆、舌红苔黄厚、脉弦等少阳枢机不利的症状，故以小柴胡汤加减。患者不适症状持续时间长达 1 个月，局部伤口愈合不佳，并有乏困无力之症，为正气不足明显，故方中重用黄芪 40g，并配合黄芪生脉饮口服，加强扶正之功。影像学检查示"胸腔积液"，故方中取仲景半夏干姜散之意，取其温阳散饮，并寄其祛除深伏之寒痰；肿瘤为邪毒内伏，虽经手术祛除，然总有伏邪未尽，术后正虚，极易择机复燃，因此在固护正气的同时还要祛除余毒，故加入白花蛇舌草、鱼腥草，取其清热解毒祛除伏邪之功。此外患者舌质暗红，而肿瘤之机不外寒凝痰瘀交阻，故加入莪术活血祛瘀治疗。

（十四）放射性直肠阴道瘘，宫颈癌术后放化疗后－下焦湿热

米某，女，56 岁。2015 年 3 月 26 日就诊。

主诉：宫颈癌术后放疗后 10 年，阴道痛 1 年余。

既往史：10 年前患者因"阴道不规则出血"，于当地医院宫腔镜诊断为"宫颈癌"，后就诊于我院妇科，并行宫颈癌根治术。术后开始进行放疗（具体方案不详）。放疗结束后出现阴道烧灼样疼痛，并从阴道口流出大量黄色脓样分泌物以及粪便，阴道红肿疼痛难忍，影响夜间休息，肛周肿胀，诊断为"放射性直肠阴道瘘"。8 年前行瘘口修补术，术后虽症状缓解，但仍有大量黄色脓样分泌物，先后采用中药、成纤维生长因子以及表皮生长因子治疗，症状略有缓解。否认高血压、心脏病、糖尿病等特殊病史，否认结核、疟疾等急慢性传染病史。无输血史，预防接种史不详。否认各种食物及药物过敏史。

现病史：近 1 年来阴道口肿胀疼痛难耐加重，分泌物多，有异味，并有少量出血，伴有情绪焦躁不安，夜间睡眠差。舌红、苔黄腻，脉沉滑。

西医诊断：宫颈癌术后放化疗后，放射性直肠阴道瘘。

中医诊断：癥瘕。

证型诊断：下焦湿热。

治法：清热利湿。

方药：三妙丸加减。炒苍术 15g，炒白术 15g，黄柏 12g，牛膝 9g，蒲公英 30g，鱼腥草 30g，生黄芪 30g，生薏苡仁 15g，小蓟炭 9g，三七粉 3g，蝉蜕 9g。7 剂，水煎取汁 200ml，早晚分服。

二诊（2015 年 4 月 2 日）：上方服用后，阴道疼痛症状减轻，大便不爽，其他症状同前，舌红，苔黄腻，脉沉。继续用上方加生地黄 15g，炒栀子 15g。

三诊（2015 年 4 月 9 日）：上方服用 7 剂后，阴道疼痛症状、会阴抽痛感均明显减轻，分泌物清稀但量仍多，心烦减轻，舌红减轻，苔薄黄腻，脉沉。继续用上方加萆薢 12g。并给予复方青黛灌注液外洗。

四诊（2015 年 4 月 16 日）：上方服用 14 剂后，分泌物明显减少，并有瘙痒感，夜间已经可以安睡，食欲也有所改善。舌红、苔黄腻，脉沉。

继续上方，加入地肤子 15g。

五诊（2015 年 6 月 25 日）：坚持上方服用 1 个月余，分泌物明显减少，已无阴道疼痛，仍时有阴道胀闷感觉，夜间睡眠尚可，食纳可，体重增加 2.5kg。舌红苔黄腻，脉沉。定期复查肿瘤标志物结果正常，行妇科检查示阴道后壁可见横行 1mm 左右的瘘口，光整，直肠前壁可及直径 3mm 的瘘口。盆腔软，未触及硬结。继续以原方案加减治疗。

六诊（2016 年 7 月 4 日）：患者定期肿瘤复查，诉上方坚持服用 2 个月，症状消失，后每有不适，则继续服用上方 7～10 天。此次妇科 MR 正常，肿瘤标志物正常。

按：宫颈癌放疗后引起的并发症以直肠、膀胱并发症最为严重。中、重度放射性直肠炎的发生率为 5.3%～15.6%。而放射性肠炎还可进一步引起肠狭窄和肠梗阻，直肠阴道瘘、直肠膀胱瘘或回结肠瘘，胃肠道溃疡和穿孔，甚至可以诱发结直肠癌等并发症。其中直肠阴道瘘等瘘口形成者，多采用手术进行修补，但仍有部分修补效果不佳者，属于治疗的难点。

该患者因放疗严重病损导致直肠邻近阴道之间形成瘘管，使得粪便从阴道排出，所以出现阴道烧灼样疼痛，并从阴道口流出大量黄色脓样分泌物，阴道红肿疼痛难忍，甚至影响夜间休息。一般来说，放疗邪气的性质为阳热邪气，当放疗阳邪由皮肤传入中焦后，就会出现脾胃经的证候。一类因胃喜润恶燥从燥化，而出现阳明胃和阳明大肠的燥热证候；另一类则因脾喜燥恶湿从湿化，而出现太阴脾湿热证候。脾经湿热不除，日久可以留驻于下焦，出现阴道烧灼样疼痛，肛周肿胀，阴道口流出大量黄色脓样分泌物，出血，以及粪便。治疗以三妙散为基础方的清热利湿方加减，方中加入小蓟炭、三七粉凉血止血。患者瘙痒感觉明显，故加入蝉蜕疏散风热，且取其透邪之力，让浸淫肌肤血脉风湿之邪透达而出。湿重之时加入萆薢加强利湿去浊之力。《药品化义》认为，萆薢"性味淡薄，长于渗湿，带苦亦能降下"。热重之时，加入栀子，以清热、泻火、凉血。《奇效良方》中就曾以栀子火烧存性为末散下治疗痔疮。痒重之时，加入地肤子清热利湿，祛风止痒。经过长达 2 个月的治疗，患者阴道后壁以及直肠前壁瘘口均明显缩小，取得了满意的效果。

（十五）乳腺浸润性导管癌术后内分泌治疗中 – 肝郁脾虚

张某，女，60 岁。2014 年 12 月 2 日就诊。

主诉：乳腺癌术后 1 年，内分泌治疗 8 个月。

既往史：1 年前，患者因"乳腺肿块"，于陕西省某医院行乳腺钼靶摄片诊断为"乳腺癌"，并于该院在全麻下行乳腺癌根治术，术后病理显示"乳腺浸润性导管癌"，术后恢复良好。术后开始行来曲唑内分泌治疗8 个月。

现病史：开始治疗后即出现乏力，失眠易怒多梦，并且近 1 个月来上述症状明显加重，每天睡眠仅 4 小时，纳食尚可，无发热，无阴道出血，无手足麻木等伴随症状。舌红、苔薄白，脉沉。

西医诊断：乳腺癌术后内分泌治疗中。

中医诊断：癥瘕。

证型诊断：肝郁脾虚。

治法：疏肝健脾。

方药：丹栀逍遥散加减。牡丹皮 12g，焦山栀 12g，当归 12g，白芍 12g，柴胡 12g，炒白术 15g，茯苓 15g，生甘草 6g，薄荷 6g，生黄芪30g，白花蛇舌草 30g，莪术 9g。7 剂，水煎取汁 200ml，早晚分服。

二诊（2014 年 12 月 12 日）：患者服用上方后，症状减轻，口干，舌红，苔薄白，脉沉。继续用上方加炒山药 12g。10 剂。

三诊（2015 年 4 月 10 日）：患者因咳嗽咳痰来诊，自诉服上方 20 余剂后症状消失。其后每觉不舒即以上方服用，一般 7～10 剂就有改善。

按：乳腺癌是女性最常见的恶性肿瘤之一，50—54 岁是其高发年龄。中医学认为乳腺癌属于乳岩范畴，发病多与肝气郁结有关，肝气郁结日久则气血郁滞，久而生热，致瘀毒旺盛，日久致气血虚衰。

虽然该患者因病历资料不全，对 ER、PR、Her b-2 受体表达情况不清，但由于来曲唑多用于激素受体阳性的早期乳腺癌患者术后辅助治疗，故我们可以推测出该患者激素受体阳性。此外乳腺癌发生的危险因素与月经初潮早（＜12 岁），绝经迟（＞55 岁），以及使用外源性雌激素有关。因此对此类患者的治疗郑老师强调，一定要慎重使用补肾药物，因为补肾药物多具有类激素样作用。

乳腺为肝经所过，乳腺病变多与肝经及肝相关；又乳腺癌在中医学属"癥积"范畴，其发病多与肝郁气滞、血瘀痰凝有关；来曲唑治疗抑制了雌激素的分泌使得患者出现类似绝经期的表现，为肾精不足、肾阴亏虚；肝体阴而用阳，肝脏必须依赖阴血的滋养才能发挥其正常的生理功能；故而肝郁阴虚更明显，甚而化火，肝郁乘土，脾气亦虚，故而乏力，失眠易怒多梦。

此例患者术后采用来曲唑治疗。雌激素对肿瘤生长有刺激作用，而来曲唑具有降低雌激素水平的作用。然而正是因为应用来曲唑治疗抑制了雌激素的分泌，从而使患者出现类似绝经期的表现，出现眩晕、耳鸣、烘热汗出、心悸失眠、烦躁易怒、潮热情志不宁等。加之乳腺癌患者发病多与肝气郁结有关，因此随着内分泌治疗的持续进行，患者肝郁阴虚表现会更加明显，因此以丹栀逍遥散为基本方，同时配伍白花蛇舌草、莪术以治疗肝郁日久而生的瘀毒。患者经过 20 余剂治疗后症状消失，并每遇不舒用之皆有效果。

（十六）前列腺癌放疗内分泌治疗后 – 下焦湿热

金某，男，79 岁。2013 年 6 月 18 日就诊。

主诉：前列腺癌内分泌治疗后，会阴潮湿 1 个月。

既往史：糖尿病、冠心病、颈椎病史多年。

现病史：患者 4 个月前于我院泌尿外科行 CT 诊为前列腺癌，PSA（前列腺特异性抗原）显著高于正常，后于我院放疗科行放疗 15 次，其后一直使用戈舍瑞林内分泌治疗，1 个月前复查 PSA 已经正常。近 1 个月会阴潮湿，时有口苦、心烦、急躁、腰困。无小便异常，无大便异常，食纳可，睡眠可。舌红，苔黄腻，脉沉。

西医诊断：前列腺癌放疗内分泌治疗后。

中医诊断：积聚。

证型诊断：下焦湿热。

治法：清热利湿。

方药：清热利湿方。炒苍术 12g，黄柏 9g，牛膝 9g，蒲公英 30g，鱼腥草 30g，白花蛇舌草 30g，莪术 9g，生黄芪 30g，茯苓 15g，炒白术 15g，生薏苡仁 15g。14 剂，水煎取汁 200ml，早晚分服。配合扶正化瘀胶囊，每日 2 次，每次 2 粒。

二诊（2013 年 9 月 17 日）：服用上方后诸症减轻，舌红苔白，脉滑。继续用上方加浙贝母 9g，元参 15g，山药 15g。14 剂，每日 1 剂，水煎服。

三诊（2013 年 10 月 29 日）：患者坚持按方服药，现已无会阴部位潮湿感，口苦消失，9 月底已停用内分泌治疗。但患者近来心烦，身热、手足心热，口干，失眠，腰酸困，盗汗，舌淡红苔薄白，脉滑。知母 10g，黄柏 6g，生地黄 12g，炒山药 12g，山萸肉 12g，泽泻 10g，茯苓 10g，牡丹皮 10g，生黄芪 30g，丹参 10g，薏苡仁 10g。7 剂，每日 1 剂，水煎服。

按：老年男性，肾精已亏，肾虚为其本，然则先放疗后内分泌治疗，苦于会阴部潮湿，此为放疗乃热毒之邪，肾虚不能温化水湿，则湿热互结，蕴于下焦，故而会阴潮湿，时有口苦、心烦、急躁、腰困，舌红苔黄腻，脉沉。急则治其标，故首诊给予自拟清热利湿方以清利下焦湿热，兼益气解毒。坚持服药 4 个月，无会阴部位潮湿感，口苦消失，但清热利湿之剂均可伤阴，且本为肾虚，故后期心烦，身热、手足心热，口干，失眠，腰酸困，盗汗，一派阴虚火旺之象，故而给予养阴清热之剂，为防湿热余邪未清，故酌加生薏苡仁以祛湿。

（十七）绒癌肺转移术后化疗后复发 - 下焦湿热

周某，女，37 岁。2014 年 8 月 15 日就诊。

主诉：绒癌肺转移术后 4 年，人绒毛膜促性腺激素（hCG）再次升高 1 个月。

既往史：4 年前因绒癌Ⅲ期肺转移，于我院行"左肺下叶切除术"，术后化疗 3 次（具体方案不详），1 年前因绒癌复发，再次行化疗 16 次

（具体方案不详）后复查 hCG 已降至正常。其后定期复查，1 个月前外院复查 hCG 21.6mU/ml，后在我院复查 hCG 40.99mU/ml，入院后查 hCG 46.49mU/ml，余各项检查未见明显异常，暂不考虑复发，而出院。

现病史：自觉乏力腰痛，腰膝酸软，食纳可，二便尚调。月经 12 岁来潮，月经周期 25～27 天，每次行经 3～5 天，量可，经期无明显不适。面色黄，神疲懒言，舌红苔黄腻，脉滑。

体格检查：少腹部位可触及一个大约 5cm×6cm 包块，质地中等，动度可。

西医诊断：绒癌复发（Ⅲ 期），左肺下叶切除术后。

中医诊断：腰痛。

证型诊断：下焦湿热。

治法：清热利湿，解毒。

方药：清热利湿方加味。苍术 12g，白术 15g，黄柏 12g，牛膝 9g，蒲公英 30g，鱼腥草 30g，生薏苡仁 15g，生黄芪 30g，淫羊藿 12g，莪术 9g，浙贝母 10g，白花蛇舌草 30g。7 剂，水煎取汁 200ml，早晚分服。口服西黄胶囊，每日 3 次，每次 3 粒。口服黄芪生脉饮，每日 3 次，每次 10ml。

二诊（2014 年 9 月 12 日）：服上方 10 剂后复查 hCG 9.8mU/ml，继续原方治疗。

三诊（2014 年 10 月 12 日）：当地医院按原方续服 14 剂，今日我院复查 hCG 1.05mU/ml，现腰痛不明显，乏力减轻，自觉腰膝酸软，舌红苔黄腻，脉沉。继用上方 10 剂，每日 1 剂，水煎服。口服西黄胶囊，每日 3 次，每次 3 粒。

四诊（2015 年 4 月 12 日）：上方坚持服用 4 个月，今日我院复查 hCG 0.14mU/ml，又有所增高，自觉症状不明显。舌红苔黄腻，脉沉。继用上方，淫羊藿 15g，牡丹皮 12g。

按：绒毛膜癌（绒癌）是一种高度恶性的滋养细胞肿瘤，多发生于生育年龄的女性，偶尔也有未婚女性发生的情况。多数继发在葡萄胎、流产或足月分娩以后，少数患者也可发生在异位妊娠后。从病变部位来辨证，绒癌在子宫，属于三焦的下焦。患者以乏力腰痛，腰膝酸软，腹中包块为主要症状，且舌红苔黄腻，脉滑。故辨证为下焦湿热，以三妙丸加减的清热利湿方治疗。应用化学药物治疗，使绒癌的预后有了显著的改善。该患者 4 年前因绒癌Ⅲ期已经行"左肺下叶切除术"，术后化疗 3 次病情缓解。但 1 年前因绒癌复发，又再次行化疗 16 次，复查 hCG 已降至正常。其后定期复查，1 个月前复查 hCG 21.6mU/ml，1 个月后复查 hCG 40.99mU/ml，入院复查 hCG 46.49mU/ml。患绒癌时，检测血或尿内 hCG，对评估病情的变化具有重要意义。绒癌Ⅰ期的病变局限于子宫，Ⅲ期的病变转移至肺。该例患者有绒癌复发病史，近 1 个月内 hCG 动态升高，因此存在复发的风险。此时让 hCG 降低下来，预防复发是很重要的治疗目标。因此加强清热解毒之力，方中加入蒲公英、鱼腥草、白花蛇舌草；并加入软坚化瘀的药物莪术、浙贝母。配以西黄胶囊解毒散结，消肿止痛，取丸剂，缓缓调服，以预防肿瘤的转移。

人绒毛膜促性腺激素是由胎盘的滋养层细胞分泌的一种糖蛋白，促进雄激素芳香化转为雌激素，同时刺激黄体酮形成。因此在中医辨证的基础上加入淫羊藿，其辛、甘、温，归肝、肾经，补肾阳，强筋骨，祛风湿，具有类雄性激素样作用，可以达到拮抗雌激素作用的目的。本例在临床上，按现代医学病因病理，结合中药之药理作用，用于中医传统方剂中，中西医结合，获得显效。

（十八）宫颈癌术后化疗后 – 下焦湿热

何某，女，51 岁。2015 年 4 月 10 日就诊。

主诉：子宫内膜癌术后乏力 3 个月。

既往史：3 个月前，患者因"阴道不规则出血"，于陕西省某医院行 B 超诊断为"宫颈癌"，后就诊于西安市某医院妇科，在全麻下行全子宫切除＋双侧附件切除＋盆腔淋巴结清除术，术后病理子宫内膜腺囊性增生过长伴局灶非典型增生及表浅间质充血，淋巴结（13 个）未见癌转移，术后恢复良好。术后开始进行放疗前新辅助化疗（方案不详）。

现病史：化疗后开始出现尿频、尿痛，会阴抽痛，少腹胀满，腰困，乏力并呈进行性加重，伴口苦、黏腻，心悸，反酸；纳食尚可，无发热，无阴道出血，无手足麻木等伴随症状。曾反复查尿常规未见异常。舌红、苔黄腻，脉沉滑。

西医诊断：宫颈癌术后化疗后。

中医诊断：癥瘕。

证型诊断：下焦湿热。

治法：清热利湿。

方药：清热利湿方。炒苍术 12g，炒白术 12g，黄柏 12g，牛膝 9g，蒲公英 30g，鱼腥草 30g，生黄芪 30g，生薏苡仁 15g，淫羊藿 12g，菟丝子 15g，白花蛇舌草 24g，莪术 9g，海螵蛸 30g。7 剂，水煎取汁 200ml，早晚分服。口服黄芪生脉饮，每日 3 次，每次 1 支。

二诊（2014 年 9 月 2 日）：患者服用上方后，尿痛症状减轻，腰困减轻。但仍尿频，口苦，舌红、苔黄腻，脉沉。继续用 4 月 10 日方加黄芩 15g，麦冬 15g，鸡内金 12g。

三诊（2014 年 9 月 23 日）：患者服用上方 14 剂后，尿痛、会阴抽痛感、乏力症状明显减轻，仍有尿灼热感，心烦，口苦，舌红，苔黄腻，脉滑。继续用 4 月 10 日方加黄芩 15g，鸡内金 12g。

四诊（2015 年 5 月 15 日）：服用上方 10 剂后，症状基本消失，近半年来，未再发作。1 周前无诱因再次出现上症，并出现阴道出血，行肿瘤标志物，经阴道 B 超检查均除外复发，舌红，苔黄腻，脉沉。继续用 4 月 10 日方，去丹参，加入朱砂七 15g，蜈蚣七 15g，三七粉 3g，白花蛇舌草 30g，莪术 9g。

五诊（2015 年 7 月 11 日）：服用上方后血止，症状改善，后自行服用上方 1 个月，诸症消失。今因受凉后咳嗽 2 周不愈来诊。

按：患者系"宫颈癌术后化疗后"，初诊羞于将"尿频、尿痛、会阴抽痛"诉之于口，而以"乏力"为主诉就诊，如问诊不详细，则有可能因"手术伤气耗血""化疗药物损伤"而考虑虚证。然则患者舌红，苔黄腻，脉沉滑，且伴口苦、黏腻，为湿热之象；经过详细问诊，患者才告知开始即尿频、尿痛、会阴抽痛，渐则腰痛、乏力，日渐加重；由此更加确诊下焦湿热。因脾主四肢肌肉，湿困脾土，故而患者自觉乏力。经清热利湿治疗，诸症缓解，症状基本消失。

由此案可知临证诊病，问诊需仔细，四诊合参。舌诊、脉诊可以为我们问诊时提供更多的思路，并获知一些重要症状，为正确辨证提供参考。

（十九）原发灶不明颈部淋巴结转移性鳞状细胞癌 – 肝郁阳虚

张某，女，59 岁。2020 年 9 月 10 日就诊。

主诉：发现甲状腺结节 2 年，消瘦 10 天。

现病史：2 年前体检发现甲状腺结节，无疼痛、发热，无声嘶、呼吸困难、咳痰、咳嗽，无多食易饥、心悸、失眠等，一直未予诊治。1 周前在我院复查颈部超声，提示甲状腺右叶实性结节伴钙化。我院耳鼻喉科行甲状腺右叶及峡部切除及淋巴结清扫术，术后病理示"甲状腺乳头状癌""右颈Ⅳ区（1/1 个）淋巴结内低分化鳞状细胞癌转移"，建议在鼻咽、肺、食管等处找原发病灶。近 10 天来体重减轻 5kg，纳呆，乏力，情绪不佳，伴有口干口苦入院。舌暗红苔黄腻，脉弦。

西医诊断：甲状腺乳头状癌，原发灶不明颈部转移性鳞状细胞癌。

中医诊断：瘿病。

证型诊断：肝郁阳虚。

治法：疏肝行气温阳。

方药：小柴胡汤加减。柴胡 12g，清半夏 9g，党参 15g，甘草 6g，黄芩 12g，干姜 6g，金银花 12g，连翘 12g，白花蛇舌草 24g，莪术 9g，黄芪 30g，竹茹 6g，麦冬 12g，牛黄 3g，乳香 3g，没药 3g，冬虫夏草 3g。7 剂，水煎取汁 200ml，早晚分服。

二诊（2020 年 9 月 17 日）：入院后行 PET/CT 示：甲状腺右叶及峡部术后缺如，术区葡萄糖代谢连续性线样增高，考虑术后改变；双侧口咽部软组织增厚，葡萄糖代谢增高；双肺下叶后基底段近胸膜处间质性改变。胃镜示慢性胃炎。肿瘤标志物神经元特异性烯醇化酶 20.68ng/ml。未找到原发病灶。患者诉上方服用后，诸症减轻，遂出院。

三诊（2021 年 3 月 12 日）：患者于耳鼻喉科复诊查肿瘤标志物均正常。近半年来坚持服用上方，每 1 个月停用 1 周。现在患者体重较前增加 6kg，已经无明显乏力、口苦、口干，但自觉颈部有异物感，不耐劳累。舌暗红苔薄白，脉弦。在上方基础上去金银花、连翘、麦冬。

四诊（2022 年 11 月 17 日）：患者将上方制成丸药，期间每 3 个月复查肿瘤标志物，以及外周血循环肿瘤细胞检测，如果发现指标异常，则坚持服用药物至正常。如果患者无主诉不适，检测结果正常，则坚持服用百令胶囊，黄芪颗粒。来诊时患者主诉无明显不适，甲状腺彩超正常，胸部 CT 正常，头颅 MRI 正常，胃镜正常。

按：原发灶不明颈部淋巴结转移性鳞状细胞癌属于晚期的癌症，恶性程度较高，发病机制仍不清楚。患者经过 2 年纯中医治疗，病情稳定，无其他部位转移。治疗半年后患者已无明显临床症状，故结合以肿瘤标志物，外周血循环肿瘤细胞检测结果为治疗依据，出现异常时予扶正祛邪平衡治疗，以小柴胡汤为基础方扶正祛邪，并加入乳香、没药、牛黄、莪术，加强化痰祛瘀解毒之效。当实验室指标均正常，主诉无不适时，则以虫草、黄芪补肾益气扶正为主。2 年来患者生存质量高，临床疗效佳。

（二十）黏液纤维肉瘤 – 痰瘀互结

吴某，女，50 岁。2021 年 3 月 15 日就诊。

主诉：左股部发现肿块 2 个月。

既往史：否认高血压、心脏病、糖尿病等特殊病史，否认结核、疟疾等急慢性传染病史。无输血史，预防接种史不详。否认各种食物及药物过敏史。

现病史：2 个月前在左大腿中下段外侧发现一包块，无疼痛，无发热，包块进行性增大，入西安某医院骨科。左股骨 MRI 显示：左股骨股四头肌肌层可见一大小约 190mm×105mm×98mm 等 T_1 长 T_2 信号影，边界欠清，其内可见分隔及斑片状低信号，长轴与肌肉平行。其周围肌肉内可见斑片状长 T_2 信号，左股骨皮质连续，未见明显骨质破坏征象，

周围软组织可见长 T_2 信号。左大腿下段前外侧肌肉间隙占位性病变，符合软组织肉瘤，考虑纤维肉瘤，恶性纤维组织细胞瘤。2021 年 3 月 18 日行左大腿包块病理活检示黏液性纤维肉瘤（中级别）。胸部 CT、上腹部 CT 平扫均未见明显异常。全身骨显像未见明确骨转移病灶。拟订下述方案：行肿瘤扩大切除术，因切除范围大，甚至截肢可能，术后患肢功能严重受损；姑息性肿瘤切除，复发可能性极大，术后患肢功能可能受限。遂于 2021 年 4 月 2 日，2021 年 4 月 23 日在我院肿瘤内科行术前 AC 方案保守治疗 2 个周期：静脉注射表柔比星 80mg，异环磷酰胺 2g，3 周使用 1 次。2021 年 5 月 16 日复查 MRI：左股骨股四头肌肌层病灶大小仍为 190mm×105mm×98mm。患者出现明显乏力以及贫血，红细胞：$3.12×10^9$/L，血红蛋白：93g/L。肝功能 ALT：52U/L，AST：109U/L，ALP：272U/L，γ-GT：244U/L，ALB：36.4g/L。2021 年 5 月 20 日患者因不愿行手术治疗，且化疗效果不佳，于我院中医科门诊就诊。就诊时行走乏力明显，食则腹胀，二便尚可，眠可。舌暗红苔黄腻，脉弦滑。

体格检查： 左大腿中下段前外侧皮肤隆起明显，质地硬，活动度差，触之压痛，可见长约 5cm 手术切口瘢痕，局部皮肤颜色正常，皮肤温度升高，下肢静脉无曲张，关节活动自如，双下肢无水肿，左足背动脉搏动正常，左足末端血供、感觉、运动正常。

西医诊断： 黏液性纤维肉瘤（中级别）。

中医诊断： 阴疽。

证型诊断： 痰瘀互结。

治法： 化痰散结，活血消癥。

方药： 自拟消癥散。海浮石 90g，海藻 30g，猫爪草 90g，肉桂 30g，壁虎 1 条，三棱 90g，莪术 30g，山慈菇 60g，夏枯草 60g。为细末，用时按照 1∶1∶1 比例加入华蟾素胶囊（陕西东泰制药），西黄胶囊（河北万邦复临药业）。用药时以麻油调敷患处，每日 1 次，每次 1 小时。继之以上述药物为药饼，在患处周围，采用隔药灸法，每日 1 次，每次 1 小时。灸完后，用芒硝 30g 局部湿敷 30 分钟。随后采用药针围刺法，每针针尖粘取上药少许，在距离包块 0.5cm 进针，进针深度 0.5 寸，两针之间间隔 0.5～1cm，留针 30 分钟。

炒苍术 15g，炒白术 12g，黄柏 12g，酒牛膝 15g，生黄芪 30g，生薏苡仁 30g，炒芥子 9g，炒莱菔子 15g，浙贝母 6g，夏枯草 18g，皂角刺 12g。7 剂，水煎取汁 200ml，早晚分服。

二诊（2021 年 11 月 26 日）：上述方案治疗半年后，触诊病灶范围较前明显缩小。于 2021 年 11 月 26 日复查左侧大腿 MRI 平扫：左股骨股四头肌肌层可见一大小约 84mm×45mm×60mm 等低信号，病变边界尚清，其内可见多房囊样高信号。皮下可见小条片状长 T_2 信号影，邻近骨质信号未见异常。遂请骨科会诊，行肿瘤切除术，保肢成功出院。

按： 黏液纤维肉瘤既往称黏液样型恶性纤维组织细胞瘤。常见于老年人，好发于大腿、臀、躯干及头颈区。约 2/3 病例发生于真皮 / 皮下组织，其余位于下方筋膜和骨骼肌。大部分表现为缓慢生长的无痛性肿物，局部复发率达 50%～60%，常为多次复发，并与组织学分级无关。一般是 2 年后出现肺和骨转移，少部分发生淋巴结转移。总体 5 年存活率 60%～70%。目前手术完整切除肿块是治疗黏液纤维肉瘤的首选治疗方式。目前国内认为 4～6 周期的化疗可能有益预后，但是损伤较大。此患者因为病灶太大面临截肢困境，遂行化疗 2 个周期，病变未见缓解，且因化疗出现明显乏力，以及骨髓抑制，肝功能异常。经过纯中药内服外用，病灶明显缩小，再行肿瘤切除术，避免截肢，获得了良好的生活质量。

此病与中医病名"石疽"相类似，发于肌肤之间坚硬如石，皮色如常，由小渐大，难溃难消，多生于颈、腰、胯或腿骨。《诸病源候论》认为此病由寒气客于经络，与血气相搏，血涩结而成疽。观大腿局部皮肤无红肿，无明显疼痛。故以化痰散结活血消癥立法，方中加入肉桂大辛大热以散寒通络，并配以温灸之法，加强散寒通络的功效。

患者经化疗后，因化疗之热性，来诊时局部皮肤温度升高，触之压痛，舌红苔黄，脉滑，可见化热之象，故内服处方以张秉成《成方便读》中的四妙散加减。四妙散由二妙散加怀牛膝、薏苡仁共四味药物组成，主治湿热下注之痿、痹病。方中苍术性辛温，可散寒燥湿，为治疗阴疽之君药。黄柏味苦而性寒，善清湿热且尤长于清下焦湿热，《脾胃论·随时加减用药法》曰："如脚膝痿软，行步乏力，或疼痛，乃肾肝中伏湿热，少加黄柏。"在该案中还可缓解乏力及化疗带来的瘀热。

二、妇科医案

（一）异常子宫出血 – 肾虚血瘀，肾气不固

张某，女，31 岁。2013 年 9 月 24 日就诊。

主诉：月经淋漓不断 24 天。

既往史：半年前因患乳腺增生服药治疗，治疗后月经不规律，乳房胀痛仍时有发作。

现病史：此次于 2013 年 9 月 10 日来潮，行经 4 天，经停 3 天后再次来潮，至今未止。月经量少，淋漓不断，色暗红，血块多，自觉全身乏困无力，无头晕头痛，无腰膝酸痛，无汗出烘热，纳可，眠可，二便调。舌淡红，苔薄白，脉沉细。

西医诊断：异常子宫出血。

中医诊断：崩漏。

证型诊断：肾虚血瘀，肾气不固。

治法：补肾益气，化瘀止血。

方药：补肾调经方 1 号。枸杞子 12g，女贞子 12g，菟丝子 12g，五味子 9g，淫羊藿 9g，生黄芪 30g，杜仲 12g，续断 12g，小蓟 12g，蒲黄 12g，丹参 24g。7 剂，每日 1 剂，水煎服。

二诊（2013 年 10 月 11 日）：诉服上方后月经停止，因国庆休假未坚持服药，于 10 月 7 日月经来潮，量多，色暗红，有块，少腹隐痛不适，经期第 2 天查性激素全套 E_2 281.5pmol/L，LH 5.76mU/ml，FSH 3.75mU/ml，T 0.66nmol/L。继用上方 7 剂，每日 1 剂，水煎服。

三诊（2013 年 10 月 17 日）：服上方行经 7 天，现乳房胀痛，余无不适。舌暗红，苔白腻，脉沉弦。继用上方去丹参，加当归 12g，白芍 12g，三七 3g，生牡蛎 15g。7 剂，每日 1 剂，水煎服。

四诊（2013 年 10 月 29 日）：未再有不规则出血，乳房胀痛明显减轻，带下色黄，有异味。舌暗红，苔白腻，脉沉细。继续用上方加生薏苡仁

15g，鱼腥草 30g。7 剂，每日 1 剂，水煎服。

五诊（2013 年 11 月 15 日）：11 月 7 日月经如期来潮。行经 7 天，量可、色暗红，少量血块，无少腹痛，腰酸背痛，无咽痛，口舌生疮，便秘，小便可，纳可，眠可。舌淡红，边有齿痕，苔薄白，脉细。嘱患者忌劳累，服用五子衍宗丸。

按：31 岁女性，正值四七、五七之时，肾气平均，天癸充，身体盛壮，因治疗乳腺增生导致内分泌紊乱，肾气不均，肾虚血瘀，肾气不固，故而月经淋漓不断而成崩漏。经补肾化瘀止血法治疗后身体内平衡得到纠正，故血止而月经恢复正常。

（二）围绝经期子宫异常出血 – 肾虚、肾气不固

王某，女，44 岁。2013 年 3 月 5 日就诊。

主诉：月经淋漓不断 20 天。

现病史：20 天前月经来潮，初始量色质均正常，无血块及痛经，其后月经淋漓不断，时多时少，色淡，伴头晕乏力，腰酸困，面色不华，睡眠差，纳可，二便调。本院查 FSH 15.17mU/ml，LH 18.47mU/ml，PRL 7.28nmol/L，E_2 120.12pmol/L，Prog 0.57nmol/L，T 64.33nmol/L。平素月经周期 28～30 天，经期 5～6 天，量色质均正常，无血块及痛经。白带正常。轻度贫血貌，余未见异常。舌质淡苔薄白，脉沉细。

西医诊断：围绝经期异常子宫出血。

中医诊断：崩漏。

证型诊断：肾虚，肾气不固。

治法：补肾益气止血。

方药：补肾调经方加味。枸杞子 15g，女贞子 15g，菟丝子 15g，五味子 9g，淫羊藿 12g，续断 12g，杜仲 12g，蒲公英 30g，三七（冲）3g，蒲黄炭（包）10g，生黄芪 30g，小蓟炭 24g。7 剂，每日 1 剂，水煎服。

二诊（2013 年 3 月 13 日）：服上药后 2013 年 3 月 12 日出血止，仍觉头晕乏力，腰酸困，睡眠差，纳可，二便调，面色不华，舌质淡苔薄白，脉沉细。上方去蒲黄炭、小蓟炭，续用 7 剂。

按： 中医辨证崩漏总归为肾虚（肝肾阴虚、脾肾两虚）、脾虚、血热、血瘀四型。据该患者舌脉症，可辨为肾虚证，宜补肾固冲，益气止血。补肾调经汤滋养肾阴，温补肾阳，五药皆平和之品，全方无燥热伤阴之弊，亦无滋腻生湿之碍。用之兼补肾阴肾阳，阴阳调和，冲任得固，加入黄芪乃益气良药，以益气固摄，同时健脾以益化生之源，是气血得充，固摄有权，杜仲、续断补肾固经以止血，再加止血药以增止血之功；出血日久，有邪毒感染之虑，故给予蒲公英以清热解毒。

（三）异常子宫出血 – 肾气不固

赵某，女，27岁。2015年4月3日就诊。

主诉： 月经淋漓不断40天。

现病史： 月经12岁初潮，平素月经周期28～30天，经期7天。自2015年2月25日月经来潮，正常行经7天后，仍淋漓不断，于2015年3月25日复又经量增多，行经7天后仍点滴不止，至今已有40天，伴少腹胀痛，心慌，失眠多梦，心烦，手心热。纳可，二便调。舌红苔薄白，脉沉细。

西医诊断： 异常子宫出血。

中医诊断： 崩漏。

证型诊断： 肾虚不固。

治法： 补肾益气止血。

方药： 补肾调经方2号加减。枸杞子15g，女贞子15g，菟丝子15g，五味子9g，淫羊藿12g，生黄芪30g，续断12g，杜仲12g，蒲公英15g，牡丹皮12g。7剂，每日1剂，水煎服。定坤丹每日1次，每次1丸。

二诊（2015年4月14日）：服上方后，仍点滴不尽，昨日（2015年4月13日）阴道出血又开始增多，较正常经期提前10天，仍少腹胀痛，心慌，失眠多梦，心烦，手心热。纳可，二便调。舌淡红苔薄白，脉沉细。

归脾汤加减。党参12g，白术15g，茯苓15g，生甘草6g，当归12g，生黄芪30g，远志9g，炒枣仁18g，三七3g，蒲公英15g，牡丹皮12g。

7 剂，每日 1 剂，水煎服。定坤丹每日 1 次，每次 1 丸。

三诊（2015 年 4 月 21 日）：服上方 6 剂，月经干净，现白带色暗，余无不适。舌红苔薄黄，脉沉细。补肾调经方 1 号加减。枸杞子 15g，女贞子 15g，菟丝子 15g，五味子 9g，淫羊藿 9g，生黄芪 30g，续断 12g，杜仲 12g，蒲公英 15g，牡丹皮 12g，生地黄 12g，三七 3g，丹参 24g。10 剂，每日 1 剂，水煎服。定坤丹每日 1 次，每次 1 丸。

按：首诊时根据肾为天癸之源，肾为月经之本，予常用之补肾调经方，然则无效，后根据心慌，失眠多梦考虑心脾两虚，脾虚失摄，换以归脾汤治之，立获疗效。

经过临证，根据中医学理论，结合临床总结出一套行之有效的治疗方案，对大多数患者可谓用之屡效；但存在个体差异，临证时尤不能忽略这小部分患者的个人主观症状，对我们辨析病症有至关重要的帮助。

（四）异常子宫出血 - 肾虚血瘀

王某，女，39 岁。2013 年 5 月 21 日就诊。

主诉：月经淋漓不断 3 个月，加重 1 个月。

现病史：3 个月前无诱因出现月经淋漓不断，用药物（具体不详）治疗后血止。次月月经来潮后复又不能自止，继用药物血止。月经 15 岁初潮，周期 26～28 天，经期 5～6 天，经量少，色淡红，无血块，无痛经，无经前乳房胀痛。未育，白带正常。此番月经来潮已经 20 余天，伴有腰酸腰困，乏力。余无其他不适。2013 年 5 月 12 日行 B 超示子宫内膜欠均匀。面色青滞，两目暗黑，舌红少苔，脉沉。

西医诊断：异常子宫出血。

中医诊断：崩漏。

证型诊断：肾虚血瘀。

治法：补肾止血。

方药：补肾止崩汤加减。枸杞子 15g，女贞子 15g，菟丝子 15g，五味子 9g，淫羊藿 12g，蒲公英 30g，鱼腥草 30g，三七粉 3g，炒蒲黄 10g，小蓟 30g，生地黄 12g，焦杜仲 12g，麦冬 12g，黄柏 9g。7 剂，每日 1 剂，水煎取汁 200ml，早晚分服。

二诊（2013 年 5 月 28 日）：服上药后血止。少腹胀痛有所减轻，大便 2 天一行，口干欲饮，舌红苔薄黄，脉细数。继用上方去蒲黄，加延胡索 12g，麻仁 12g。

三诊（2013 年 6 月 7 日）：6 月 7 日月经来潮，色红有血块，腹痛，血色黑，量少，大便日一行，无口干。继用上方 7 剂，配合坤泰胶囊。

四诊（2013 年 6 月 14 日）：服用上方后行经 8 天血止，现白带多，无特殊不适。舌尖红，苔薄白，脉沉细。继用上方加生地黄 15g。7 剂。

五诊（2013 年 7 月 2 日）：距离月经来潮还有 5 天，舌尖红，苔薄白，脉沉细。当归 12g，白芍 12g，柴胡 12g，炒白术 12g，茯苓 12g，生甘草 6g，菟丝子 15g，淫羊藿 12g，干姜 6g，杜仲 12g，蒲公英 12g，桃仁 6g，红花 12g。7 剂，每日 1 剂，水煎取汁 200ml，早晚分服。

六诊（2013 年 7 月 17 日）：行经 6 天，血色暗红，经量可，有血块，无明显不适，舌尖红，苔薄白，脉沉细。给予定坤丹治疗，叮嘱其继续服用 1 个月。注意调畅情志及经期保暖。随访 3 个月，未再有阴道不规则出血。

按：该患者为年轻女性，因经间期出血以崩漏就诊。"经水出诸肾"，肾藏精，肾虚则固藏不足，故经水不止。该患者有肾虚之症，故方以补肾止崩汤调治。行经期长，经水不断易生瘀、毒，故辅以化瘀解毒。因血色暗红，伴少腹胀痛，故选用炒蒲黄、三七粉活血止血；因肾阴不足，故加用生地黄、黄柏，滋阴降火；瘀久化热，又考虑其出血时间长，恐有感染故加用蒲黄、鱼腥草。服药 7 剂血止，但少腹胀痛，故加用延胡索、麻仁，以行气止痛，润肠通便。肝主疏泄，月事得调，有赖肾之闭藏与肝之疏泄协调工作。故经前期给予疏肝理气补肾化瘀治疗，以逍遥散方加减，疏肝补肾恢复月经节律。

（五）异常子宫出血 – 肝郁肾虚

李某，女，28 岁。2012 年 12 月 18 日就诊。

主诉：月经提前 3 个月。

既往史：初潮 13 岁，量中等，色红，无痛经及血块，行经 5 天，周期 28～30 天。

现病史：3 个月来无明显诱因月经提前 7～9 天，经期略有延长，量少色黑，无血块及痛经，末次月经 2012 年 12 月 8 日至 12 月 14 日，白带正常，平素眠差，怕冷，手足不温，情绪不佳，心烦急躁，胸闷。舌尖红苔白，脉弦细。

西医诊断：异常子宫出血。

中医诊断：月经先期。

证型诊断：肝郁肾虚。

治法：疏肝补肾化瘀。

方药：促经汤加减。当归 12g，白芍 12g，柴胡 12g，白术 12g，茯苓 15g，甘草 6g，生黄芪 30g，丹参 12g，淫羊藿 12g，薄荷 6g，牡丹皮 12g，栀子 12g，菟丝子 15g，生牡蛎 15g。6 剂，每日 1 剂，水煎服。

二诊（2013 年 1 月 8 日）：服上药后，此次月经未提前，如期于 2013 年 1 月 7 日来潮，现经期第 2 天，心烦易怒，怕冷，失眠，小腹疼痛，腰酸困疼，舌淡苔白脉滑。给予补肾调经方 1 号加减。女贞子 15g，枸杞子 12g，菟丝子 15g，五味子 9g，淫羊藿 12g，生黄芪 30g，杜仲 12g，续断 12g，当归 12g，白芍 12g，生薏苡仁 15g，牡丹皮 12g。7 剂。

三诊（2013 年 1 月 29 日）：服上药后月经经量增多，适中，行经 5 天，经期未延长，现月经将至，自觉头痛，失眠多梦，口干，腰困，余无不适。舌红苔黄脉沉。给予六味地黄汤加当归 12g，白芍 12g，柴胡 12g，栀子 12g，生牡蛎 15g，葛根 18g，生黄芪 30g。6 剂。

按：无论虚实，因热性动血，易迫血妄行，故月经先期多与热邪相关。该患者舌脉症均提示肝郁明显，郁而化热，故月经提前，郁而成瘀则量少色黑，故治宜疏肝解郁清热化瘀，一举获效。肝郁一解，而虚象顿显，故续以补肾化瘀之剂。

（六）宫颈炎－肝肾不足

杜某，女，32 岁。2013 年 11 月 26 日就诊。

主诉：月经提前 5 个月。

既往史：既往 13 岁初潮，每次行经 5 天左右，周期 28 天，末次月经 2013 年 11 月 18 日。2013 年 4 月 2 日于我院行宫颈检查示小块黏膜慢性炎，伴有息肉样增生，局限性上皮及腺体鳞状上皮化生。乳头瘤病毒分型：高危亚种，HPV31 阳性。细胞涂片示炎细胞（＋），鳞状上皮呈现炎性反应性改变。

现病史：5 个月来月经提前 8～9 天，量少，少量血块，腰困，经期 9～10 天。白带豆腐渣样，色黄，量多，外阴瘙痒，双手胀，伴有怕热，多梦，纳可，二便可。舌暗红苔薄白，脉象左沉右滑。

西医诊断：宫颈炎。

中医诊断：月经先期。

证型诊断：肝肾不足。

治法：滋补肝肾。

方药：补肾调经方 1 号加味。枸杞子 15g，女贞子 15g，菟丝子 15g，五味子 9g，淫羊藿 9g，杜仲 12g，续断 12g，蒲公英 30g，生黄芪 30g。10 剂，水煎取汁 200ml，早晚分服。

二诊（2013 年 12 月 3 日）：服上方后，症状减轻，白带色黄，量减少，月经未至，舌红少苔，脉沉。补肾调经方 2 号加蒲公英 30g，7 剂。

三诊（2013 年 12 月 24 日）：服上方后，症状减轻，白带色黄，量减少，月经提前 4 天于 2013 年 12 月 14 日而至，经期 8 天较前缩短。舌红少苔，脉沉。继续用 12 月 3 日处方加生地黄 12g，牡丹皮 12g。10 剂。

四诊（2014 年 1 月 7 日）：服上方后口渴，伴有乳房胀，舌红苔薄白，脉沉。预计 1 月 13 日来潮。11 月 26 日方加牡丹皮 12g，栀子 12g，当归 18g，白芍 12g。7 剂，并配合血府逐瘀口服液治疗。

五诊（2014 年 1 月 17 日）：上方服用 3 剂后，2014 年 1 月 10 日月经提前 4 天来潮，仍量少，但较前有所增加。舌红苔白，脉沉。补肾调经方 1 号加味。枸杞子 15g，女贞子 15g，菟丝子 15g，五味子 9g，淫羊藿 9g，杜仲 12g，续断 12g，蒲公英 30g，生黄芪 30g，生地黄 15g，牡丹皮 12g。10 剂。

六诊（2014 年 2 月 18 日）：服上方后 2 月 4 日月经来潮，易疲劳，行经 6 天，舌红苔薄白，脉沉细。继续用上方，加入蒲公英 30g。14 剂。

七诊（2014 年 3 月 11 日）：3 月 4 日月经来潮，经期 7 天，量较前增多，末期色暗褐色，乏力，怕热，动则汗出，舌红少苔，脉略滑。继续用上方去蒲公英，加入丹参 18g。14 剂。辅以坤泰胶囊，每日 3 次，每次 1 粒。收功。

按：月经先期因于内热（或为实热或为虚热），热迫血脉，或因脾气虚衰不能固摄血液。带下色黄，怕热，多梦，舌红脉象滑实有力，故考虑内热。月经量少，且伴腰困，故当为阴虚内热。该患者主症为月经量少。月经过少，治疗的重点是维持经量在正常范围内，防止进一步发展为闭经，继而引起不孕及卵巢早衰。"肾水出诸肾"，肾为冲任之本，气血之根，是产生月经的主导，所以尤其重视肾的作用。肾精充足，则冲任血海按时满盈，经水如常。但月经具有周期节律性，是女性生殖生理过程中肾阴阳消长、气血盈亏规律变化的体现，这就要求肾藏精、主封藏及肝藏血、主疏泄功能协调有度。该患者合并有白带异常，故首诊时以补肾为主加入蒲公英清热解毒。患者虽然有阴虚内热之象，但首诊未用清虚热之品，概因血得温则行，急则治标，先清下焦热毒之邪，故不过用寒凉，待热毒得解，再徐徐清虚热。最后病情改善后，终以坤泰胶囊滋阴清热徐徐收功。

（七）子宫肌瘤 – 心脾两虚

廖某，女，44 岁。2012 年 9 月 11 日就诊。

主诉：经期提前 8 个月。

既往史：初潮 14 岁，量中等，色红，无痛经及血块，行经 5～7 天，周期 28～30 天。8 个月前无明显诱因，月经经期提前约 1 周，无其他特殊不适，未重视；自 2 个月前月经经期提前 7～9 天，量少，色红，质地正常，无血块，无痛经，末次月经 2012 年 9 月 5 日。2012 年 7 月 20 日于本院行乳腺、妇科 B 超示乳腺纤维瘤，子宫肌瘤。

现病史：就诊时伴见失眠多梦，心烦心悸，面色不华，健忘，纳可，二便调。舌红，苔薄白，脉沉。

西医诊断：乳腺纤维瘤，子宫肌瘤。

中医诊断：月经先期。

证型诊断：心脾两虚。

治法：健脾益气，养心安神，兼以补肾。

方药：归脾汤加减。党参 12g，白术 15g，茯苓 15g，炙甘草 6g，当归 12g，生黄芪 30g，枣仁 18g，远志 6g，木香 9g，龙眼 12g，牡丹皮 15g，生地黄 12g，菟丝子 12g，续断 12g。10 剂，每日 1 剂，水煎服。

二诊（2012 年 10 月 30 日）：服上药后月经于 2012 年 10 月 3 日来潮，月经经期基本正常，经量仍少，余诸症明显缓解，然便秘，舌暗红，苔薄白，脉沉。仍考虑心脾两虚，经期将至，去菟丝子，便秘加麻仁 15g，生地黄 15g。

该患者后未再来诊，于 3 个月后电话联系，月经经期基本正常，虽经量仍少，然无其他不适，故未再就诊。

按：无论虚实，因热性动血，易迫血妄行，故月经先期多与热邪相关；然各种原因损伤脾气，因而中气虚弱，统摄无权，冲任不固，经血失摄，以致月经先期来潮；脾为心之子，脾气既虚，则赖心气以自救。久则心气亦伤，以致心脾两虚；病延日久，脾损及肾，而该患者已过六七之岁，肾气渐虚，故而肾气更虚，而成为脾肾气虚，故治疗以归脾汤加补肾之品。因患者久病而郁，郁而化热，故心烦，舌红，故再加牡丹皮、生地黄以清郁热。全方健脾益气，养心安神，兼且补肾，故收良效。

（八）围绝经期综合征 – 肾虚肝郁血瘀

王某，女，47 岁。2013 年 12 月 27 日就诊。

主诉：月经推迟 3 个月。

既往史：初潮 14 岁，量中等，色红，无痛经及血块，行经 5 天，周期 28～30 天。

现病史：3 个月来月经推迟 10 天而至，量少，色暗红，行经 3 天，经期无不适，周期正常。末次月经 2013 年 11 月 17 日，此次已推迟 10 天未至。平素入睡困难，多梦，余无不适。舌暗红，苔薄黄，脉沉细。

西医诊断：围绝经期综合征。

中医诊断：月经延期。

证型诊断：肾虚肝郁血瘀。

治法：疏肝行经，补肾化瘀。

方药：促经汤加味。牡丹皮 12g，栀子 12g，当归 15g，白芍 12g，柴胡 12g，白术 15g，茯苓 15g，生甘草 6g，薄荷 6g，淫羊藿 15g，桃仁 9g，红花 12g。7 剂，每日 1 剂，水煎服。配合血府逐瘀口服液。

二诊（2014 年 1 月 4 日）：服上方后，月经仍未至，心烦急躁，失眠多梦，口干。舌红，苔薄白，脉沉细。给予桃红四物汤加味。桃仁 9g，红花 12g，熟地黄 12g，当归 15g，川芎 12g，赤芍 12g，干姜 6g，淫羊藿 12g，生黄芪 30g，黄柏 12g。7 剂，每日 1 剂，水煎服。

三诊（2014 年 1 月 10 日）：服上方后，2014 年 1 月 6 日月经来潮，现经期第 4 天，经量较前增多，色鲜红，无血块及痛经。现觉睡眠改善，头晕，服上方后纳呆、口臭。舌暗红，苔黄略干，脉滑。给予补肾调经方 2 号加味。枸杞子 15g，女贞子 15g，菟丝子 15g，五味子 9g，淫羊藿 12g，生黄芪 30g，杜仲 12g，续断 12g，丹参 30g，黄柏 12g，牡丹皮 12g。12 剂，每日 1 剂，水煎服。

四诊（2014 年 2 月 21 日）：服上方后，2014 年 2 月 4 日月经来潮，量色正常，自觉手足心热，少腹胀刺感，头晕，无纳呆、口臭，眠可。舌暗红，苔薄黄，脉滑。给予三妙散加味。苍术 12g，白术 12g，黄柏 12g，牛膝 9g，蒲公英 24g，生黄芪 30g，菟丝子 10g，当归 15g，三七 3g，杜仲 12g，续断 12g，生薏苡仁 12g，丹参 18g，鱼腥草 24g。7 剂，每日 1 剂，水煎服。

五诊（2014 年 3 月 7 日）：服上方后，2014 年 3 月 1 日月经来潮，量色正常，月经已正常 3 个周期。服上方后诸症减轻，少腹胀刺感消失，无明显手足心热及头晕，唯时有下腹坠胀感。舌红，苔薄黄，脉滑。继用 2 月 21 日方加桔梗 9g，牛膝 6g。10 剂，每日 1 剂，水煎服。

按：女性月经周期一般为 28～30 天。提前或延后 7 天左右仍属正常范围，周期长短因人而异。但是如果超出 7 天后还没有来月经，即为月经推迟。月经推迟主要考虑两个方面的原因，一个是妊娠，另一个是月经不调。该患者有 3 个月病史，故考虑是由月经不调引起的月经推迟。

中医学认为经水出诸肾，故月经病和肾关系密切，同时也和脾、肝、冲脉、任脉有关。月经推迟病因主要分为两种：一是虚证，是气血虚弱或肝肾亏损造成的。二是实证，是气血运行不畅造成的。该患者月经量少，色暗红，行经 3 天，平素心烦急躁，失眠多梦，为肝郁气滞化火的表现，故给予逍遥散疏肝通经治疗。此案需要注意的有两点，第一，促经不可妄用活血化瘀之品，因其有耗血动血之弊。第二，患者已 47 岁，年近绝经之时，天癸将竭，故经水来后，当注意补肾益精治疗，益经水之源。

（九）异常子宫出血－下焦湿热

郭某，女，28 岁。2013 年 4 月 16 日就诊。

主诉：月经不规律 10 年。

既往史：17 岁月经初潮，周期不定 15～30 天，经期 7～8 天，未调经治疗。

现病史：本次月经 2013 年 4 月 4 日来潮，量可色红，无血块及痛经，行经 7 天，血本已止，同房后阴道复又出血 5 天，量不多，色红，至今未止。自觉口干口苦，平素白带正常，未诉其他不适。宫颈涂片、妇科 B 超均未见异常。舌红苔黄腻，脉沉。

西医诊断：异常子宫出血。

中医诊断：月经先后不定期。

证型诊断：下焦湿热。

治法：清热祛湿，补肾止血。

方药：三妙散加味。苍术 12g，白术 12g，黄柏 9g，牛膝 9g，蒲公英 30g，鱼腥草 30g，生黄芪 30g，续断 12g，杜仲 12g，菟丝子 15g，三七（冲）3g，苦参 6g。10 剂，每日 1 剂，水煎服。

二诊（2013 年 4 月 23 日）：服上药 5 剂血止，无不适，舌淡红苔薄白脉沉，给予补肾调经方 1 号加蒲公英 24g，三七 3g，牡丹皮 12g，蒲黄炭 10g。7 剂，以补肾止血调经。

三诊（2013 年 5 月 3 日）：上诊处方因故未服用，2013 年 4 月 25 日月经来潮，至今未止，量多有血块，无痛经，余无不适。舌淡红苔薄白脉沉。予补肾调经方 1 号加三七 3g，小蓟炭 30g，蒲黄炭 10g，蒲公英 30g。6 剂，以补肾止血。

四诊（2013 年 5 月 10 日）：服上药 4 剂血止，无不适，待孕，舌淡红苔薄白脉沉。予三诊方去小蓟炭、蒲黄炭，加莪术 9g，生薏苡仁 12g。

按：患者初潮即迟，周期不定，先天不足，为肾虚之征。肾主水，阳虚则水停，水湿停聚，蕴而为湿，聚而为热，湿热蕴于下焦，故首诊时月经色红，口干口苦，舌红苔黄腻，而体本虚，故给予清热祛湿之剂佐以补肾止血之品而获效；二诊湿热之征尽去，无口干口苦，舌淡红苔薄白脉沉，故后续数诊皆以补肾为则，然唯恐湿邪复聚，少佐祛湿之品，诸药合用以助肾气，补肾益精以促其成孕。

（十）异常子宫出血－脾虚失摄

陈某，女，41 岁。2012 年 11 月 16 日就诊。

主诉：经期延长 2 年余。

既往史：初潮 13 岁，量中等，色红，无痛经及血块，行经 7 天，周期 28～30 天。2 年来无明显诱因经期延长，行经约 14 天，量多，无血块，无痛经，周期 28 天。

现病史：末次月经 2012 年 11 月 12 日，现正值经期，经量多，色淡，经期自觉乏力明显，腰痛，时有头晕，平素无不适。舌淡苔白脉沉细。

西医诊断：异常子宫出血。

中医诊断：经期延长。

证型诊断：脾虚失摄。

治法：健脾固摄。

方药：归脾汤加减。党参 15g，白术 15g，茯苓 15g，甘草 6g，当归 12g，生黄芪 30g，酸枣仁 18g，远志 6g，木香 9g，龙眼肉 12g，三七

（冲）3g，蒲公英24g，淫羊藿12g，杜仲9g，蒲黄炭15g。6剂，每日1剂，水煎服。

二诊（2012年11月23日）：服上药后月经量明显减少，经期较前略有缩短，现基本结束，共行经10天，但觉手足心汗出，无手足心热，经后无明显乏力、腰痛及头晕，余无不适。舌淡苔白边有齿痕，脉沉细。一诊方加生地黄12g。10剂。

三诊（2012年12月4日）：经期未至，但阴道极少出血，无其他不适。舌红少苔脉细。丹栀逍遥散加三七3g，生黄芪30g，菟丝子15g。3剂。

四诊（2012年12月7日）：预计12月8日至9日月经来潮，自12月4日阴道极少出血，服上方后仍有极少出血，余无不适。舌红少苔脉细微滑。继用12月4日方加女贞子15g，蒲黄炭12g。3剂。

五诊（2012年12月14日）：尚未服药，12月7日月经正常来潮，初期量少，12月12日至14日量多，但经量较前减少，现月经仍未止，量已极少，经期乏力较前明显减轻，无其他不适。舌淡尖红，苔薄白，脉沉细。给予补肾调经方2号加减。女贞子15g，枸杞子12g，菟丝子15g，五味子9g，淫羊藿12g，生黄芪30g，杜仲12g，续断12g，三七3g。6剂。

六诊（2013年1月8日）：服上药后月经12月15日结束，此次月经2013年1月4日按时来潮，现仍值经期，量不多，自觉怕冷，手足不温，易出汗，舌淡暗，边有齿痕，苔薄白脉滑。给予归脾汤加淫羊藿12g，三七3g，菟丝子15g，杜仲12g，续断12g，蒲黄炭15g。7剂。

后未再来诊，电话联系，诉2013年1月4日后已连续数个月经周期正常，无特殊不适。

按：经期延长有实有虚，实则多因瘀血阻滞冲任，新血不得归经，虚者多由阴虚内热，扰动血海而致经期延长。然则本患者，据其舌脉症，可辨证为脾虚失摄。脾虚失于固摄，血不得归经故而经期延长，脾虚气血乏源，故月经量多，色淡，脾虚不能上荣头目，则头晕，不能荣养肌肉则乏困无力。该患者虽为脾虚失摄，但中年肾气渐虚，故治疗上经期以归脾汤为主，平素以五子补肾汤补其本源，两法同用而收效。

（十一）卵巢功能减退－脾肾两虚血瘀

李某，女，41 岁。2013 年 11 月 9 日就诊。

主诉：月经量少半年。

既往史：既往体健，无过敏史。

现病史：半年来经期 2～3 天，月经量少，色暗红有血块，无痛经，经前轻度乳胀，周期提前 1 周，末次月经 10 月 23 日，自觉全身不舒。体格检查未见异常。2013 年 11 月 3 日本院行性激素检查：FSH 20.23mU/ml，LH 16.53mU/ml，PRL 6.12nmol/L，E_2 105.12pmol/L，Prog 0.67nmol/L，T 68.38nmol/L。舌微红苔白，脉沉细。白带正常。

西医诊断：卵巢功能减退。

中医诊断：经量减少。

证型诊断：脾肾两虚血瘀。

治法：补肾活血。

方药：补肾调经方合当归补血汤加味。枸杞子 15g，女贞子 15g，菟丝子 15g，五味子 9g，淫羊藿 12g，续断 12g，杜仲 12g，生黄芪 30g，当归 15g，牡丹皮 15g，丹参 18g。12 剂，每日 1 剂，水煎服。

二诊（2012 年 11 月 23 日）：服上药后，11 月 16 日月经来潮，量少，经期短，提前 1 周，全身不舒减轻，眼干明显。舌红苔黄，脉沉细。六味地黄汤加续断、杜仲、生黄芪、当归、丹参。10 剂。

三诊（2012 年 12 月 28 日）：一诊、二诊方交替使用，全身不舒明显减轻，无眼干，2012 年 12 月 12 日月经来潮，仍量少，经期短，舌红苔腻，脉沉。一诊方加紫河车。10 剂。

四诊（2013 年 2 月 26 日）：经治疗，月经周期基本稳定，经量增加，经期仍短，舌微红苔白脉沉细。一诊方加紫河车、柴胡。10 剂。

五诊（2013 年 4 月 19 日）：服药后 2013 年 4 月 18 日月经来潮，周期正常，现经期第 2 天，量少，色暗，无血块痛经。舌红少苔而黄，舌体胖大有齿痕，脉沉细。归脾汤加女贞子，黄精，杜仲，续断，牡丹皮。14 剂。

按：该患者经量少的同时伴有经期提前，为阴血不足，化热成瘀之象，故治疗总以补益精血，化瘀除热为原则，故以补肾调经汤、六味地黄汤、归脾汤交替使用，月经周期正常，而经量仍少，乃有形之品难补也。

（十二）围绝经期综合征 – 肾虚血瘀

刘某，女，42 岁。2014 年 10 月 21 日就诊。

主诉：闭经 7 个月。

既往史：月经初潮 12 岁，平素行经 7 天，月经周期 30 天，量不多，无血块及痛经。肾移植术后 12 年。

现病史：近 2 年，60～90 天来潮 1 次，闭经不至 7 个月，白带量少色黄。伴身热乏力，自汗心烦，纳可，二便调，眠可。舌暗苔薄黄，脉沉细。

西医诊断：围绝经期综合征。

中医诊断：闭经。

证型诊断：肾虚血瘀。

治法：补肾化瘀。

方药：补肾化瘀方加味。枸杞子 15g，女贞子 15g，菟丝子 15g，五味子 9g，淫羊藿 12g，杜仲 12g，续断 12g，生黄芪 30g，丹参 18g，车前草 9g。7 剂，每日 1 剂，水煎服。

二诊（2014 年 11 月 18 日）：2014 年 10 月 27 日查性激素全套：E_2 1096.00pmol/L，Prog 1.21nmol/L，FSH 31.63mU/ml。服上方 7 剂后，2014 年 11 月 14 日于服药后 7 天月经来潮，量少，行经 5 天，今日基本干净。行经期间身热自汗，失眠，身痒，余无不适。舌暗苔黄腻，脉滑。继用上方加地肤子 12g，丹参 24g，蒲公英 24g。10 剂，每日 1 剂，水煎服。配合定坤丹每日 1 次，每次 1 丸。

三诊（2014 年 12 月 2 日）：服上方后，身热自汗减轻，但觉手足心热，仍有荨麻疹，余无不适。舌暗苔薄白，脉沉细。继用 10 月 21 日方加牡丹皮 12g，生地黄 12g。10 剂，每日 1 剂，水煎服。

四诊（2014 年 12 月 16 日）：服上方后，仍手足心热，荨麻疹，无明显身热自汗，余无不适。舌暗苔薄白，脉沉细。继用 10 月 21 日方加牡丹皮 12g，生地黄 15g。10 剂，每日 1 剂，水煎服。配合定坤丹每日 1 次，每次 1 丸。

五诊（2014 年 12 月 30 日）：12 月 29 日月经来潮，量少，色暗，腰痛不适，无乳胀及少腹痛，无手足心热，荨麻疹已愈，余无不适。舌暗苔薄白腻，脉沉细。给予桃红四物汤加味。桃仁 9g，红花 10g，生地黄 12g，川芎 12g，当归 12g，白芍 12g，炮姜 6g，金银花 12g，杜仲 12g，鱼腥草 24g，生黄芪 30g。4 剂，每日 1 剂，水煎服。

六诊（2015 年 1 月 9 日）：服上方后，月经量未见明显增多，行经 6 天，于 2015 年 1 月 3 日结束，自觉身热汗出，余无不适。舌暗苔薄白腻，脉沉细。给予补肾化瘀方加味。枸杞子 15g，女贞子 15g，菟丝子 15g，五味子 9g，淫羊藿 12g，杜仲 12g，续断 12g，生黄芪 30g，丹参 30g，当归 15g，牡丹皮 12g，生地黄 12g。7 剂，每日 1 剂，水煎服。配合定坤丹每日 1 次，每次 1 丸。

七诊（2015 年 1 月 20 日）：身热汗出等症减轻，余无不适。距月经来潮还有 9 天。舌淡苔薄白，脉沉细。继用 1 月 9 日方，7 剂，每日 1 剂，水煎服。配合逍遥丸每日 3 次，每次 8 粒。口服血府逐瘀口服液每日 3 次，每次 10ml。

八诊（2015 年 2 月 3 日）：服上方后，月经尚未来潮，自觉容易上火，余无不适。舌淡苔薄白，脉沉细。枸杞子 15g，女贞子 15g，菟丝子 15g，五味子 9g，淫羊藿 12g，杜仲 12g，续断 12g，生黄芪 30g，丹参 30g，生地黄 12g。7 剂，每日 1 剂，水煎服。

按：六七妇人，肾气渐衰，天癸将绝，精气不足，不能运行血脉，而内生血瘀，故先时月经延期而量少，渐则闭经不至。就诊时已闭经 7 个月。给予补益肾精之剂，佐以活血之品，肾精足则天癸至，血行则经行。经治疗月经来潮，然毕竟肾精气渐衰，故而月事仍不准，时有延迟，需进一步巩固疗效。

（十三）闭经 – 肝郁肾虚

孙某，女，21 岁。2012 年 12 月 28 日就诊。

主诉：闭经半年。

既往史：初潮 12 岁，量中等，色红，无痛经及血块，行经 5 天，周期 28～30 天。

现病史：半年前去外地上大学，即经闭不至，半个月前放假回家后于 2012 年 12 月 15 日月经来潮，但量少，经期短，仅 2 天，白带正常。面红目赤，汗多，自觉压力大，近期体重明显增加 5～10kg。余无不适。舌红苔薄白，脉沉细。

西医诊断：闭经。

中医诊断：闭经。

证型诊断：肝郁肾虚。

治法：疏肝补肾化瘀。

方药：促经汤加味。当归 12g，白芍 12g，柴胡 12g，白术 12g，茯苓 15g，甘草 6g，薄荷 6g，续断 12g，杜仲 12g，丹参 24g，生地黄 12g。6 剂，每日 1 剂，水煎服。

二诊（2013 年 1 月 15 日）：服上方后月经 2013 年 1 月 10 日来潮，仍量少，色鲜红，无血块及痛经，心烦急躁，体胖，舌淡苔薄白脉沉细。2012 年 12 月 31 日于本院查 FSH 5.1mU/ml，LH 14.95mU/ml，PRL 24.76nmol/L，余正常；B 超正常。补肾调经方 1 号加当归 12g，白芍 12g。10 剂。

三诊（2013 年 2 月 1 日）：服上药 8 剂后，月经于 2013 年 1 月 23 日来潮，经行 7 天，量可，无自觉不适，舌淡苔薄白，脉沉细。补肾调经方 2 号加当归 12g，白芍 12g。10 剂。

四诊（2013 年 2 月 26 日）：服上方后月经于 2013 年 2 月 20 日来潮，经行 7 天，量可，无自觉不适，舌淡苔薄白脉沉细。二诊方继用 10 剂。

五诊（2013 年 3 月 15 日）：无不适，月经将至，一诊方 6 剂。

按：年轻女性，外地求学，压力大，精神紧张，肝郁气滞，兼之体重增加，为脾肾不足，化水失责。二者互协，气滞湿浊内阻，胞脉不通，故而经闭不至。气行则水行，故首诊以疏肝行气为主，兼以补肾化瘀之品，而月经来潮；后以补肾健脾补血之剂调理气血，精血充盈则经量正常。

（十四）卵巢功能早衰 – 肾虚血瘀

肖某，女，39 岁。2013 年 11 月 12 日就诊。

主诉：闭经 60 天。

既往史：月经量少，经期 5～6 天，经色可，周期 28～30 天。

现病史：2 个月前无明显诱因出现闭经 50 天，我院门诊行性激素结果显示：LH 44.13mU/ml，T<0.03ng/ml，FSH 35.53mU/ml；用黄体酮治疗后于 10 月 25 日月经来潮，行经 2 天量少，色暗红，无不适，现为调整月经周期来诊。舌质暗红苔白，脉沉。

西医诊断：卵巢功能早衰。

中医诊断：闭经。

证型诊断：肾虚血瘀。

治法：补肾化瘀。

方药：补肾化瘀方。枸杞子 15g，女贞子 15g，菟丝子 15g，五味子 9g，淫羊藿 9g，杜仲 12g，续断 12g，生黄芪 30g，丹参 30g，干姜 6g。12 剂，水煎取汁 200ml，早晚分服。

二诊（2013 年 11 月 22 日）：上方服 3 剂后，月经来潮，月经量可，行经 5 天，经色正常，无不适，来诊时，月经已经干净。继续用上方加丹参 18g，12 剂。

按：该患者 39 岁，几近六七之龄，无诱因闭经，根据性激素结果诊断为卵巢功能早衰。《素问·上古天真论》曰："五七，阳明脉衰，面始焦，发始堕。六七，三阳脉衰于上，面皆焦，发始白。"五七之后，肾气渐衰，肾精渐虚，肾阴天癸减少，气不足则血不行，另血失温煦宜瘀。故而肾虚血瘀，给予补肾化瘀治疗，3 剂后月经即来潮，充分体现了补肾在治疗闭经中的重要作用。

（十五）闭经 – 肝郁肾虚血瘀

雷某，女，24 岁。2013 年 3 月 22 日就诊。

主诉：闭经 6 个月。

既往史：初潮 12 岁，量中等，色红，无痛经及血块，行经 4～5 天，周期 28～30 天。

现病史：来西安读研后月经 6 个月未至，期间经黄体酮治疗后行经 1 次，末次月经 2013 年 2 月 19 日。白带量多色白无异味，近 4 天来白带中有血丝。心烦急躁，手足不温，乳房胀痛不适，余无不适。舌红苔薄黄，脉弦。

西医诊断：闭经。

中医诊断：闭经。

证型诊断：肝郁肾虚血瘀。

治法：疏肝补肾化瘀。

方药：促经汤加味。当归 12g，白芍 12g，柴胡 12g，白术 12g，茯苓 15g，甘草 6g，桃仁 9g，红花 12g，淫羊藿 12g，薄荷 6g。7 剂，每日 1 剂，水煎服。

二诊（2013 年 4 月 5 日）：服上药后 4 月 1 日月经来潮，量可，有血块，今日月经刚结束，腰酸乏力，无明显心烦急躁及乳房胀不适，仍觉手足不温，舌红苔黄脉沉，予补肾调经方 1 号，10 剂。

三诊（2013 年 5 月 10 日）：服上方后症减，腰酸乏力减轻，但白带量仍多，色白，月经尚未来潮，现有经前症状心烦急躁及乳房胀不适，舌红苔黄腻，脉滑。予一诊方中加续断 12g，杜仲 12g，菟丝子 15g。7 剂。

四诊（2013 年 6 月 25 日）：服上方后 5 月 15 日月经来潮，未再来诊，本月仍未来潮，无心烦急躁及乳房胀不适，舌红少苔，脉沉略滑，予一诊方 7 剂。

五诊（2013 年 6 月 28 日）：服上方 3 剂仍未来潮，已推迟 12 天，无不适，予补肾调经方 2 号，10 剂，辅以定坤丹、血府逐瘀口服液。

按：该患者为青年女性，既往月经正常，来西安读研后即月经不至，应该与地域变换、学习紧张、精神压力大相关，肝郁气滞，气滞血瘀，胞脉不通，故而经闭不至。肾为天癸之源，故首诊以疏肝行气为主，兼以补肾化瘀之品，服药后月经即至。此患者因学习之故，不能坚持按周期服用中药以调周治疗，故而疗效不佳。此类患者应提前告知其治疗连续性的必要性，再则嘱其缓解压力，方能奏效。

（十六）卵巢功能早衰 – 肝郁肾虚

卿某，女，32 岁。2012 年 10 月 9 日就诊。

主诉：月经推迟 3 个月，闭经半年。

既往史：月经规律，14 岁初潮，周期 28～30 天，经期 5～6 天，经量少，色暗红，无血块，无痛经，无经前乳房胀痛。孕 3 产 1，曾行 2 次药流术。剖宫产 1 子。产后出现月经推迟 10 天左右，我院妇科诊断为卵巢早衰。给予克龄蒙治疗，月经周期的第 5 天起，每天 1 次，每次 1 片，共服 21 天，停药 7 天后继续服用。用药 3 个月，月经按时来潮，后再用 1 个月，出现闭经，继续服用 2 个月，月经仍未来潮，遂停药至今。

现病史：来诊时已停经半年，伴腰膝酸软，烦躁，失眠，记忆力减退，带下量少，性欲减退，饮食可，二便正常。查性激素示 E_2 20.17pg/ml，Prog 2.03ng/ml，PRL 16.19ng/ml，LH 35.23mU/ml，FSH 40.65mU/ml，T 33.29ng/dl。B 超示：宫后少量积液，子宫及双附件未见明显异常。妇科检查示外阴已婚已产式，阴道畅，分泌物少；宫颈光滑；宫体后位，常大，质软，动度可；双侧附件未触及异常。舌质暗红，苔薄白，脉沉弦尺弱。

西医诊断：卵巢功能早衰。

中医诊断：闭经。

证型诊断：肝郁肾虚。

治法：疏肝通经。

方药：逍遥散加减。柴胡 12g，当归 12g，白芍 12g，炒白术 12g，红花 12g，茯苓 15g，生甘草 6g，薄荷 6g，桃仁 6g，川牛膝 9g，淫羊藿 9g，生黄芪 30g，蒲公英 24g。

二诊（2012 年 10 月 16 日）：月经未来潮，患者烦躁减。此时按疏肝补肾周期，第一阶段给予五子衍宗汤加减促排卵治疗，具体如下：枸杞子、女贞子、菟丝子各 15g，杜仲、续断各 12g，五味子 9g，紫河车 6g，生黄芪 30g，丹参 18g。连用 14 天。

三诊（2012 年 10 月 30 日）：加入淫羊藿 9g，用药 7 天。

四诊（2012 年 11 月 6 日）：腰膝酸软及烦躁减，舌质暗红，苔薄黄微腻，脉沉。给予第二阶段促月经治疗，方以逍遥散加减为主，用柴胡、当归、白芍、炒白术、红花、淫羊藿各12g，茯苓15g，生甘草、薄荷、桃仁各6g，川牛膝9g，生黄芪30g。

五诊（2012年11月13日）：7天后患者来诊，上方服用后仍未来潮，舌质暗红，苔薄黄微腻，脉略滑。嘱患者如月经来潮，期间注意避免饮食、起居寒凉太过。同时按照疏肝补肾周期治疗第一阶段给予五子衍宗汤，加减同上治疗。

六诊（2012年11月20日），诉上方服用第4天后月经来潮，量少，经色污浊，时有少腹胀痛，舌质暗红，苔薄黄微腻，脉滑，继续用上方加入炒苍术12g，蒲公英24g。服药方法为每日1剂，早晚各服1次，水煎服。继续上述方案调周治疗，分别于2012年12月24日，2013年1月26日来潮，每次经期3～4天，量可，白带正常。

按： 该医案为卵巢早衰导致闭经的患者。该患者先是月经推迟，逐渐出现闭经，最后给予人造月经周期治疗，但亦出现闭经半年而就诊。患者卵巢早衰考虑与堕胎频繁，兼产伤而致天癸耗竭、肾阴不足，胞宫失养有关。该患者有长期雌激素替代治疗史，并逐渐出现绝经，故未再给予药物促月经。在试用疏肝促经无效后，未拘泥于必须行经，而是抓住卵泡发育和卵子排出的关键点，从疏肝补肾调周法的第一阶段滋肾养阴开始。在五子衍宗汤基础上，加入血肉有情之品紫河车（也可用鸡子黄代替），促进阴精滋长；并加入活血化瘀药物丹参，改善卵巢的血液循环，以利于卵泡发育成熟。对于促经成功的患者，以三七最佳，活血以利于卵泡发育，止血以防经后活血有耗血动血之弊。周期的第15天起，根据患者经济情况，可酌情加入温阳药物，如淫羊藿或鹿茸，因势利导，实现重阴必阳的转化。以鹿茸最佳，填阴血而温阳，性温而不燥，能使促黄体生成素浓度增加。一般用量为1g，取阴中求阳，而防阳热伤阴精之弊。

自第21天起，进入第二阶段，以疏肝温肾助阳通经为治，用逍遥散加减。方中加入川牛膝，以因势利导，行瘀下血。28天即第一个调周治疗结束后，如月经仍未来潮，也应转入下一个周期的治疗。切不可因一味追求月经来潮，而过用峻猛之破气破血之品，以免经行过度，耗伤精血。

此例患者 B 超提示子宫后有少量积液，考虑存在时毒，故加入炒苍术、蒲公英以燥湿解毒。经过 3 个周期的治疗，患者月经如期来潮，并且月经量逐渐增加。

（十七）围绝经期综合征 – 肝郁，肝肾不足

吴某，女，42 岁。2013 年 8 月 27 日就诊。

主诉：闭经 5 年。

既往史：初潮 14 岁，量中等，色红，无痛经及血块，行经 5 天，周期 28～30 天。

现病史：5 年前因生气后睡卧凉湿地面数小时，当月即月经未至，至今未来潮。5 年来体重明显增加，心烦性急易怒，情绪不佳，易悲易哭，早生华发，便秘，腰膝无力，视力下降，心悸不适。舌红，苔薄黄，脉微弦。

西医诊断：围绝经期综合征。

中医诊断：绝经前后诸证。

证型诊断：肝郁，肝肾不足。

治法：疏肝补肾化瘀。

方药：促经汤加味。牡丹皮 12g，栀子 12g，当归 12g，白芍 12g，柴胡 12g，白术 15g，茯苓 15g，生甘草 6g，薄荷 6g，淫羊藿 12g，丹参 30g。10 剂，每日 1 剂，水煎服。配合血府逐瘀口服液。

二诊（2013 年 9 月 27 日）：服上方后，症状稍减轻，未坚持服药，现诸症仍在，并觉尿频，头晕，耳鸣，腰困多梦。查性激素全套示 E_2 33.49pmol/L，FSH 70.78mU/ml，LH 35.73mU/ml；妇科 B 超示子宫痿小。舌红，苔薄黄，脉沉。

给予补肾调经方 2 号加味。枸杞子 15g，女贞子 15g，菟丝子 15g，五味子 9g，淫羊藿 12g，杜仲 12g，续断 12g，生黄芪 30g，丹参 30g，当归 15g，白芍 12g，干姜 6g。10 剂，每日 1 剂，水煎服。配合定坤丹。

三诊（2013 年 10 月 11 日）：服上药后月经仍未来潮，然诸症明显减

轻，现性急易怒，情绪多变，便秘。舌红，苔薄黄，脉沉细。继用二诊方加玄参15g，生地黄1g。7剂，每日1剂，水煎服。配合定坤丹。

四诊（2013年10月18日）：月经仍未来潮，腰酸腿困及心烦急躁明显好转，失眠，时心烦欲哭，时有便秘舌红，苔薄白，脉沉。继用二诊方加玄参15g，生地黄1g，黄柏12g。7剂，每日1剂，水煎服。配合定坤丹。

五诊（2013年10月25日）：服上方后症减，现双乳胀，以夜间为重，甚则胀痛不适，生气后加重，手麻、心悸、心烦减轻。舌红，苔薄黄，脉沉细。继用二诊方加鱼腥草30g。10剂，每日1剂，水煎服。配合定坤丹。

六诊（2013年11月6日）：服上方后症减。舌红，苔薄黄，脉沉细。给予促经方加味。牡丹皮12g，栀子12g，当归12g，白芍12g，柴胡12g，白术15g，茯苓15g，生甘草6g，薄荷6g，干姜6g，淫羊藿15g，桃仁9g，红花12g，鱼腥草30g。10剂，每日1剂，水煎服。配合定坤丹。

七诊（2013年11月12日）：服上方后症减。舌红，苔薄白，脉沉细。继用11月6日方加菟丝子12g。10剂，每日1剂，水煎服。配合定坤丹。

八诊（2013年11月22日）：服上方后诸症明显减轻，现无特殊不适，月经仍未至。舌红，苔薄白，脉沉细。给予补肾调经方2号加味。枸杞子15g，女贞子15g，菟丝子15g，五味子9g，淫羊藿12g，生黄芪30g，丹参30g，当归15g，白芍12g。7剂，每日1剂，水煎服。配合定坤丹。

九诊（2013年11月29日）：服上方后时便秘，余无特殊不适，月经仍未至。舌红，苔薄白，脉沉细。继用11月22日方加牡丹皮12g，生地黄15g，蒲公英18g。10剂，每日1剂，水煎服。配合定坤丹。

十诊（2014年6月6日）：患者坚持服药，复查性激素全套示E_2 60.58pmol/L，FSH 73.75mU/ml，LH 31.33mU/ml；妇科B超示子宫附件未见异常。月经仍未至，轻度心烦、手麻。舌红，苔薄白，脉沉。继用11月22日方加车前草15g。7剂，每日1剂，水煎服。配合定坤丹。

按：该患者初次闭经年龄为37岁，严格意义来说不能诊断为卵巢功能早衰，且鉴于患者来诊时已经超过40岁，闭经5年，故考虑诊断为围绝经期综合征。围绝经期综合征又称更年期综合征，是女性绝经前后出现性激素波动或减少所致的一系列以自主神经系统功能紊乱为主，伴有神经心理症状的一组症候群。该患者出现心烦性急易怒，情绪不佳易悲，时有心烦欲哭等一系列神经心理症状。更年期综合征出现的根本原因是生理性或病理性因素引起的卵巢功能衰竭，雌激素减少。对于绝经及相关症状（如血管舒缩症状、泌尿生殖道萎缩症状、神经精神症状等），现代医学采用激素替代疗法治疗。由于现代医学用激素替代疗法存在一定的副作用及危险性，尤其是长期单独应用雌激素会增加子宫内膜癌、乳腺癌的相对危险性，故患者往往求助于中医的个体化辨证施治来改善围绝经期综合征。

女性绝经前后，肾气渐渐衰弱，天癸将绝，冲任二脉虚，经血亏虚，脏腑失于濡养，阴阳失调而发为本病，因此肾虚是本病发病的关键。同时由于冲任空虚，使得肝的藏血和疏泄功能发生障碍，患者往往表现为月经不调甚而闭经，情志失常。故治疗该患者，初以丹栀逍遥散加减，一方面在于促经，另一方面在于调畅情志，待其症状缓解，仍以五子补肾丸加减补肾益精治疗为主。经近 1 年的治疗，月经虽仍未来潮，然自觉症状基本缓解，无明显不适，且复查 E_2 明显增加，B 超示子宫瘦小基本恢复，获得较为满意的疗效。

（十八）免疫性不孕 – 肝郁肾虚

赵某，女，29 岁。2012 年 7 月 13 日就诊。

主诉：婚后 1 年不孕。

既往史：月经规律，13 岁初潮，经期 5～6 天，色红量中等，无血块及痛经，周期 28～30 天，无经前乳房胀痛。

现病史：自诉结婚 1 年，未避孕，未孕，遂来我院妇科就诊，查 ACA（＋）、AsAb（＋），给予药物治疗半年后复查 ACA（＋）、AsAb（－），效果不显著，而求诊于中医。平素常觉心烦性急易怒，手足不温，入睡困难，睡后易醒，口干，纳可，二便调。末次月经 2012 年 6 月 29 日，白带色质量正常。舌淡红，苔薄黄，脉沉细。

西医诊断：免疫性不孕。

中医诊断：不孕。

证型诊断：肝郁肾虚。

治法：疏肝解郁补肾。

方药：促经方加减。当归 15g，白芍 12g，柴胡 12g，白术 15g，茯苓 15g，生甘草 6g，菟丝子 15g，生黄芪 30g，淫羊藿 12g，牡丹皮 15g，生地黄 15g。10 剂，每日 1 剂，水煎取汁 400ml，早晚分服。

二诊（2012 年 7 月 27 日）：患者症状改善，无明显心烦性急易怒及口干，手足不温及失眠减轻，略有腹泻，舌淡红苔薄黄，脉沉细。继用上方，生地黄改为 12g，加生薏苡仁 12g。10 剂，每日 1 剂，水煎服。

三诊（2012 年 8 月 16 日）：自诉无自觉症状，2012 年 8 月 14 日本院复查 ACA（–）、AsAb（–）。未再服用中药。

按：患者婚后未孕，查抗体阳性，中医学无相应病名诊断，按其症诊为不孕，据其舌脉症辨证为肝郁肾虚证。肝郁则心烦性急易怒；手足不温为肝郁阳气不展之故；郁而化热则扰心神则失眠，热伤阴则口干；肾虚心肾不交亦见失眠。肝主疏泄、主藏血，内寓相火，体阴用阳，肾主藏精，主生殖。治肝以疏肝养肝为主，意在调其疏泄功能，使肝气条达；治肾以补肾阴温肾阳为则。服药 20 剂而抗体转阴，足见辨证治疗之效。半年后电话随访，已孕。

（十九）免疫性不孕 – 肾虚血瘀

李某，女，30 岁。2013 年 9 月 3 日就诊。

主诉：发现子宫内膜抗体阳性 2 个月。

既往史：体健，14 岁初潮，周期 27～29 天，经期 3～5 天，月经量少，色暗有血块，无痛经，无经行乳胀，末次月经 2013 年 8 月 10 日，白带色质量正常。无食物药物过敏史。患者 3 个月前孕 5 周自然流产，产后在我院行抗子宫内膜抗体检测阳性，曾服用知柏地黄丸治疗，治疗后出现腹泻而停药，遂来诊。

现病史：来诊时患者诉平素腰膝酸软、怕冷，月经量少，经色暗红，有血块，伴有经前急躁，少腹坠胀感。

西医诊断：免疫性不孕。

中医诊断：滑胎。

证型诊断：肾虚血瘀。

治法：化瘀补肾。

方药：桃红四物汤加减。当归 12g，川芎 12g，熟地黄 12g，白芍 12g，桃仁 6g，红花 9g，菟丝子 15g，炒白术 15g，杜仲 12g，干姜 6g，生黄芪 30g。7 剂，每日 1 剂，水煎取汁 400ml，早晚分服。

二诊（2013 年 9 月 10 日）：上方服用 7 剂后，患者症状减轻，2013 年 9 月 8 日月经来潮，经量较前有所增加。仍有怕冷，白带量多，舌暗红边有紫暗，苔薄白，脉沉。继续用上方加蒲公英 15g，鱼腥草 24g，淫羊藿 9g。30 剂。

三诊（2013 年 10 月 15 日）：患者连续服用上方 30 剂，3 天前在我院复查子宫内膜抗体阴性，现准备受孕来诊。舌暗红边有紫暗，苔薄白，脉细。给予补肾调经方 1 号。枸杞子 15g，女贞子 15g，菟丝子 15g，丹参 15g，淫羊藿 9g，生黄芪 20g，杜仲 12g，续断 12g。10 剂，每日 1 剂，水煎取汁 400ml，早晚分服。

按：抗子宫内膜抗体及抗精子抗体阳性是不孕症的常见原因。当女性子宫内膜有炎症时，可能转化成抗原或半抗原，刺激机体自身产生抗子宫内膜抗体（AEMAb）。此外人工流产刮宫时，胚囊也可能作为抗原刺激机体产生抗子宫内膜抗体，导致不孕、停孕或流产。另外，女性也常见抗精子抗体阳性。这类患者发病之前也多有子宫内膜炎、阴道炎、输卵管炎等生殖系统炎症。因此对于抗体阳性的患者临床辨证以湿热型及肾虚型多见。该患者特殊之处在于月经量少，经色暗红，有血块舌紫暗，瘀血明显，故给予桃红四物汤治疗后有效。结合现代医学认为上述抗体产生多与感染有关，故加入蒲公英 15g，鱼腥草 24g，以清热解毒。气滞血瘀适宜温通，可加入炮姜，我院无炮姜故以干姜代替，起温通活血之效。

（二十）卵巢早衰 – 肝郁肾虚

邵某，女，31 岁。2013 年 6 月 21 日就诊。

主诉：闭经 4 年。

既往史：月经规律，14 岁初潮，经期 5～6 天，经量少，色暗红，无血块，无痛经，无经前乳房胀痛，周期 28～30 天，白带色质量正常。4 年前快速减肥后出现月经逐渐稀少，继而闭经，我院妇科经检查诊断为卵巢早衰，并给予克龄蒙人工周期治疗后月经来潮，无白带。曾试图停克龄蒙，停则闭经。现已治疗 4 年，婚后 4 年未孕，伴有脱发、食后腹胀、多梦，腰膝酸软，烦躁，记忆力减退，带下量少，二便正常。2013 年 3 月 15 日于本院查性激素：E_2 19.7pg/ml，Prog 3.01ng/ml，PRL 18.9ng/ml，LH 45.38mU/ml，FSH 60.54mU/ml，T 38.91ng/dl。妇科 B 超：子宫体积缩小，宫后积液。妇科检查：外阴已婚未产式，阴道畅，分泌物少；宫颈光滑；宫体后位，常大，质软，动度可；双侧附件未触及异常。为求停药怀孕来诊。

现病史：我院门诊查 B 超示子宫体积缩小，宫后积液。服药状态末次月经 2013 年 5 月 29 日；曾有甲状腺功能减退史 10 年，服用优甲乐（左甲状腺素钠片）每日 50μg，近期复查甲状腺功能正常。舌质淡暗红，苔薄白水滑，脉弦细。

西医诊断：卵巢早衰。

中医诊断：不孕。

证型诊断：肝郁肾虚。

治法：疏肝通经。

方药：促经方加减。当归 15g，白芍 15g，柴胡 15g，炒白术 15g，生甘草 6g，茯苓 15g，薄荷（后下）6g，菟丝子 15g，淫羊藿 9g，焦杜仲 12g，续断 12g，桃仁 9g，红花 12g，干姜 6g。7 剂，每日 1 剂，水煎取汁 400ml，早晚分服。

二诊（2013 年 7 月 5 日）：上方服用 7 剂后月经来潮，患者烦躁减。此时按疏肝补肾周期第一阶段治疗，给予补肾助孕方促排卵。枸杞子 15g，女贞子 15g，菟丝子 15g，杜仲 12g，续断 12g，五味子 9g，紫河车

6g，生黄芪 30g，丹参 18g。7 剂，每日 1 剂，水煎取汁 400ml，早晚分服。

三诊（2013 年 8 月 9 日）：上方服用 7 剂后自觉胃脘不舒，且工作繁忙，未再就诊，此番来诊时月经已推迟 12 天仍未来潮，乏力，烦躁，舌暗红苔薄白，脉沉。予促经方加减。当归 15g，白芍 15g，柴胡 15g，炒白术 15g，生甘草 6g，茯苓 15g，薄荷（后下）6g，淫羊藿 12g，桃仁 9g，金银花 12g，干姜 6g。7 剂，每日 1 剂，水煎取汁 400ml，早晚分服。

上方服用 7 剂后，月经来潮。其后患者坚持按照补肾调周法进行治疗，停用克龄蒙，月经规律，经量偏少，于 4 年后怀孕产子。

按：该患者卵巢早衰致不孕考虑与快速减肥后致脾胃气虚，气血化生乏源，久则导致肾精不足，胞宫失养有关。该患者有长期雌激素替代治疗史，故未再给予药物促月经。患者因脾虚致脾肾不足，故有食后腹胀、记忆力减退、脱发表现，同时肾精不足，肾阴亏虚，水不涵木，且久病情志不舒，出现肝郁化火，多梦，烦躁，闭经，脉弦。故给予疏肝健脾治疗，服药 1 周后月经来潮。但因长期气血乏源，导致肾阴不足发为闭经，病本为肝郁肾虚，故仍需按规律调周治疗，自行停药，使得治疗中断，继续按照疏肝补肾调周法治疗。

（二十一）不良孕 – 肾虚血瘀

张某，女，29 岁。2013 年 5 月 3 日就诊。

主诉：不良孕一个半月。

既往史：月经规律，12 岁初潮，经期 5～6 天，量色质均正常，无血块及痛经，周期 28～31 天，无经前乳房胀痛，白带正常。曾人工流产 2 次。

现病史：孕 10 周 2 天。2013 年 3 月 18 日，因阴道少量出血于我院查 B 超提示"空泡妊娠"（胎儿停育），后自然流产，阴道出血持续 5 天，于 2013 年 4 月 23 日月经来潮，经量较前明显减少，经期 3 天后淋漓不断 2 天，色暗有血块，伴腰痛、少腹痛，就诊时自觉汗出明显，两侧颞部不适，口干，有痰，便溏，日 1 次，便前小腹不适，双膝酸软。舌暗紫明显，苔白脉沉。

西医诊断：不良孕。

中医诊断：堕胎后经量减少。

证型诊断：肾虚血瘀。

治法：急则治其标，活血化瘀，少佐补肾。

方药：血府逐瘀汤加味。当归12g，生地黄12g，桃仁9g，红花12g，枳壳12g，赤芍12g，柴胡12g，川芎12g，牛膝9g，干姜6g，生黄芪30g，菟丝子15g。7剂，每日1剂，水煎取汁400ml，早晚分服。

二诊（2013年5月10日）：服上方后，症状改善不明显，舌紫暗明显，苔薄黄，脉沉。上方加生薏苡仁12g，车前草12g，白术15g。7剂，并行抗体检查。

三诊（2013年5月24日）：服上方后，自觉症状有所减轻，月经未至，近2天外感，觉咽中不适，舌紫暗，苔薄黄，脉沉滑。给予补肾调经方2号加三七3g，蒲公英24g，牡丹皮12g，生地黄12g，金银花12g。7剂。患者未行抗体检查。

四诊（2013年6月7日）：服上方后月经5月25日来潮，经量可，有血块，无痛经，诸症减轻，舌紫暗苔少，脉沉。给予5月24日方加生牡蛎12g，炒白术15g，焦杜仲12g。10剂。

五诊（2013年6月18日）：无特殊不适，月经将至，舌紫暗苔薄白，脉沉。给予促经方7剂。

六诊（2013年7月2日）：服上方后月经提前，6月19日来潮，量多，经行6天，有较多血块，白带色黄，舌紫暗，但较前明显好转，苔薄白，脉沉。予补肾调经方2号加牡丹皮12g，当归12g，白芍12g，葛根12g，鱼腥草30g，蒲公英24g，生薏苡仁15g。10剂。

七诊（2013年7月12日）：经期将至，乏力便溏，舌淡紫体胖边有齿痕，苔白，脉滑，促经方加杜仲12g，续断12g，菟丝子15g，生黄芪30g，鱼腥草2g，蒲公英24g。7剂。

按：该患者因人流致习惯性流产，究其成因，为人流之术伤及胞脉，气血不调，胞脉受伤，进而损伤胎系，胎元不实，而致堕胎。该患者，舌紫而极暗，血瘀极甚，月经不规则，故治疗以活血为主，无论补肾抑或疏肝，皆加大量活血之品。后期考虑瘀久化热，加入清热解毒之品。数诊后，周期前后 4~5 天内，且舌质明显变化，瘀紫之象明显减轻，故辨证准确，是取得疗效的基础。1 年后备孕再次服中药，以促经方、补肾调经方治疗 3 个月后，再次怀孕，电话随访，顺产 1 子。

（二十二）慢性盆腔炎－湿热证

曹某，女，51 岁。2014 年 7 月 11 日就诊。

主诉：少腹胀痛反复发作 5 年。

既往史：月经 13 岁初潮，周期 25~27 天，行经 3~5 天，经期有少腹痛。

现病史：5 年来无明显诱因少腹胀痛，伴白带色黄量多，时有异味，伴有腰膝困重，乏力，无尿频、尿急、尿痛，无发热。曾多次在我院及西安某医院行妇科检查诊断为"慢性盆腔炎"，白带常规曾有"细菌感染"（未见报告），后多次复查均正常。5 年来症状时轻时重，严重时自行服用妇科千金片，可以缓解疼痛，但始终存在，无尿频、尿急、尿痛，无发热。平素怕冷，恶风，便秘，2 天一行，质干。纳可，小便正常，睡眠正常，闭经 4 个月。双侧少腹部位压痛，无反跳痛，2014 年 7 月 6 日于本院行白带常规，未见异常。舌红苔黄腻，脉滑。

西医诊断：慢性盆腔炎。

中医诊断：腹痛。

证型诊断：湿热。

治法：清利湿热。

方药：清热利湿方加味。炒苍术 12g，炒白术 12g，黄柏 12g，牛膝 9g，蒲公英 30g，鱼腥草 24g，生黄芪 30g，丹参 24g，菟丝子 15g，杜仲 12g，淫羊藿 15g，三七粉 3g，延胡索 12g。7 剂，水煎取汁 200ml，早晚分服。

二诊（2014 年 7 月 18 日）：服上方后，症状明显减轻。舌红苔薄黄微腻，脉沉。2014 年 7 月 11 日查血常规：正常；尿常规：白细胞计数 23.70/μl，白细胞（－），尿隐血（±）；B 超：肝囊肿。继用上方加车前草15g。7剂，每日1剂，水煎服。配合扶正化瘀胶囊每日3次，每次4粒。

三诊（2014年9月19日）：服上药后症状基本消失，已停药2个月，近来上症复发，少腹胀痛，伴白带色黄量多，怕冷，恶风，纳可，二便正常，睡眠正常。舌红苔黄腻，脉滑。继续用上方加入生薏苡仁15g。配合定坤丹每日1次，每次1丸。

四诊（2014年9月30日）：服上方后症状减轻，但月经复至（9月26日至29日），量少色暗。舌红苔薄黄微腻，脉滑。继续用9月19日方加败酱草15g。10剂，每日1剂，水煎服。配合定坤丹每日1次，每次1丸。

五诊（2014年10月10日）：诉服上药后无自觉不适，为巩固疗效再诊。舌淡红苔薄白，脉沉。继续按照9月19日方服用7剂，巩固疗效。

按：急性盆腔炎治疗不彻底，病程迁延就可以变为慢性盆腔炎。对于急性盆腔炎或慢性病例有明显感染迹象时出现的少腹痛症状，一般应用抗生素治疗，控制尚可。但是对于慢性炎症形成的瘢痕粘连以及盆腔充血，引起下腹部坠胀、疼痛及腰骶部酸痛则不能应用抗生素治疗。此类慢性盆腔疼痛常在劳累、长时间站立、性交后及月经前后加剧，严重者可以影响工作。中医学认为慢性盆腔炎主要分为气滞血瘀证、瘀热内阻证、阴虚血瘀证、湿热毒壅证四种证型，其中以湿热型居多。此例患者病程长达5年，少腹胀痛，白带色黄量多，时有异味，伴腰膝困重，舌红苔黄腻。故辨证为下焦湿热，方以三妙丸加减。现代医学发现有些慢性盆腔炎患者并没有急性盆腔炎症病史，而是由沙眼衣原体感染所致，因此方中加入蒲公英、鱼腥草加强清热解毒抗感染效果。湿热久羁下焦，气血瘀滞，不通则痛，且慢性盆腔炎时局部血供差，故以三七粉、丹参、延胡索活血止痛。生黄芪益气扶正不仅可以增强抗感染效果，还可以防治盆腔炎的反复发作。郑老师指出，绝经期后雌激素水平降低，此时阴道壁萎缩，黏膜变薄，阴道内pH值上升，阴道黏膜局部抵抗力降低，致病菌就极易入侵阴道黏膜引起炎症。此时就尤其应该注意补肾扶正法的应用，故方中加入菟丝子、杜仲、淫羊藿。由于应用补肾药物，以及清除下焦湿热，故患者因慢性盆腔炎症引起的月经紊乱（闭经）得到改善，经断复来。

慢性盆腔炎病情比较顽固，当机体抵抗力较差时，还可以出现急性发作。此外慢性炎症过程有时组织机化，有时可以在子宫一侧或两侧触到索条状增粗的输卵管，有时还会出现子宫活动受限或粘连，宫骶韧带常增粗、变硬。此时查体均可在少腹部位查及触痛。该患者病程长达 5 年，必然存在炎症后组织机化和瘢痕化的病理过程，因此郑老师给予扶正化瘀胶囊长期坚持服用，一方面取其扶正益精以增强抵抗力，防止局部炎症的反复发作，另一方面取其活血祛瘀之力，以清除阻塞脉络之瘀血。

（二十三）宫颈炎 – 下焦湿热

陈某，女，25 岁。2012 年 12 月 4 日就诊。

主诉：下腹疼痛 1 个月余。

现病史：1 个月来患者无明显诱因自觉下腹疼痛，胀痛不适，按之不舒，甚则腰痛，白带量可，色微黄，无异味，口干口苦，口黏，纳可，二便调，眠可。曾在妇科检查提示：宫颈红肿，宫颈黏膜外翻，宫颈有触痛，下腹中部压痛（＋）。舌红体胖，苔黄腻，脉滑。

西医诊断：宫颈炎。

中医诊断：腹痛。

证型诊断：下焦湿热。

治法：清热祛湿。

方药：三妙散加味。苍术 12g，白术 12g，黄柏 9g，牛膝 9g，蒲公英 30g，鱼腥草 30g，生黄芪 30g，延胡索 12g，生薏苡仁 15g，当归 15g，白芍 12g，丹参 15g。10 剂，每日 1 剂，水煎服。

二诊（2013 年 2 月 5 日）：服上药后下腹痛减轻，仍时有少腹胀，经期仍腹痛不适，白带基本正常，口干口苦口黏不明显，舌淡红体胖边有齿痕，苔薄白，脉沉细。故在原方基础上加干姜 6g，菟丝子 12g，淫羊藿 9g。10 剂，每日 1 剂，水煎服。

三诊（2013 年 2 月 19 日）：服上药 10 剂后下腹痛消失，少腹胀不明显，无其他特殊不适，舌淡红，边有齿痕，脉沉，在一诊方药中加入菟丝子 15g，淫羊藿 15g。7 剂，每日 1 剂，水煎服，以巩固疗效。

按： 妇人下腹疼痛多因妇科炎症所致。郑老师临证治疗妇科炎症多用三妙丸加味，因考虑其病机以下焦湿、热、瘀互结为标，肾虚为本，治疗原则上以清热利湿为主，并将补益肾气、活血化瘀的思想贯穿始终；病程短者清热利湿，化瘀，缓急止痛，病程长或数诊之后均在上方基础上再加补肾之品。妇人以血为用，肾为气血之根，虽妇科炎症以下焦湿、热、瘀为因，然究其根本仍在肾虚，故补肾化瘀在治疗妇科炎症上占重要地位。

三、杂病医案

（一）女性尿道综合征－肝阳虚兼有郁热

吴某，女，43 岁。2012 年 11 月 22 日就诊。

主诉：手足厥冷、夜尿频数 4 年，加重 1 周。

现病史：4 年前出现手足厥冷、夜尿频数，曾服用"补肾阳"之中药，症状时轻时重。近 1 周来，因新换工作，精神压力大，白天排尿正常，但夜尿频数加重，每夜 20 多次，我院肾内科门诊查尿常规正常，给予银花泌炎灵片，并自服金匮肾气丸 1 周，症状无缓解。伴有烦躁，情绪低落，失眠，乏力，月经后期 10 天，小腹冷痛，无口干，无尿急、尿痛，无腰膝酸软，无眼睑水肿，无双下肢水肿，二便可，纳可。舌暗红苔白，脉弦细，左关脉虚弱，重取无力。

西医诊断：女性尿道综合征。

中医诊断：淋证。

证型诊断：肝阳虚兼有郁热。

治法：温补肝阳解郁。

方药：逍遥散加减。柴胡 12g，当归 12g，白芍 12g，白术 12g，茯苓 12g，牡丹皮 12g，苦参 9g，淫羊藿 9g，生黄芪 30g，蒲公英 30g，生牡蛎 15g，生甘草 6g，生姜 6g，薄荷（后下）6g。7 剂，水煎取汁 200ml，早晚分服。

二诊（2012 年 11 月 27 日）：服药 2 剂后，尿频、怕冷明显减轻，来诊时每夜起夜 1～2 次，烦躁减轻，已行经，量不多，色暗红，舌质淡暗红苔薄白，脉弦细，左关脉虚弱，重取无力。上方去牡丹皮，淫羊藿加至 12g。继续服用 14 剂，患者不适症状基本消失。

按： 尿道综合征是女性常见的一组以下尿路刺激症状为主的症候群，多发生于中青年女性。目前中医学认为本病病机与肾虚、气虚、气郁、湿热有关。夜尿频数多与肾阳不足有关。夜间阴进阳退，肾阳更虚，肾的气化功能更加减弱，而致夜尿频数。但本案患者此番夜尿频是因情志加重，有肝失疏泄，情志不遂、月事不调的症状，同时肝经循行部位的阳气不足症状明显：手足厥寒，小腹坠胀冷痛。诊其脉左关脉虚弱，重取无力，肝行气于左，左手关脉应之，故此脉为肝气虚弱之候。此案夜尿频以温肾、清利湿热不效。概因肝主疏泄，全赖肝气（阳）的调节气机，升降出入。肝阳虚疏泄无力，影响津液的正常运行，故以逍遥散方和"肝欲散，急食辛以散之，用辛补之"，温补肝阳而奏效。

（二）多囊肾并出血 – 下焦湿热

崔某，男，45 岁。2013 年 3 月 29 日就诊。

主诉： 间断性尿血 5 年余，加重 1 个月。

既往史： 5 年前无明显诱因出现尿中带血，呈洗肉水样，伴恶心，无呕吐，无腰腹痛，无发热，无尿频尿急尿痛，无双下肢抽痛，无头痛头晕等不适，即于我科住院，行 B 超示：多囊肾（部分囊内出血），给予止血、抗感染等对症治疗后好转出院，当时肌酐、尿素氮稍高于正常。5 年来间断出现血尿，于我科门诊给予止血中药后好转。1 个月前上症再次出现，外院先后服用知柏地黄汤、小蓟饮子加减治疗后仍时有出血，即于某医院肾内科住院治疗，给予头孢类药物及止血治疗后症状无明显好转，遂来我科，门诊以"多囊肾并出血"收住。

现病史： 发病以来，神志清，精神差，食纳尚可，夜眠可，大便正常，体重无明显变化。患者小便带血，血色暗红，四肢不温，神疲乏力，口干，大便干，急躁。2013 年 3 月 26 日查肾功能：尿素氮 37mmol/L，尿肌酐 605.5mmol/L。血常规：红细胞计数 3.23×10^{12}/L，血红蛋白 95g/L，

白细胞计数 $5.65 \times 10^9/L$，中性粒细胞计数 73.24%。面色萎黄，舌淡红苔薄黄腻，脉滑。

西医诊断：多囊肾并出血，慢性肾功能不全（肾衰竭期），肾性贫血，高血压 2 级（极高危）。

中医诊断：尿血。

证型诊断：下焦湿热。

治法：清热利湿。

方药：清热利湿方加减。炒苍术 12g，炒白术 12g，黄柏 9g，牛膝 9g，蒲公英 30g，鱼腥草 30g，生黄芪 30g，小蓟 30g，三七粉 3g，菟丝子 15g，杜仲 12g，白茅根 24g。7 剂，每日 1 剂，水煎取汁 200ml，早晚分服。配合静滴高糖胰岛素，纠酸、利尿、抗感染、抗贫血等药物治疗。

二诊（2013 年 4 月 5 日）：上方服用 7 剂后，尿血颜色变浅。

三诊（2013 年 4 月 12 日）：继续服用上方 7 剂，患者肉眼血尿消失，复查尿常规：尿隐血（+++），尿蛋白（+），红细胞计数 2110.2/μl，白细胞计数 236.3/μl，白细胞（++）。连续 2 次尿培养阴性。病情缓解出院。

按：间断性尿血 5 年余，加重 1 个月，此番尿血反复药物抗感染治疗，并给予清热止血中药治疗，症状均改善不明显。现观患者苔薄黄腻，脉滑，下焦湿热明显，故给予清热利湿方（该方以三妙散加味而成）清热利湿治疗。

该患者以血尿就诊，西医诊断多囊肾，慢性肾功能不全（肾衰竭期），肾性贫血。病程长达 5 年，就诊时尿频，尿血，血色暗红，四肢不温，神疲乏力，腰膝酸困，舌淡，苔黄腻，脉滑，符合尿血、下焦湿热的诊断，但有肾阳虚证，故以清热利湿，凉血止血为主。结合患者病程较长，且存在肾功能不全情况，并有四肢不温，神疲乏力，久病肾虚，"肾司二便"故加入温补肾阳之品，而疗效显著。三妙散是用于下焦湿热证常用方，但多不用于尿血。选择该方为主方，主要是因为患者有肾囊肿，此为有形之积，里为液态物，应为寒湿凝滞，瘀久化火，灼伤血络，故选三妙散治之，佐以温补肾阳固本。

（三）阑尾炎术后流涎 – 少阳证

张某，男，68 岁。2013 年 5 月 10 日就诊。

主诉：阑尾炎术后流涎 10 余天。

现病史：10 天前行阑尾炎手术，术后第 2 天口中津涎满口，后至张嘴就流口水。近 10 天病情加重，甚至出现闭嘴也口角流涎，不能张嘴，口水滴答不尽。平卧位尤著，侧卧及坐起后稍觉减轻，伴头晕，口苦，纳差，恶心，口气臭秽，无口角偏斜，无呕吐，无口唇不能闭合，无运动障碍，无感觉障碍，无视物旋转，无胸闷气短，无口角歪斜，无其他不适，患者苦于口水长流，自诉"我也是有身份的人，这样子流口水，面子都丢光了"，严重影响生活，遂请我科会诊。患者情绪不佳，注意力不集中，记忆力减退，食纳可，夜眠差，二便可。患者留置胃管鼻饲饮食，精神不振，面色黄暗，眼胞浮肿。2013 年 5 月 8 日 CT 示：多发腔梗，脑萎缩。肌电图示：副交感神经功能受损。舌红苔厚腻，脉弦细。

西医诊断：阑尾炎术后。

中医诊断：呕吐。

证型诊断：少阳证。

治法：和解少阳。

方药：小柴胡汤加减。柴胡 12g，黄芩 12g，清半夏 9g，党参 15g，生甘草 6g，干姜 9g，大枣 3 枚，生薏苡仁 12g，蒲公英 15g，鸡内金 12g，炒麦芽 15g，生黄芪 30g。7 剂，每日 1 剂，水煎取汁 200ml，早晚分服。

二诊（2013 年 5 月 17 日）：上方连续服用 7 剂后，流涎已经停止，头晕、心悸及出汗多等症状均明显改善，食纳可，夜眠可，出院。

按：流口水也称流涎，属于唾液分泌过多现象。且口水为唾为涎，属脾属肾，术后伤气伤血，故多从脾肾论治。外科手术室温度有严格规定，20～24℃，这是为了降低细菌感染概率，减少医生流汗，保证思维清晰；但患者处于暴露状态，会出现失温情况，也就是中医学所说的外感风寒。经过问诊，患者口苦，纳差，头晕，舌红苔厚腻，脉弦细。《伤寒论》提及少阳证，"口苦咽干目眩""往来寒热，休作有时，默默不欲饮食""但见一证便是，不必悉具"。阑尾位于侧腹，当属胆经所过，阑尾手术会导致胆经枢机不利。郑老师按"小柴胡汤证"给予治疗，7 天后复诊，患者感激涕零。因而临证之时，也要充分考虑西医的诊断治疗，以检验结果。

（四）胆囊切除术后流涎 – 少阳证

卢某，男，78 岁。2015 年 6 月 12 日就诊。

主诉：胆囊切除术后流涎 1 周。

既往史：体健，高血压病史 10 余年，服用降压药控制，否认冠心病、糖尿病等病史，否认肝炎、结核等急慢性传染病史，否认外伤史，无输血史。否认药物及食物过敏史。

现病史：1 周前因胆囊疾患行"腹腔镜下胆囊切除术"，术后恢复尚可，唯苦于口水常流，不能开口说话，张嘴则必须以巾帕不停擦拭，虽无大碍，但痛苦不堪，来诊时伴见口苦，纳差，头晕，情绪易激动，纳可，睡眠可。舌红苔厚腻，脉弦细。

体格检查：一般情况可，体型偏瘦，手术切口愈合可，余查体未及异常。

西医诊断：术后唾液腺分泌过多。

中医诊断：术后涎多。

证型诊断：少阳证。

治法：和解少阳。

方药：小柴胡汤加味。柴胡 12g，黄芩 12g，清半夏 9g，党参 15g，甘草 6g，干姜 6g，薏苡仁 30g。7 剂，每日 1 剂，水煎 400ml，早晚分服。

二诊：服上药 4 剂后，流涎明显减少，头晕不显，口苦减轻，食纳较前好转，舌红苔厚白微腻，脉弦细。予健脾补肾之剂酌加祛湿化瘀之品以收术后调养之意。

按：外科手术室温度有严格规定，20～24℃，这是为了降低细菌感染概率，减少医生流汗，保证思维清晰；但患者处于暴露状态，会出现失温情况，也就是中医学所说的外感风寒。经过问诊，患者口苦，纳差，头晕，舌红苔厚腻，脉弦细。《伤寒论》提及少阳证，"口苦咽干目眩""往来寒热，休作有时，默默不欲饮食""但见一证便是，不必悉具"，且手术会导致气机不利，郑老师按"小柴胡汤证"给予治疗，7 天后复诊，患者感激涕零，因而临证之时，中西医结合，充分考虑各种要素，四诊合参，是我们需要从郑老师身上学习的。

（五）慢性膀胱炎 - 湿热下注

王某，女，53 岁。2009 年 1 月 6 日就诊。

主诉：反复尿频、尿急、尿痛 2 年，加重 2 周。

既往史：尿频、尿急、尿痛反复发作 2 年，时有耻骨上膀胱区不适，膀胱充盈时疼痛较明显，偶有排尿困难。我院 B 超提示膀胱残尿量 50ml，发作时无尿血、发热；平均每 3 个月至半年发作 1 次，每次发作在我院门诊进行尿常规检查均诊断为"泌尿系感染"，给予诺氟沙星，每日 3 次，每次 0.2g，呋喃妥因每日 3 次，每次 0.2g，治疗后症状改善。

现病史：近 2 周来上症再次出现，继续服用上述方案 1 周，症状未见改善，来诊。2009 年 1 月 5 日本院行尿常规检查：细菌计数 5817.2/μl，亚硝酸盐（＋）。小腹压痛，无反跳痛，舌红苔黄，脉滑。

西医诊断：泌尿系感染。

中医诊断：淋证。

证型诊断：湿热下注。

治法：清热利湿，补肾化瘀。

方药：自拟方。生黄芪 30g，蒲公英 30g，败酱草 15g，黄柏 9g，生地黄 15g，女贞子 15g，夏枯草 9g，枸杞子 15g，石韦 12g，车前草 15g，通草 6g，当归 12g，丹参 18g。7 剂，每日 1 剂，水煎取汁 200ml，早晚分服。

二诊（2013 年 6 月 20 日）：服用上方 14 剂后症状消失，近 4 年来未再发生尿频、尿急、尿痛。此次因 7 天前再次出现尿频、尿急、尿痛来诊，无发热、尿血，尿常规示：细菌计数 16710.6/μl，亚硝酸盐（＋）。自行服用上方 7 剂，症状有所改善，已无尿痛，但仍有尿频，尿多，为进一步治疗来诊。舌红少苔，脉沉细。

给予知母 9g，黄柏 9g，生地黄 12g，炒山药 12g，山茱肉 9g，泽泻 9g，茯苓 12g，牡丹皮 12g，蒲公英 30g，鱼腥草 30g，败酱草 15g，生黄芪 30g，丹参 24g，车前草 15g，夏枯草 9g，女贞子 12g。7 剂，每日 1 剂，水煎取汁 200ml，早晚分服。

三诊（2013 年 6 月 27 日）：上方服用 4 剂后，诸症消失。要求巩固治疗来诊，复查尿常规正常。嘱患者多饮水，少憋尿。

按：该患者 4 年前就因尿路感染多次用抗生素，但效果不佳。后在我处门诊就诊，给予清热利湿治疗，重用清热解毒之品，并辅以活血、益气之品扶正，服用 7 剂疗效显著。此后只要病情发作，立即服用此方，一般 3 剂症状即消失。患者久患膀胱湿热，湿热久羁，气血瘀滞，耗伤元气，故仅以抗感染治疗效不佳，在清热解毒之上辅以化瘀扶正，则效如桴鼓。本次住院，患者要求服用原方，虽有效，但尿频、尿急仍有，后根据患者舌红少苔，口干，脉沉细，手足心发热，结合患者年龄，长期湿毒伤阴，故见阴虚火旺之象，中医辨证为肾阴虚火旺，选用知柏地黄汤加鱼腥草，败酱草、蒲公英清热解毒，黄芪鞭正，症状消失。该案例说明中医辨证的重要性，同病也能异治。

（六）睾丸鞘膜积液－下焦湿热

阎某，男，21 岁。2013 年 1 月 10 日就诊。

主诉：睾丸肿大 2 个月。

既往史：2 个月前无诱因发现睾丸肿大，我院泌尿外科诊断为"慢性睾丸炎"并给予抗感染治疗 2 周（具体不详），睾丸肿大有所好转，但出现会阴胀痛，前列腺液示：卵磷脂（++），白细胞 0～3 个。腹部 B 超示：左侧睾丸鞘膜积液 10mm。尿常规正常，我院泌尿外科按照慢性前列腺炎，给予前列舒通胶囊治疗，未见明显改善。

现病史：睾丸局部坠胀，久坐则觉局部肿胀难忍，伴阴囊潮湿，时有小便淋漓不尽感，无尿频、尿急、尿痛、排尿不畅，无尿等待，无发热，无口苦，口渴欲饮，尿黄，便秘。舌胖暗红苔薄黄腻，脉沉弦。

西医诊断：睾丸鞘膜积液，慢性前列腺炎。

中医诊断：子痈。

证型诊断：下焦湿热。

治法：清热利湿。

方药：清热利湿方加减。炒苍术 12g，黄柏 9g，怀牛膝 9g，杜仲 12g，车前草 12g，生黄芪 30g，白茅根 20g，蒲公英 30g，鱼腥草 30g，炒白术 15g，丹参 30g，生薏苡仁 20g，茯苓 15g。7 剂，水煎取汁 200ml，早晚分服。

二诊（2013 年 1 月 17 日）：上方服用 7 剂后，诸症明显改善。在上方基础上加入淫羊藿 9g。继续服用 14 剂治疗。

三诊（2013 年 2 月 21 日）：1 个月后复诊，久坐仍时有局部肿胀，复查 B 超示左侧睾丸鞘膜积液 5mm。继续用上方调治。

四诊（2013 年 4 月 26 日）：2 个月后复查，患者无明显不适，复查 B 超示左侧睾丸鞘膜积液 2mm。

按：该医案为睾丸肿大 2 个月，诊断为睾丸鞘膜积液，慢性前列腺炎。现代医学认为睾丸鞘膜积液一般无症状，有症状者多与外伤或炎症或丝虫病感染或肿瘤有关。由于睾丸鞘膜积液多见小儿，故中医学认为与肾气亏虚有关。但结合该患者有慢性前列腺炎病史，且抗感染治疗后有效，考虑发病与炎症有关。结合患者睾丸肿大伴有阴囊潮湿，舌红苔黄腻，脉弦，辨证为下焦湿热，故以三妙丸加减清热利湿治疗。并辅以茯苓、白术、薏苡仁健脾利水，利水而不伤正，可迅速消除患者睾丸肿大症状。佐以丹参活血祛瘀改善局部血液循环，有利于积液吸收。并以黄芪、淫羊藿益气温阳，补肾固本。全方标本并治，故收效显著。

（七）胆肠吻合术后黄疸 – 湿热下注

沈某，男，26 岁。2012 年 7 月 11 日就诊。

主诉：胆肠吻合术后发热 1 年余，皮肤黄染 1 个月余。

既往史：1 年前，无明显诱因自觉上腹部不适，于学校体检行上腹部 CT 提示"胆总管上段增宽，考虑胆总管囊肿可能"，后于 2011 年 5

月 19 日在我院全麻下行"胆囊切除、胆总管囊肿切除、胆肠吻合术"。1 年来间断出现发热，伴寒战，无腹痛、腹胀，无恶心、呕吐，自行服药治疗（具体不详），体温可下降。1 个月前，无诱因出现全身皮肤黏膜黄染，在我院门诊行 MRCP 提示"肝内胆管扩张"。入我院肝胆外科全麻下行"肠粘连松解术＋胆肠吻合口切开成型＋胆肠吻合术"。术后给予抗感染、抑酸、补液等对症治疗，病理提示"胆管"小块纤维脂肪组织慢性炎伴结石。

现病史：术后患者饮食及大小便正常，伤口愈合不佳，胆肠支架管固定良好，但皮肤巩膜黄色晦暗如烟熏，脘闷腹胀，乏力明显，纳差，眠差。舌红苔薄黄腻，脉弦。2012 年 6 月 18 日本院行 MRCP：肝内胆管、左右肝管增宽、迂曲，胆囊未见明确显示，吻合口处未见明显扩张及异常信号。肝功结果示：ALT 180.67U/L，AST 195.67U/L，ALP 788.67U/L，γ-GT 875.17U/L，STB 61.49μmol/L，DB 36.84μmol/L。

西医诊断：胆肠吻合口狭窄，胆总管囊肿术后状态。

中医诊断：黄疸。

证型诊断：肝胆湿热。

治法：清热化湿。

方药：茵陈蒿汤加味。茵陈 24g，生栀子 12g，大黄 9g，赤芍 12g，鸡内金 12g，柴胡 12g，黄芩 12g，清半夏 9g，丹参 30g，生黄芪 40g，枸杞子 15g，干姜 6g，麦冬 12g。7 剂，水煎取汁 200ml，早晚分服。

二诊（2012 年 8 月 3 日）：上方服用 7 剂后诸症减，又自服 14 剂后前来复查。复查转氨酶基本正常，皮肤黄染明显消退，乏力，眠差，伤口恢复欠佳，舌红苔薄白，脉弦。继用上方加入三七粉 3g。

三诊（2014 年 5 月 2 日）：患者因咳嗽 1 个月症状不能缓解来诊。诉上方坚持 1 个月余，皮肤颜色完全正常。

按：该医案为胆总管囊肿切除、胆肠吻合术后间断发热 1 年余，伴黄疸 1 个月，转氨酶高，消瘦明显，由肝胆外科主任介绍来门诊就诊。患者虽然皮肤颜色萎黄，非鲜艳明亮之色，伴有乏力，纳差，脘闷腹胀，似有脾虚湿盛之象，但观其舌色鲜红，苔黄腻，脉见弦，均为湿热之象。

此外患者转氨酶升高，提示肝脏目前为急性炎性损伤，故不符合阴黄之证，结合现代医学检测指标，辨证为肝胆湿热。用茵陈蒿汤加味治疗，症状减轻，服药 1 个月，所有化验指标正常，体温正常。临证需四诊合参，有时也需要舍症从舌脉。该用药特点为不但清热利湿退黄，而且合用小柴胡汤，清泻少阳胆经郁热，辅以黄芪、枸杞子扶正，丹参活血化瘀。后因伤口恢复不佳，故加三七治疗。

（八）强直性脊柱炎 – 气虚血瘀

薛某，女，39 岁。2012 年 11 月 28 日就诊。

主诉：肋骨疼痛 11 年，双足跟及腰骶部疼痛 5 年，加重 4 个月。

既往史：11 年前无明显诱因出现肋骨疼痛，呈刺痛感，前屈位时加重，伴有气短，活动后稍有减轻，无心悸胸闷，无心前区疼痛，无咳嗽咳痰，无口唇紫绀，就诊于当地医院，经检查后未予明确诊断。11 年来上症因劳累、情绪波动反复出现，给予口服镇痛药对症处理后症状缓解。5 年前出现双足跟疼痛，右侧尤著，伴腰骶部疼痛，活动受限，晨起四肢关节僵硬，按摩后可减轻，就诊于西安市某医院，行 HLA-B27（+），X线片示：骶髂关节炎，诊断为"强直性脊柱炎"，尿 17– 羟皮质类固醇：48μmol/L，尿 17– 酮皮质类固醇：108.4μmol/L。给予口服激素、扑热息痛（对乙酰氨基酚片）、四妙丸等药物后症状减轻。

现病史：4 个月前双足跟疼痛，腰骶部疼痛，后背疼痛，伴下肢关节晨僵再次出现并加重，出现明显活动受限，伴乏力，自汗，怕冷，体重增加 15kg 余。向心性肥胖，缓慢步入病房，面部蝶形红斑，甲状腺Ⅱ度肿大。舌暗红苔薄白，脉沉。

西医诊断：强直性脊柱炎。

中医诊断：痹证。

证型诊断：气虚血瘀。

治法：益气助阳，活血行滞。

方药：黄芪赤风汤加减。黄芪 30g，赤芍 12g，防风 9g，延胡索 12g，薏苡仁 12g，熟地黄 12g，丹参 30g，粉葛根 24g，当归 12g，连翘

15g。7 剂，水煎取汁 200ml，早晚分服。静滴黄芪、丹参酮益气扶正、活血化瘀治疗。

二诊（2012 年 12 月 12 日）：14 剂后，乏力好转，双足、后背及四肢疼痛明显减轻，患者向心性肥胖，现活动后出汗较多，面色潮红，口干，情绪比较急躁，动则汗出，食纳尚可，夜眠可，小便偏黄，大便稍干，舌红苔黄，脉弦细。肾上腺 CT 提示正常。双足 X 线片示骨质疏松。辨证属中医阴虚火旺，治以滋阴降火。

给予知柏地黄汤加减。知母 9g，黄柏 9g，生地黄 15g，山药 12g，山萸肉 9g，泽泻 9g，茯苓 12g，牡丹皮 12g，生黄芪 24g，丹参 24g，车前草 12g。10 剂，水煎取汁 200ml，早晚分服。

三诊（2012 年 12 月 22 日）：上方再服用 10 剂后，患者双足疼痛，后背及四肢疼痛明显好转，已无明显汗出，好转出院。

按：该医案是一则肋骨疼痛 11 年，双足跟及骶部疼痛 5 年加重 4 个月病例。西医诊断为强直性脊柱炎，辨证分别用黄芪赤风汤加味和知柏地黄汤加减治疗，症状明显好转。此例患者后又随访 2 年，每遇不适，自服上方，均效。患者乏力，自汗，怕冷，此为气虚不足之象。《医林改错》认为：元气既虚，必不能达到血管，血管无气，必停留成瘀。患者全身多处骨痛，痛则不通，舌质暗红，提示有血瘀不通。因此中医辨证为气虚血瘀。黄芪赤风汤出自《医林改错》，方以黄芪益气扶正，赤芍活血行滞，防风祛邪固表，全方使得全身之气通而不滞，血活不停，气血通合。本案遵《素问》"血实宜决之，气虚宜掣引之"的化瘀补气原则，选取黄芪赤风汤加减治疗，抓住病机的关键，故收效显著。14 剂后，患者疼痛缓解。尿 17- 羟皮质类固醇、尿 17- 酮皮质类固醇增高，肾上腺 CT 提示正常，考虑与患者长期使用激素有关。激素多为纯阳之性，久用易致阴伤，故而表现出汗多，面色潮红，口干，情绪比较急躁，大便稍干，舌红苔黄，脉弦细等阴虚火旺的症状。改用知柏地黄汤方加减治疗，体现了辨证论治的重要性，突出了证变则方变的中医学特点。虽然患者强直性脊柱炎的病为慢性疾病，持续存在，但因证的变化，治疗也发生变化，体现了中医学同病异治的辨证论治特点。

（九）类风湿关节炎 – 风寒湿痹，兼有痰瘀

张某，男，67 岁。2013 年 5 月 20 日就诊。

主诉：多关节肿痛 10 年，加重 1 个月余。

既往史：10 年前无诱因出现双手第 1、2 指近端关节疼痛，肿胀，明显晨僵，持续至下午好转，因疼痛可忍受，未予重视。后逐渐出现双手第 2～4 指近端关节肿痛，双手腕肿痛，双膝关节肿痛，伴双手腕活动受限，遇冷加重，间断就诊于当地医院，按"类风湿关节炎"，给予小量激素和双氯芬酸钠缓释片口服治疗，症状时轻时重。

现病史：1 个月前双手指肿痛较前加剧，服药后缓解不明显来诊。双手第 1～4 指近端关节压痛，肿胀明显，右手第 2 指近端关节呈"纽扣花"样改变，双手腕压痛，肿胀，背伸受限，双膝关节轻度肿胀，压痛，余关节无肿胀、压痛。红细胞沉降率：66mm/h。风湿三项：类风湿因子 863IU/ml，C 反应蛋白 35mg/dl，抗链球菌溶血素 O 试验 105IU/ml。抗环瓜氨酸肽抗体 1256IU/ml。抗核抗体（－），抗 ENA 抗体（－）。双手正位片示双手近端关节有轻度骨面破坏，骨质增生。舌淡红，苔白腻，脉沉细。

西医诊断：类风湿关节炎，骨关节炎，骨质疏松症。

中医诊断：痹证。

证型诊断：风寒湿痹，兼有痰瘀。

治法：益气温经，和血通脉，祛瘀逐痰。

方药：黄芪桂枝五物汤加味。黄芪 30g，桂枝 15g，白芍 15g，羌活 10g，独活 9g，茯苓 9g，丹参 30g，鸡血藤 15g，生姜 9g，大枣 3 枚。6 剂，水煎取汁 200ml，早晚分服。并嘱患者卧床休息，按时规律服药。

二诊（2013 年 5 月 30 日）：患者诉服上药后，关节疼痛稍有减轻，早晨关节僵硬也有缓解，觉咽干涩，睡眠不佳，舌脉同上，继用上方加麦冬 12g。14 剂。

三诊（2013 年 6 月 20 日）：关节疼痛及早晨关节僵硬明显缓解，精神较好，无咽干，病情好转，建议患者继续服药，下次需要复查指标。上方减去羌活、独活，加伸筋草 30g。继续服药 14 剂。

三诊（2013 年 7 月 22 日）：服药 1 个月余后，复查红细胞沉降率 23 mm/h，CRP 6mg/dl，炎症指标基本降至正常，关节肿痛缓解，已经达到临床标准。后患者 1 年来间断服用上述药物，病情无反复。

按：该患者类风湿关节炎已属于中晚期，肝主筋，肾主骨，肝肾亏虚，肢体筋脉失养，如《济生方·诸痹门》所云："皆因体虚，腠理空疏，受风寒湿气而成痹也。"故在祛除外邪，散寒除湿，温经通脉的基础上加以补益肝肾，益气活血之药，内外兼施，标本同治，共奏奇效。方选黄芪桂枝五物汤，黄芪益气固卫，桂枝温经通阳，白芍和营养血；黄芪、桂枝相伍补气通阳，黄芪得桂枝固表而不致留邪，桂枝得黄芪益气而振奋卫阳。生姜、大枣合用既可调营卫，又可健脾和中，同时加用羌活、独活出尽一身之疼痛，诸药合用，有益气温经、和血通痹之效。类风湿关节炎容易继发干燥综合征，患者出现口咽干燥，故二诊加麦冬滋阴生津。

（十）丙型病毒性肝炎 – 少阳证兼湿瘀

张某，女，67 岁。2014 年 4 月 25 日就诊。

主诉：发现丙肝标记物阳性 13 年，肝区不适 2 个月余。

既往史：13 年前体检时发现丙肝标记物阳性，无自觉不适，未正规治疗。7 个月前自觉肝区不适，入我院感染性疾病科，HCV-RNA 定量：3.1×10^5copies/ml，肝功能未见异常。遂给予干扰素（皮下注射聚乙二醇干扰素 α-2a 注射液 180μg，每周 1 次）抗病毒以及保肝、调节免疫等治疗 7 个月余。经过治疗，2014 年 2 月 21 日本院测 HCV-RNA 定量＜100copies/ml，肝功能未见异常。

现病史：近 2 个月来自觉肝区上腹不适明显，胁痛、伴有口苦咽干、心烦急躁，口黏，易感冒。食纳减退，二便尚可，睡眠尚可。唇色瘀青，舌红苔白腻，脉弦。

西医诊断：病毒性肝炎（丙型，慢性中度）。

中医诊断：胁痛。

证型诊断：少阳证兼湿瘀。

治法：和解少阳、清热利湿化瘀。

方药：小柴胡汤加味。柴胡 12g，清半夏 9g，党参 15g，生甘草 6g，生薏苡仁 15g，黄芩 12g，干姜 6g，车前草 12g，蒲公英 30g，生黄芪 30g，鸡内金 12g，丹参 24g。7 剂，水煎取汁 200ml，早晚分服。

二诊（2014 年 5 月 9 日）：服上方后，胁痛、上腹不适等症减轻，口干，心烦，少腹不舒，怕冷自汗，纳可，二便调。舌红苔黄腻，脉沉弦。继用上方加麦冬 15g，枸杞子 12g。7 剂，每日 1 剂，水煎服。

三诊（2014 年 5 月 19 日）：服上方后胁痛、口干、口苦、咽干明显减轻，现自觉胃脘胀满，恶心，口黏，自汗，小便不利，纳可。舌红苔黄腻，脉滑。

给予三仁汤加味。杏仁 6g，白蔻仁 6g，生薏苡仁 12g，滑石 10g，竹茹 6g，生甘草 6g，厚朴 12g，通草 6g，清半夏 9g，生黄芪 30g，丹参 30g，炒莱菔子 12g，黄芩 12g，鸡内金 12g，蒲公英 24g，麦冬 12g。7 剂，水煎取汁 200ml，早晚分服。

四诊（2014 年 6 月 6 日）：服上方后，症状明显减轻。舌淡红苔薄白，脉沉细。继用 5 月 19 日方去黄芩、鸡内金、蒲公英、麦冬，加菟丝子 15g，牡丹皮 12g。7 剂，每日 1 剂，水煎服。

五诊（2014 年 6 月 13 日）：服上方后自觉口干，身热，心悸。舌红苔黄腻，脉沉滑。继用 5 月 19 日方去丹参、黄芩。7 剂，每日 1 剂，水煎服。

六诊（2014 年 9 月 5 日）：服上方后，症状明显减轻，未再服药。近日来又觉上腹不适，口干口苦，自汗，小便不利，纳可。易感冒。舌红苔黄腻，脉滑。

继用三仁汤加味。杏仁 6g，白蔻仁 6g，生薏苡仁 12g，滑石 10g，竹茹 6g，生甘草 6g，厚朴 12g，通草 6g，清半夏 9g，生黄芪 30g，丹参 30g，炒莱菔子 12g，白术 15g，防风 9g，浮小麦 30g，鱼腥草 24g。7 剂，水煎取汁 200ml，早晚分服。配合血府逐瘀口服液每日 3 次，每次 10ml。

七诊（2014 年 10 月 24 日）：服上方后症状基本缓解，未再服药。今日因心悸、头痛，咽中不舒就诊。舌红苔白，脉沉弦。

给予加减小柴胡汤加味。柴胡 12g，清半夏 9g，党参 15g，生甘草

6g，生薏苡仁 15g，黄芩 12g，干姜 6g，地肤子 12g，蒲公英 30g，生黄芪 30g，鱼腥草 3og，鸡内金 12g，丹参 30g。7 剂，水煎取汁 200ml，早晚分服。

按： 干扰素是目前治疗病毒性肝炎（丙型）的常用方法。然而部分患者会因为干扰素的副作用而影响生活质量，严重时甚至还会因此调整治疗方案甚至停药。虽然大部分的副作用在坚持治疗后可以逐步减轻并耐受，但如果中断治疗即使仅几天，再次应用时这些症状还会再出现。因此郑老师指出，从引起副作用的角度来说，可以把干扰素看作是一种药毒。由于抗病毒疗程一般为 1～1.5 年，因此虽然患者有不适症状，但只要没有严重不良反应，就仍需要坚持使用。若此时减轻干扰素带来的副作用，无疑有助于提高患者的生活质量。因此药毒邪气侵犯少阳，邪正交争与半表半里之间，少阳枢机不利，就可以出现小柴胡汤证。有时不仅会出现"口苦、咽干、目眩"的少阳三症，还会出现小柴胡汤证的四大主症，如往来寒热，胸胁苦满，默默不欲饮食，心烦喜呕，甚至还会出现少阳病篇七个或然证中的某些表现，如"胸中烦而不呕，或渴，或腹中痛，或心下悸、小便不利，或不渴"等。因此郑老师常给予小柴胡汤加减治疗，每每能获得良好的效果。该患者本就有肝炎，素体存在肝的本质及其功能的损伤或紊乱，因此往往存在肝失疏泄、脾胃升降失司、津液输布的异常，极易导致水湿蕴留，生化不旺，湿热便由此而生。此时再因感受干扰素药毒邪气，湿热见证极为缠绵难祛。随着干扰素治疗的继续进行，常可以出现中焦湿热证。此时郑老师习惯以三仁汤清热利湿加减治疗，也每获良效。

（十一）口腔溃疡 - 心火上炎

杨某，女，42 岁。2015 年 2 月 1 日就诊。

主诉：舌边尖易溃烂 1 年，加重 3 天。

现病史：1 年来舌边尖反复出现溃疡面，疼痛，无胃脘不适、反酸、嗳气等。先后经过中西医治疗（具体不详），效果均不显著。每遇劳累或感冒后就容易发作。近 3 天来，两侧舌边可见 3 个溃疡，色暗红，疼痛明显伴有心烦、急躁，腰困乏力，口干，身热，自汗，无心悸，无失眠多梦，纳可，二便可。2015 年 1 月 18 日查微量元素正常。面色㿠白，舌淡红体胖大边有齿痕，苔薄白腻，脉沉细。

西医诊断：口腔溃疡。

中医诊断：口疮。

证型诊断：湿蕴脾胃。

治法：祛湿健脾。

方药：参苓白术散加味。党参 15g，白术 15g，茯苓 15g，白扁豆 15g，山药 15g，莲子 9g，生薏苡仁 15g，桔梗 9g，砂仁 6g，陈皮 9g。10 剂，水煎取汁 200ml，早晚分服。

二诊（2015 年 2 月 24 日）：服上方 10 剂，适逢春节，未再服药，上症缓解不明显，仍舌尖溃烂，疼痛，伴腰困乏力，口干，身热，自汗。舌体胖大，质红，苔黄腻，脉滑。

给予三仁汤加味。杏仁 6g，生薏苡仁 15g，白蔻仁 6g，竹茹 6g，甘草 6g，厚朴 12g，通草 6g，清半夏 9g，滑石 10g，车前草 15g，生黄芪 30g，丹参 24g，三七（冲）3g。10 剂，水煎取汁 200ml，早晚分服。

三诊（2015 年 3 月 24 日）：服上方 10 剂，上症缓解不明显，仍舌尖溃烂，疼痛，伴腰困乏力，口干，身热，自汗，舌体胖大。质淡红，舌尖红，苔薄白，脉沉细。

给予玉女煎加味。石膏 15g，知母 12g，生地黄 12g，麦冬 12g，牛膝 9g，生黄芪 30g，蒲公英 24g，生薏苡仁 15g，丹参 24g。7 剂，水煎取汁 200ml，早晚分服。

四诊（2015 年 4 月 14 日）：服上方后诸症仍存在，但程度减轻。舌红少苔，脉沉细。继用上方加三七 2g，14 剂，每日 1 剂，水煎服。

五诊（2015 年 5 月 12 日）：舌尖仍溃烂疼痛，伴心烦身热口干，腰困乏力。舌体胖大，质红，苔薄白，脉沉细。

给予导赤散加味。生地黄 12g，通草 6g，生甘草 6g，蒲公英 30g，车前草 15g，生黄芪 30g，丹参 24g。10 剂，水煎取汁 200ml，早晚分服。

六诊（2015 年 5 月 26 日）：服上方，诸症明显减轻，未再出现舌尖溃烂，无心烦身热乏力，仍觉口干腰困。舌尖红，苔薄白，脉沉细。继用上方加三七 3g，麦冬 12g。10 剂，水煎取汁 200ml，早晚分服。配合口服黄芪生脉饮每日 3 次，每次 10ml。

七诊（2015 年 6 月 20 日）：电话随访，未再有舌尖溃烂，余症亦基本缓解。

按： 舌头溃疡是舌炎的常见表现之一。舌炎是一些系统性疾病的口腔表现，临床上多见于贫血（包括恶性贫血和缺铁性贫血）、银屑病、核黄素缺乏症、消化系统溃疡、吸收不良综合征以及女性的更年期综合征。近年来，抗生素广泛应用或滥用而使肠道正常菌群失调，导致核黄素生成不足，临床发病亦不少见。中医学认为舌炎常见的证型有脾胃蕴热、心火上炎、肝经郁热以及阴虚火旺四种。观此患者就诊数次，因疗效不显著而数次变换思路。初诊之时，因为注意到患者舌体胖大边齿痕明显，且溃疡部位恰在舌边，考虑因脾虚湿盛引起，故给予参苓白术散加味；二诊时苔见黄腻，考虑脾胃蕴热，故给予清热利湿之三仁汤加味，但均收效不著。三诊时，不再胶着于舌体胖大，而注重全身状况的分析，结合患者腰困乏力，口干，身热，自汗，辨证为阴虚火旺，遂给予玉女煎加味，终获疗效，然仍不能完全缓解。四诊时，将局部辨证与全身辨证结合起来，其发病部位为舌，舌为心之苗，而舌溃疡好发于舌尖或舌侧缘，从发病部位可断其为心之为病，结合伴随症状口渴口干，心中烦热，可知为心经火热证，导赤散专为此证而设，故一举获效。从此病案可知，临证一定要从患者主诉出发，但又不可囿于局部，要局部辨证与全身辨证结合起来，这样才能有效抓住主要矛盾，从而取得满意的治疗效果。

（十二）胆囊结石切除术后腹胀 – 胃气不和兼湿热

王某，女，40 岁。2013 年 8 月 23 日就诊。

主诉：胆结石术后 11 年，上腹胀 8 年。

既往史：甲亢病史。11 年前因"胆石症"行"胆囊切除术"，术后恢复可。8 年前无诱因时觉上腹胀满，食后明显，无腹痛腹泻，无攻窜牵掣感，无恶心呕吐，无反酸及腹部烧灼感，曾服用药物治疗效不佳。

现病史：近 8 年来，上症反复出现，伴口苦，口黏而凉，纳食一般，二便可，眠可。腹部无压痛，舌质红，苔黄腻，脉弦。

西医诊断：胆囊结石切除术后。

中医诊断：腹胀。

证型诊断：胃气不和兼湿热。

治法：和胃理气，佐清热利湿。

方药：厚朴八味汤加味。炒苍术 12g，炒白术 12g，厚朴 12g，陈皮 9g，甘草 6g，柴胡 12g，枳壳 12g，炒莱菔子 12g，连翘 12g，干姜 9g，生黄芪 30g，生薏苡仁 15g。7 剂，水煎取汁 200ml，早晚分服。

二诊（2013 年 8 月 30 日）：服上方后，症状明显减轻，但大便干。舌红，苔薄黄腻，脉滑。继用上方加海螵蛸 30g，清半夏 9g，肉苁蓉 24g。7 剂，水煎取汁 200ml，早晚分服。

三诊（2013 年 9 月 6 日）：服上药后，已无腹胀，排气明显，大便正常，纳可，自汗口干。舌质红，苔黄腻，脉弦。

给予杏仁 6g，生薏苡仁 15g，白豆蔻 6g，滑石 10g，竹茹 6g，生甘草 6g，厚朴 12g，通草 6g，清半夏 9g，炒莱菔子 12g，鸡内金 12g，连翘 12g，生黄芪 30g，干姜 6g。7 剂，水煎取汁 200ml，早晚分服。

按：郑老师的厚朴八味汤是在刘茂甫教授厚朴八味汤基础上化裁而成。该方具有和胃理气之功，对于慢性胃炎、慢性肝炎和慢性胆囊炎所致之脘腹胀满、呃逆反胃、胃中嘈杂、食纳不佳、气滞疼痛等均有较好疗效。此患者初诊时就有口苦、口黏、舌质红、苔黄腻、脉滑的湿热之象，也就是胃气不和与湿热并存，但处方以理气和胃为主，待上腹胀满改善后才给予清热利湿的三仁汤加减，故在临床一定要紧紧抓住主症来辨证治疗，分清治疗的重点，层次分明地给予治疗，方能收到好的疗效。

（十三）心脏神经官能症 - 湿热内蕴

汪某，女，37 岁。2015 年 1 月 16 日就诊。

主诉：头晕 2 个月。

现病史：2个月来无明显诱因自觉头晕，伴胸闷心悸，无头痛，无恶心呕吐，无四肢功能障碍，无手麻，无发热，无咽痛咽痒，无鼻塞，无耳鸣耳聋，在我院门诊测血压125/70mmHg，查颈椎MRI示颈椎扫描未见异常，颈动脉超声示双侧颈总动脉颈内动脉椎动脉未见异常，心电图未见异常，口干，口苦，纳可，眠可，二便调。舌质红，苔白腻，脉沉细。

西医诊断：心脏神经官能症。

中医诊断：眩晕。

证型诊断：肝阳上亢。

治法：平肝息风，清热活血。

方药：天麻钩藤饮加味。天麻12g，钩藤12g，栀子12g，黄芩12g，首乌藤15g，茯神12g，杜仲12g，续断12g，牛膝12g，桑寄生12g，决明子12g，丹参18g，葛根24g，生黄芪24g，生牡蛎15g。7剂，水煎服，每日2次。

二诊（2015年1月23日）：上方服用7剂后头晕略有减轻，余症缓解不明显，仍头晕，胸闷心悸，口干，口苦，口黏，少腹痛，白带多，纳可，眠可，二便调。舌红苔黄腻，脉沉细。

给予清利湿热方。苍术12g，白术12g，黄柏12g，牛膝12g，蒲公英30g，鱼腥草30g，生黄芪30g，丹参15g，车前草15g，黄芩12g，生薏苡仁12g，菟丝子15g。7剂，水煎服，每日2次。配合天麻素胶囊每日3次，每次2粒。

三诊（2015年1月30日）：服上方后，诸症明显减轻，口干口黏明显，舌红苔黄腻，脉滑。继用1月23日方加生地黄15g，麦冬15g。7剂，水煎服，每日2次。口服三七通舒胶囊每日3次，每次3粒。

四诊（2015年2月6日）：服上方后症减，头晕程度减轻，胸闷心悸持续时间减少，白带基本正常，少腹痛消失，仍口干口黏口苦，舌红苔薄白，脉沉。继用1月23日方加生地黄15g，麦冬15g。7剂，水煎服，每日2次。口服三七通舒胶囊每日3次，每次3粒。口服天麻素胶囊每日3次，每次2粒。

五诊（2015 年 2 月 27 日）：服上方后，无头晕，无胸闷心悸，自觉无特殊不适，舌红苔薄黄，脉沉。继用 1 月 23 日方加麦冬 15g。10 剂，水煎服，每日 2 次。口服三七通舒胶囊每日 3 次，每次 3 粒。口服天麻素胶囊每日 3 次，每次 2 粒。

按：该例首诊时根据其眩晕，口干口苦，舌红，辨证为肝阳上亢，未考虑苔腻有湿之征，而先给予天麻钩藤饮加味治疗以祛除阳亢，故虽有效，但症状缓解不明显。而二诊时又出现少腹痛，白带多，结合胸闷心悸，考虑为湿热内蕴，湿热弥漫三焦，清阳不升而眩晕，湿热蕴于上焦，胸阳不振则胸闷心悸，下焦湿热则白带多，阻滞气机则少腹痛，故再诊给予清热利湿方，7 剂而获效。故临诊时综合考虑为要，辨其主次，才能一击中的。患者来诊时诊断为心脏神经官能症，自诉症状也有胸闷心悸，如果从"心"论治，就会忽略病机的关键。因此中医临床辨证时，不要受到西医诊断影响而导致辨证局限。

（十四）冠状动脉粥样硬化性心脏病 – 肝阳虚

文某，女，62 岁。2012 年 4 月 20 日就诊。

主诉：间断心前区疼痛、气短 27 年，加重 3 年。

既往史：27 年前，"感冒"后出现气短，心慌，心前区疼痛，无胸闷，头晕，恶心，当时按"病毒性心肌炎"给予维生素 C、辅酶 A 等营养心肌治疗，症状好转。其后偶有心前区疼痛，持续数分钟可自行缓解，未予就诊及治疗。3 年前，感冒后再次出现心前区疼痛，可持续达 1 小时，在外院诊断为"冠心病"，口服硝酸甘油后缓解。3 年来上症反复发作，发作时伴有胸闷气短，向左肩臂放射，均舌下含服硝酸甘油治疗。高血压病史 5 年，血压 150/90mmHg，曾服用北京降压 0 号（复方利血平氨苯蝶啶片）、寿比山（吲达帕胺片）等药物，近半年未服降压药，血压波动在 120/70mmHg。否认肝炎、结核等急慢性传染病史，2009 年行"青光眼"手术。否认外伤史，无输血史。否认药物及食物过敏史。

现病史：近日因劳累上症复发，为进一步诊治，门诊以"冠心病，原发性高血压病"收住入院。发病以来，其怕冷明显，身着多件衣服，曾在外院查甲状腺功能正常；自诉服用补阳药物后口舌生疮，口干，情绪急躁，纳差，夜眠差，二便正常。舌红，苔薄黄，脉弦。

体格检查：面色萎黄，体型偏瘦，一般情况可，双肺呼吸音清，心率 80 次 / 分，可闻及二尖瓣收缩期杂音，未闻及心包摩擦音。心电图示 ST-T 改变。甲状腺功能全套（－）。心动超声示左室内径正常高值，左室舒缓功能减低。腹部查体未及异常，腹部 B 超示脾稍大，肝脏、胆囊、胰腺、双肾未见明显异常。

西医诊断：冠心病，高血压 1 级（高危），颈动脉粥样斑块形成。

中医诊断：胸痹。

证型诊断：肝阳虚。

治法：温补肝阳，兼清郁热。

方药：逍遥散加减。牡丹皮 12g，栀子 12g，当归 15g，白芍 12g，柴胡 12g，炒白术 15g，茯苓 15g，生甘草 6g，生黄芪 30g，丹参 24g，生牡蛎 15g，菟丝子 12g，生地黄 12g。7 剂，每日 1 剂，水煎取汁 400ml，早晚分服。

二诊（2012 年 4 月 27 日）:7 剂后自觉怕冷稍有好转，衣着较前减少；无心前区疼痛、气短发作。继用上方 7 剂，衣服已减至正常，时有反酸，舌淡红苔薄白，脉沉细。上方加海螵蛸 30g，鸡内金 12g。服用 7 剂后好转出院。

三诊（2013 年 6 月 7 日）：患者未再出现怕冷，近期无心前区疼痛、气短发作。因临近冬日，恐怕冷复作，要求调理。继续给原方加黄芪 30g 善后。

按：该患者以怕冷为主要表现，经中医辨证，为肝阳虚，用丹栀逍遥散温经补肝阳，兼清郁热治疗，怕冷症状明显改善，实为真热假寒。冠心病患者往往会出现抑郁症或抑郁状态，中医学认为抑郁症多与肝失疏泄有关。本患者未出现明显肝用不足，疏泄无力引起情志抑郁的表现，而是以阳虚表现为著。经过治疗后，患者的心前区不适随着怕冷症状消失。该患者多年来四处求医，曾被诊断为肾阳虚，多次补肾阳效不佳，我们按肝阳虚，温补肝阳治疗获效，反证了辨证的准确性。该案也体现了肝阳虚不同于肾阳虚的独特性。

（十五）冠状动脉粥样硬化性心脏病 - 气阴两虚，兼有血瘀痰浊

贾某，女，86 岁。2013 年 11 月 13 日就诊。

主诉：发作性胸闷气短 20 余年，全身水肿 2 年。

既往史：50 年前患结核性胸膜炎；40 年前行阑尾切除术；高血压病史 10 年，血压最高 190/80mmHg，常服乌拉地尔每日 2 次，每次 25mg，金络（卡维地洛片）每日 2 次，每次 10mg，血压控制在 120～130/60～70mmHg；糖尿病病史 2 年，服用拜糖平（阿卡波糖片）每日 3 次，每次 50mg，血糖控制可；甲状腺功能减退病史 5 年，服用优甲乐（左甲状腺素钠片），每日 25～50μg。40 年来反复发作胸闷气短，时轻时重，甚则胸痛，胸痛位于心前区，约手掌大小，呈压榨性剧痛，持续约数分钟，无放射痛，均采用休息或含服"速效救心丸"或"消心痛（硝酸异山梨酯）"等药物缓解症状。于 3 年前因"心动过缓"在我院行心脏起搏器植入术治疗和 CAG（冠状动脉造影）术检查示右冠 3 段 80% 狭窄，前向血流 TIMI 3 级，左主干 40% 狭窄，前向血流 TIMI 3 级。此后仍间断胸闷气短，2 年前开始双下肢水肿，长期服用速尿（呋塞米）、双克片（氢氯噻嗪片）等利尿剂，仍多次因症状加重在我院住院行强心、扩管、利尿等对症治疗。2013 年 9 月 10 日住院治疗好转出院后，于 2013 年 10 月 24 日再次住院，伴咳嗽咯痰，查血常规、肝功能、肾功能均正常；脑利钠肽前体 14217.00pg/ml；心电图示房颤＋心室起搏心率，起搏器感知、起搏功能良好；心动超声示起搏器安装术后，电极位置固定良好，三尖瓣中量反流，双房明显增大伴二尖瓣中量反流，左室稍大，升主动脉增宽伴主动脉瓣反流；颈部血管彩超示双侧颈膨大粥样硬化斑块形成，双侧颈总动脉阻力指数增高；胸部超声未见胸腔积液。给予利尿、扩管、营养心肌、化痰等对症治疗后症状好转，于 2013 年 11 月 7 日出院。出院时继用阿司匹林、立普妥（阿托伐他汀钙片）、速尿、螺内酯、异乐定（单硝酸异山梨酯缓释胶囊），然出院仅 1 周上症再次加重，来我科门诊求治。

现病史：胸闷气短，全身浮肿，尿量减少，咳嗽咯痰，纳呆，纳差，乏力，多汗，动则汗出，腰困，怕冷，手足不温，便干。舌暗红，苔白

腻，脉沉细。

体格检查：血压 120/70mmHg，心界左大，二尖瓣区及主动脉瓣区可闻及 3/6 级收缩期吹风样杂音，无传导，颜面及双下肢水肿。

西医诊断：冠心病，缺血性心肌病，心律失常，心脏起搏器植入术后，原发性高血压病 3 级（极高危），2 型糖尿病，甲状腺功能减退，颈动脉粥样硬化。

中医诊断：胸痹，水肿。

证型诊断：气阴两虚，兼有血瘀痰浊。

治法：益气养阴，利水化瘀祛痰。

方药：益气利水方加味。西洋参 10g，麦冬 15g，五味子 9g，生黄芪 30g，沙参 12g，白茅根 30g，丹参 30g，竹茹 6g，浙贝母 9g，鱼腥草 30g，金银花 12g，桑叶 6g，鸡内金 12g。10 剂，每日 1 剂，水煎服。

二诊（2013 年 11 月 27 日）：服上方后，诸症好转，胸闷气短、全身浮肿明显减轻，咳嗽咯痰减轻，尿量基本正常，食欲较前好转，但仍觉乏力，多汗，动则汗出，腰困，怕冷，手足不温，便干。舌暗红，苔白腻，脉沉细。用后效佳，效不更方，继用上方 14 剂。

三诊（2013 年 12 月 15 日）服上方后仅踝部仍有轻度浮肿，动则胸闷气短，无咳嗽咯痰，纳可，仍觉乏力，多汗，动则汗出，腰困，怕冷，手足不温，便干，小便正常，舌暗红，苔白，脉沉细。用后效佳，效不更方，继用上方 14 剂。

此后因患者年事已高，患者家属每隔半月来诊，至今已 1 年，代诉坚持服用上方至今（其他药物未停），胸闷、水肿、咳嗽、咳痰、纳呆诸症均明显好转；虽因季节变换，症状有所反复，但未再因此住院治疗。

按：患者年已八旬，年高体弱，肾气已虚，先天既虚，诸脏皆虚。阳气不足，心失温阳，则胸闷气短；运化失常，水湿不化，溢于肌肤则为水肿；水湿停聚，聚而化痰，上贮于肺，肺失清肃，则咳嗽咯痰；脾失健运，则纳呆纳差。气虚乏力，多汗，动则汗出，肾虚则腰困，怕冷，手足不温，久病伤阴则便干，久病成瘀，则舌暗红。故郑老师辨证为气阴两虚，兼有血瘀痰浊，给予益气养阴，利水化瘀祛痰之自拟方，获得显效，明显减轻了老人的症状，改善了老人的生活质量。

（十六）原发性高血压病 – 肝阳上亢

王某，男，76 岁。2013 年 3 月 6 日就诊。

主诉：间断性头晕头痛 10 余年，加重 2 周。

既往史：10 年前无明显诱因出现头晕头痛，多次测血压均高，血压最高 180/110mmHg，自服硝苯地平 20mg 后血压可降至正常，头晕头痛缓解。10 年来间断出现头晕头痛，发作时血压升高，遂多次调整降压药物，先后服用波依定（非洛地平缓释片），络活喜（苯磺酸氨氯地平片），海捷亚（氯沙坦钾氢氯噻嗪片）治疗。近期服用硝苯地平控释片每日 2 次，每次 30mg；维尔亚（坎地沙坦酯片）每日 1 次，每次 4mg；倍他乐克（酒石酸美托洛尔）每日 1 次，每次 47.5mg；但血压始终控制不佳，在 160～170/100～110mmHg。2 周前因情绪波动后再次出现头痛头晕，当时测血压 180/110mmHg。我院行头颅 MRI，提示"多发腔梗，脑白质脱髓鞘"。

现病史：头胀痛，头晕眼花，伴口苦咽干，心中烦热，目胀耳鸣，夜眠差，夜梦多，入睡困难，记忆力明显下降，食欲差。血压 175/110mmHg。目赤面红，舌红，苔黄，脉弦长有力。

西医诊断：原发性高血压病。

中医诊断：头痛。

证型诊断：肝阳上亢。

治法：平肝潜阳。

方药：天麻钩藤饮加减。天麻 9g，钩藤 12g，石决明 9g，山栀 12g，黄芩 9g，川牛膝 9g，杜仲 12g，益母草 12g，桑寄生 12g，首乌藤 9g，茯神 9g，白茅根 30g，丹参 18g。7 剂，水煎取汁 200ml，早晚分服。

二诊（2013 年 3 月 16 日）：头晕头痛减轻，喉中有痰，苔有腻象，脉弦。继用上方加茯苓 30g，陈皮 6g，砂仁 6g。10 剂，煎服法同上。

三诊（2013 年 4 月 5 日）：稍感头痛，加延胡索 10g，佛手 10g。10 剂后诸症消失，血压 130/85mmHg。

按：老年男性，就诊时头痛头晕，伴颜面发红，口苦咽干，心中烦热，目胀耳鸣，夜眠差，夜梦多，入睡困难，记忆力明显下降，食欲差，舌红，苔黄，脉弦长有力，2周前情绪波动后加重，此为肝肾不足，肝阳偏亢，生风化热所致。肝阳上亢，风阳上扰，故头痛、头晕；肝阳有余，化热扰心，故心中烦热，夜眠差，夜梦多，入睡困难等。证属本虚标实，以标实为主。治以平肝息风为主，佐以清热安神、补益肝肾之法。方中天麻、钩藤平肝息风，为君药。石决明咸寒质重，功能平肝潜阳，并能除热明目，与君药合用，加强平肝息风之力；川牛膝引血下行，并能活血利水，共为臣药。杜仲、桑寄生补益肝肾以治本；栀子、黄芩清肝降火，以折其亢阳；益母草合川牛膝活血利水，有利于平降肝阳；首乌藤、朱茯神宁心安神，共为佐药。患者高血压病史10余年，且使用三种降压药物，血压仍然控制不佳，经过中药配合治疗后血压很快得到有效控制，这体现了中医药在治疗高血压中的价值。

（十七）2型糖尿病－肾阴虚火旺

魏某，女，70岁。2014年6月9日就诊。

主诉：口干口渴5年，手足心热半年。

既往史：5年前无明显诱因出现口干，口渴欲饮，每日饮水量约3000ml，即就诊于我院内分泌科。查空腹血糖10.1mmol/L，餐后血糖17.2mmol/L，给予口服达美康（格列齐特缓释片）、二甲双胍降糖治疗，服用2周后，自测空腹血糖维持在7mmol/L，口干口渴减轻。但患者近2年来，出现顽固性便秘，腹胀，腹痛。遂停用二甲双胍，先后换用瑞格列奈、阿卡波糖、吡格列酮治疗，均因上述消化道不良反应而停用。后换用胰岛素治疗方案治疗1年，治疗期间血糖忽高忽低，控制不佳。

现病史：半年来手足心发热，烦躁不安，甚至因足热夜不安寝，口干口渴加重，自测空腹血糖8.9mmol/L，餐后血糖12.5mmol/L，伴头晕耳鸣，腰膝酸软，颜面潮红，无夜间盗汗，大便干燥难出，3日一行，腹胀，纳呆，小便色黄。舌红少苔，脉沉细。

西医诊断：2 型糖尿病。

中医诊断：消渴。

证型诊断：肾阴虚火旺。

治法：滋阴补肾。

方药：知柏地黄汤加减。盐知母 12g，黄柏 12g，熟地黄 30g，酒萸肉 9g，山药 12g，枸杞子 12g，女贞子 12g，五味子 9g，牡丹皮 9g，泽泻 9g，天花粉 12g，玉竹 9g，茯苓 12g，麦冬 9g，石斛 9g，肉苁蓉 24g，丹参 18g，黄芪 30g。7 剂，水煎取汁 200ml，早晚分服。上述药渣加水后手足熏蒸。

因患者要求停用胰岛素治疗方案，遂调整方案为格列齐特缓释片每日 1 次，每次 60mg，阿卡波糖每日 3 次，每次 50mg。

二诊（2014 年 6 月 20 日）：诉上方熏蒸后手脚心蒸热加重，但口干口渴减轻，舌红少苔，脉沉细。继用上方加地骨皮 10g。14 剂，煎服法同上。嘱患者上述药渣加水后冷敷。

三诊（2014 年 7 月 15 日）：服上方后，手脚心蒸热，口干口渴均明显缓解，夜间已可安眠，大便可解，不干，2 日一行。继用上方加首乌藤 15g。14 剂后诸症消失，空腹血糖 6.8mmol/L，餐后血糖 9.2mmol/L。

按：老年女性患者，诊断为糖尿病 5 年，先后服用多种降糖药物，均因降糖药物的不良反应而停药。换用胰岛素治疗血糖仍控制不佳，而采用中药治疗后血糖控制良好。患者口干口渴，手脚心发热，心烦，颜面潮红，大便干，伴头晕耳鸣，腰膝酸软，舌红少苔，脉沉细，此为肾阴虚火旺。方中重用熟地黄，滋阴补肾，填精益髓，为君药。以知柏地黄汤为基础方，补泻相合，并以补肾化瘀汤相配伍，使得方中补药用量重于"泻药"，是以补为主。盖因老年人存在生理性肾虚，患者出现的顽固性便秘也不全因降糖药物的不良反应，也可与老年肾精亏损，二便失司有关。熏洗疗法是中医学常用的外治方法，往往需趁热使用，但该患者用药汤熏洗症状反而加重，改用冷敷后手足蒸热明显改善，提示临床用药尚需根据病情灵活使用。

（十八）2 型糖尿病，糖尿病肾病，慢性肾脏病 3 期 – 肾阳虚损，兼有湿瘀

宋某，男，81 岁。2011 年 1 月 20 日就诊。

主诉：发现血糖升高 11 年，双下肢水肿 10 个月。

既往史：高血压病史 20 年，服药血压 130/80mmHg。11 年前发现血糖升高，诊断为"2 型糖尿病"，给予二甲双胍等降糖药物治疗，空腹血糖 6.4～7.6mmol/L。10 个月前发现双下肢水肿，当地医院查血肌酐高达 176.8μmol/L，给予开同（复方 α- 酮酸片）和肾衰宁治疗 10 个月，效果不佳，肾功能未见明显改善，且出现腰部酸困明显。

现病史：来诊时双下肢轻度凹陷性水肿，形寒肢冷，夜尿频多，尿中有异味，大便不畅。2011 年 1 月 18 日我院查肾功能：尿素氮 9.0mmol/L，肌酐 193.7μmol/L，空腹血糖 6.18mmol/L，尿酸 286.9μmol/L。尿常规正常。舌暗红，苔白腻，脉沉细。

西医诊断：2 型糖尿病，糖尿病肾病，慢性肾脏病 3 期。

中医诊断：水肿。

证型诊断：肾阳虚损，兼有血瘀湿瘀。

治法：温补肾阳，化瘀泄浊。

方药：自拟温肾利水汤加味。菟丝子 15g，枸杞子 15g，女贞子 15g，五味子 9g，淫羊藿 9g，黄芪 30g，丹参 30g，大黄 15g，车前草 15g，白茅根 15g。6 剂，水煎服，每日 1 剂。并嘱患者继续定时定量服用降压、降糖药，低盐低脂饮食，适当增加运动量。

二诊（2011 年 1 月 28 日）：复诊时患者双下肢水肿减轻，腰膝酸困、畏寒等肾阳虚明显减轻，大便每日一行，舌脉同上，继用上方 14 剂。

三诊（2011 年 2 月 14 日）：双下肢水肿及尿频明显缓解，舌暗红苔薄白，脉沉细。门诊复查肾功能：尿素氮 9.1mmol/L，肌酐 142.3μmol/L，空腹血糖 7.3mmol/L，尿酸 294.0μmol/L。原方中大黄改为 12g。

服药 2 个月后，患者精神佳，双下肢水肿基本消失，大小便正常，舌暗红，苔薄白，脉沉细。门诊复查肾功能：尿素氮 8.8mmol/L，肌酐 135.2μmol/L，空腹血糖 5.58mmol/L，尿酸 308.2μmol/L。继用 2 月 14 日

方，嘱患者坚持服药，定期复查。

服药 3 个月后，患者无特殊不适，舌淡红，苔薄白，脉沉细。门诊复查肾功能：尿素氮 6.9mmol/L，肌酐 118.6μmol/L，空腹血糖 5.51mmol/L，尿酸 299.7μmol/L。糖化血红蛋白 5.7%。血压 130/80mmHg。至此患者共服中药 100 剂，肾功能恢复到正常范围，血糖、血压控制稳定。嘱患者继续服用中药原方，1 个月后再次复查肾功能。

服药 4 个月后复查肾功能：尿素氮 6.8mmol/L，肌酐 122.7μmol/L，空腹血糖 5.87mmol/L，尿酸 290.1μmol/L。肾功能稳定在正常范围内。随后，让患者间断服药，经过 3 年的治疗，该患者症状无反复，肾功能检查的各项指标基本在正常范围。服药期间未发现明显副作用。

按：该患者年已八旬，为 2 型糖尿病引起的慢性肾功能衰竭，氮质血症期，中医诊断为肾阳不足兼有血瘀湿瘀，通过温补肾阳，化瘀泄浊，用温肾化瘀泄浊汤加减治疗 4 个月，血中尿素氮、肌酐基本在正常范围。此治法为延缓该患者的肾功能进一步减退，提高生活质量提供了简便、有效的措施。该患者在服药期间未发现任何副作用，停用其他保肾药，血色素一直在正常范围，精神状态也较好。另外，该患者在服用中药期间，曾于 2012 年 6 月发生心肌梗死，住院进行冠状动脉支架治疗，治疗期间，一直服用中药，肌酐未见升高。但每 2 日服 1 剂药后，肌酐有波动，按每日 1 剂服用后肌酐降低，说明其有一定量效关系。

（十九）多发腔隙性脑梗死 – 少阳证

杨某，男，65 岁。2012 年 11 月 13 日就诊。

主诉：头痛伴低热 2 个月。

现病史：2 个月前无明显诱因出现头顶部闷痛，麻木，持续发作，当时测血压不高（具体不详），伴间断无规律发热，体温 36～37.5℃，无恶心呕吐，无视物模糊，无心悸胸闷，无四肢活动不灵，无神志欠清，就诊于当地医院，行头颅 CT 示多发腔隙性脑梗死。拍片示颈椎病。TCD 示椎 – 基底动脉供血不足，动脉硬化。给予扩管等对症治疗 21 天后，症状无明显缓解。遂来我院神经内科就诊，行 B 超提示双侧颈总动脉粥样硬化并斑块形成（左侧颈总动脉轻度狭窄），给予口服立普妥（阿托伐他汀钙片）后，仍觉头痛，1 周前无诱因再次出现发热（37.8℃），门诊以"多发腔隙性脑梗死"收住。住院治疗 2 天后，患者出现咳嗽，咳痰色白量少，2012 年 11 月 13 日于本院查血常规：白细胞计数 $10.68 \times 10^9/L$，NU 74.71%；咽拭子涂片：革兰阳性球菌少量，革兰阴性杆菌少量。痰培养：阴性。肝功能：ALT 79.9U/L，AST 44.9U/L，ALB 33.7g/L。肿瘤系列：铁蛋白 708.6ng/ml，NSE 21.19ng/ml。风湿三项：C 反应蛋白 126mg/L。免疫八项：Ig A 4.03g/L。胸部 CT：双肺下叶多发纤维条索影，纵隔内肿大淋巴结，双侧胸膜肥厚粘连；肝脏顶部低密度影，囊肿可能。遂给予替他欣（注射用盐酸头孢替安）抗感染治疗 7 天。治疗后，咳嗽咳痰减轻，血常规查白细胞及中性粒细胞正常，但患者体温出现再次升高，且治疗期间头痛持续存在，未见缓解。发病以来，头痛，发热，胸胁苦满，不欲饮食，口苦，咽干，目眩，食纳差，睡眠差，情绪比较烦躁，大小便正常，2 个月来体重减轻 6kg。精神差，面色红赤，体形消瘦，舌红苔薄黄，脉弦。

西医诊断：多发腔隙性脑梗死，高血压 2 级（极高危），颈椎病，椎 - 基底动脉供血不足，双侧颈总动脉粥样硬化并斑块形成，纵隔淋巴结肿大，上呼吸道感染。

中医诊断：头痛，发热。

证型诊断：少阳证。

治法：和解少阳。

方药：小柴胡汤加减。柴胡 12g，清半夏 9g，党参 15g，生甘草 6g，黄芩 12g，干姜 9g，大枣 3 枚，生薏苡仁 12g，车前草 12g，金银花 12g，连翘 12g，鸡内金 12g，生黄芪 30g，黄柏 6g。7 剂，每日 1 剂，水煎取汁 200ml，早晚分服。

二诊（2012 年 11 月 20 日）：给予上方 7 剂治疗后，患者再无明显头痛，体温维持在 36～37.5℃，原有不适症状明显缓解，出院。

三诊（2013 年 6 月 18 日）：复诊行肝功能、肾功能、电解质、血常规、肿瘤标志物、粪常规、胸部 CT 检查，均大致正常。诉出院后继续用上方 21 剂，至今未再有头痛发热，且食欲恢复正常，体重也基本恢复至患病前体重。

按： 该医案为老年患者，因头痛，低热伴消瘦，多次在当地医院治疗效果不佳，住院检查提示肿瘤标志物异常，纵隔淋巴结肿大，且抗感染治疗后体温未恢复正常，故曾考虑发热待查肿瘤。虽然该病案的发热不是典型规律性发热，寒热往来，但头痛、胸胁苦满，不欲饮食，心烦，口苦，咽干，目眩，舌苔黄腻，脉弦等，少阳证明显，有是证用是方，故虽然存在感染实验室指标，但抗感染治疗无效。本例在小柴胡汤基础上加入疏风清热之剂，佐以益气扶正，给予小柴胡汤加味治疗 4 周后，收效明显，患者体温正常，头痛消失。半年后复查肝功能及肿瘤标志物等指标均恢复正常。

（二十）脑梗死后遗症 – 气虚血瘀

尹某，男，65 岁。2013 年 8 月就诊。

主诉：左侧肢体活动不利 7 个月。

既往史：高血压病史 30 年，未规律服用降压药。否认其他病史。

现病史：7 个月前起夜时感左侧肢体无力，当时尚能行走，左手能持物，未引起重视。第 2 天晨起时左侧肢体无力感加重，不能独立行走及持物，伴头晕、流涎，言语含糊，急送我院行头颅 CT 提示"脑梗死（右侧基底节区）"，在我院神经内科及康复科治疗 4 个月，流涎症状消失，言语流利，左下肢无力，左上肢及左手活动不利，左手肿胀，气短乏力、自汗，便秘，食欲一般，夜眠及小便正常。面色㿠白，舌质暗淡，苔薄黄厚腻，脉细弦。

西医诊断：脑梗死后遗症。

中医诊断：中风。

证型诊断：气虚血瘀。

治法：益气活血化瘀。

方药：补阳还五汤合五子补肾汤加减。黄芪 30g，当归 15g，枸杞子 15g，淫羊藿 12g，女贞子 12g，菟丝子 15g，赤芍 12g，川芎 9g，桃仁 12g，红花 12g，地龙 12g，党参 12g，牛膝 15g，杜仲 12g，茯苓 15g，白茅根 12g。7 剂，每日 1 剂，水煎取汁 200ml，早晚分服。

二诊（2013 年 8 月 28 日）：服上方后左手肿胀减轻，食欲正常，气短乏力较前改善，继用上方去白茅根，加鸡血藤 12g。

三诊（2013 年 9 月 5 日）：服上方后自觉左下肢无力感较前好转，能在一人搀扶下行走约 100m，左上肢及左手仍活动不利。在上方基础上加伸筋草 12g，并配合肢体功能锻炼。

四诊（2013 年 9 月 12 日）：服用上方后左手活动较前灵活，能在一人搀扶下行走约 150m，步态接近正常。

按：该患者为老年男性，"年四十而阴气自半，起居衰矣"，年老体弱，肾虚导致人体阴阳失调，脏腑功能失常。精、气、血、津液代谢紊乱，瘀血内生，血随气逆，导致脑脉痹阻，引起半身不遂，发为中风。脑梗死好发于老年人，这与老年患者存在的生理性肾虚有关。故本方重用黄芪补气，配当归养血，合五子补肾汤补肾益精，赤芍、川芎、桃仁、红花、地龙以活血化瘀通络。患者气短乏力、自汗，加用党参益气通络；左下肢无力，加牛膝、杜仲以强筋壮骨；左手肿胀、食欲不佳，加茯苓健脾渗湿；左上肢及左手活动不利，加伸筋草舒筋活络，配合肢体功能锻炼，从而达到事半功倍之效。

（二十一）巴雷特食管 – 少阳证

冯某，女，50 岁。2013 年 7 月 30 日就诊。

主诉：胃灼热 5 年，进行性吞咽困难 3 年，加重 5 天。

既往史：5 年前一次聚餐后出现胸骨后烧灼感，每次饱餐后上述症状均会反复出现，自行服用奥美拉唑后症状缓解，未予重视。3 年前开始出现吞咽困难，初未予重视，但近 3 年来吞咽困难逐渐加重，进食固体食物时可出现堵塞感，无消瘦，先后在多所医院行胃镜均诊断为"反流性食管炎"，幽门螺杆菌检查（－）。先后服用奥美拉唑，吗丁啉（多潘立酮片），耐信（埃索美拉唑镁肠溶片），铝镁加治疗，症状时轻时重。

现病史：近 5 天来上症加重。来诊时见咽中如有物阻，局部烧灼疼痛，纳差，头晕，双足发热，乏力气短，精神差，性急，大便不成形，每日 1～2 次，黏滞不爽。舌暗红，苔黄厚腻，脉弦。

西医诊断：巴雷特食管。

中医诊断：噎膈。

证型诊断：少阳证。

治法：和解少阳。

方药：小柴胡汤加味。柴胡 12g，黄芩 12g，半夏 9g，党参 15g，陈皮 12g，青皮 9g，枳实 9g，枳壳 9g，旋覆花 15g，黄连 3g，生黄芪 30g，丹参 30g，莪术 9g，鸡内金 12g，白茅根 30g，海螵蛸 30g，甘草 6g。7 剂，每日 1 剂，水煎 400ml，早晚分服。

二诊（2013 年 8 月 5 日）：来诊诉诸症缓解，嘱其继续服药，但应注意饮食，以防复发。

按：噎膈多见于中老年，梗死的感觉主要在胸骨后，吞咽困难日渐加重，做食管检查有异常发现。临床需要和梅核气、虚火喉痹相鉴别。梅核气多见于中青年女性，多因情志抑郁而起病，咽中梗塞感与情绪波动有关，心情愉快及工作繁忙时症状可减轻或消失，而心情抑郁或注意力集中于咽部时症状加重；虚火喉痹以中青年男性多见，多因感冒、长期烟酒、嗜食辛辣食物而引发，咽部除有异物感外，尚觉咽干、灼热、咽痒，咽部症状与情绪无关，但过度辛劳或感受外邪则易加剧。该患者自诉咽中如有物阻，为梅核气之象，但因饮食不慎而发，不因情绪变化而变化，且局部烧灼疼痛，又似虚火喉痹，但结合现代医学之巴雷特食管，考虑为噎膈。患者自觉局部烧灼疼痛，应为热证，而其他诸症似有气虚之征，没有头绪。郑老师根据其头晕，纳差，脉弦，考虑少阳证，因少阳证"往来寒热，胸胁苦满，口苦咽干，目眩，默默不欲饮食"，临证但见一症便是。服用后霍然而愈，可见辨证之准，立见其效。

（二十二）腹茧症 – 阴虚肠燥气虚

高某，男，49 岁。2012 年 11 月 1 日就诊。

主诉：肠粘连松解术后 70 天，乏力、腹胀加重 40 余天。

既往史：乙肝病史 20 余年，肝硬化 10 余年，无食物药物过敏史，无腹部手术史。70 天前无明显诱因出现全腹胀痛，停止排便排气，于咸阳市某医院行剖腹探查术，诊断为"腹茧症"，遂行"肠粘连松解术"，术后禁食、胃肠减压，肠外营养支持治疗，仍觉全腹胀痛并逐渐加重，停止排便排气、恶心呕吐，呕吐物为黄色液体。40 天前逐渐出现乏力，并腹胀加重，就诊于我院，诊断为"腹茧症，粘连松解术后肠梗阻"，给予禁食、胃肠减压、肠功能恢复汤口吸取及灌肠、营养支持等治疗，乏力、腹痛、腹胀有所缓解，尝试少量进食，再次出现右腹胀明显，门诊以"腹茧症，粘连松解术后肠梗阻"再次入院。自发病以来，精神、夜眠差，几未进饮食，灌肠后排出少量含粪物质大便，小便未见明显异常。西医治疗无效，请郑老师会诊。2012 年 8 月 10 日胶囊内镜：胃溃疡（A1 期）；空肠上段黏膜下肌瘤，平滑肌瘤不除外；空肠息肉；空肠溃疡。2012 年 10 月 16 日腹部 CT：肝硬化、脾大、门脉高压，慢性胆囊炎征象，右中腹部肠管扩张，肠壁增厚，走行欠自然，考虑粘连性肠梗阻。2012 年 10 月 22 日腹部平片：腹腔部分肠管积气。

现病史：70 天来几乎未进饮食，腹胀明显，无矢气，大便不通，口干不欲饮，乏力面色㿠白。舌红苔黄燥，脉右弦左沉弱，

体格检查：消瘦，精神差，全身皮肤黏膜轻度黄染，腹凹平，上腹可见一约 15cm 长的手术瘢痕，腹韧，右侧腹部压之不适，反跳痛（-），未扪及包块，移动性浊音可疑，余未见异常。

西医诊断：腹茧症。

中医诊断：腹痛。

证型诊断：阴虚肠燥气虚。

治法：滋阴通便，益气祛瘀。

方药：增液承气汤加减。玄参 24g，麦冬 15g，生地黄 15g，芒硝（冲）10g，大黄 9g，生黄芪 40g，厚朴 12g，炒白术 15g，丹参 30g，干姜 6g，炒莱菔子 12g。6 剂，每日 1 剂，水煎服。

二诊（2012 年 11 月 7 日）：腹胀明显减轻，可进食少量蛋白粉，肛门排气，可自行解便，呈黄色稀糊状，量少，腹韧及右侧腹部压之不适

感明显减轻，舌红苔黄，脉右弦左沉弱。效不更方，继用上方 7 剂。转入中医科。

三诊（2012 年 11 月 23 日）：乏力腹胀较前改善，大便通，量不多，可进食半流食，舌质淡紫，苔厚，脉沉弦。在上方中加当归 15g 增强补血活血作用，连续服用 14 剂。于 2012 年 11 月 22 日好转出院。

按：继发性腹茧症多发生于有肝硬化史、腹部结核病史等患者。严重腹痛、腹胀经内科保守治疗不满意，或反复出现肠梗阻症状者，多采用外科手术治疗。绝大多数术后症状可以缓解，但是不少患者治疗效果不理想。该患者手术后无效，仍腹胀不能进食，迁延日久，耗伤津液，津伤肠燥，气随津伤，日久津液亏损，血液黏滞，兼之气虚推动无力，故而血瘀。津伤肠燥则大便不通，燥屎内结，腑气不通则腹痛腹胀，气虚则乏力面色㿠白，津不上承则口干不欲饮。久病体虚不耐攻伐，故仅予增液承气汤以滋阴通便，大剂量黄芪配合白术以健脾益气，一助肠道蠕动而排便，二可健脾以助运化，气血生化得源，津血同源，则津亦有源。久病多瘀，又原本肠道粘连，故予丹参以活动化瘀；全方之中稍佐干姜以达温通之效。故 6 剂后即症状大减，后徐徐图之，好转出院。

（二十三）泛发性神经性皮炎 – 阴虚血热

潘某，女，50 岁。2011 年 11 月 20 日就诊。

主诉：颈后、腰骶部、四肢丘疹伴瘙痒 4 个月，加重 1 个月。

既往史：绝经 1 年。既往体健。

现病史：4 个月前夏季外出旅游后，颈后开始出现丘疹伴瘙痒，外涂防晒霜后有所缓解，未给予重视。4 个月来上述症状时轻时重，3 个月前开始出现丘疹，从腰骶部，渐次到大腿、小腿部位，且瘙痒明显，并逐渐加重。曾经先后使用西替利嗪、丙酸氟替卡松治疗，治疗后上述症状有所缓解，但停药后，症状再次加重，并严重影响睡眠。来诊时见皮肤粟粒至绿豆大小的扁平丘疹，圆形，坚硬，周围色红、周围肥厚、苔藓样变，周围可见搔抓后的血痕及血痂，无渗出。失眠，多梦，情绪不佳，时有潮热汗出，舌红苔薄白，脉沉弦细。

西医诊断：泛发性神经性皮炎。

中医诊断：摄领疮。

证型诊断：阴虚血热。

治法：滋阴清热，养血疏风。

方药：知柏地黄汤加减。知母 12g，黄柏 9g，熟地黄 30g，赤芍 12g，水牛角 30g，酒萸肉 9g，泽泻 6g，牡丹皮 12g，黄芪 15g，当归 15g，白术 12g，防风 6g，苦参 6g，柴胡 9g，薄荷 3g。7 剂，每日 1 剂，水煎服。

二诊（2011 年 11 月 28 日）：服用上方后，患者皮肤瘙痒明显减轻，失眠，夜间口苦明显，大便黏滞。舌红苔薄白，脉沉弦细。继续用上方加黄连 3g。

三诊（2011 年 12 月 5 日）：服用上方后，患者皮肤瘙痒已不明显，腰部皮损明显缩小。夜间可安睡 4～6 小时，夜间口苦明显，大便黏滞。舌红苔薄白，脉沉弦细。继续用上方 14 剂。

四诊（2013 年 4 月 15 日）：患者因受凉后发热咳嗽来诊，自诉上次处方有效，坚持服用该处方 3 个月余，并配合药浴，皮损逐渐消失。去年夏季因出汗后再次出现颈部皮损，继续服用原方仍有效。

按： 患者发病前刚刚绝经，属阴血亏虚，生风而化燥，是为病之根本，故方以知柏地黄汤为基础方加减治疗。入夏感暑热之邪而发病，郁于肌肤，而发丘疹。日久气血不畅，阻塞经脉，是为血瘀，故配合犀角地黄汤清热凉血。泛发性神经性皮炎的发病多与情绪因素有关，且患者存在更年期综合征情绪不佳急躁的症状，故加入柴胡疏肝，配合赤芍、当归养肝益阴。该病例再次提示我们在论治老年病中滋肾养阴的重要性。

（二十四）面部激素依赖性皮炎－湿热证

郑某，女，40 岁。2013 年 4 月 12 日就诊。

主诉：颜面部发红 2 个月余。

既往史：体健，否认高血压、冠心病、糖尿病等病史，否认肝炎、结核等急慢性传染病史，否认外伤史，无输血史。否认药物及食物过敏史。

现病史：2 个月前无明显诱因自觉颊部粗糙有皮屑，随后可见红色粟粒样丘疹，局部瘙痒，在当地医院按"皮炎"给予"皮炎平（复方地塞米松）"等外用药治疗，用药期间，症状消失，停药则复发，反复多次，复发时丘疹皮损部位逐渐增大增多，渐融合成片，波及额头、颞部、面部，前发际线内，局部瘙痒；多家医院就诊检查，诊断为"激素依赖性皮炎"；曾在外院服用中药效果不佳；来诊时伴见口黏口干口苦，发质偏油，情绪易激动，纳可，睡眠欠佳多梦，二便调。舌红，苔薄黄腻，脉沉滑。

查体：一般情况可，体型偏胖，颜面、额部、颞部、前发际线内皮肤发红，高出皮面，皮温略高，余未及异常。

西医诊断：激素依赖性皮炎。

中医诊断：斑疹。

证型诊断：湿热证。

治法：清利中焦湿热。

方药：三仁汤加味。薏苡仁 30g，杏仁 6g，豆蔻 6g，竹茹 6g，厚朴 12g，清半夏 9g，通草 6g，滑石 10g，甘草 6g，柴胡 12g，牡丹皮 12g，蒲公英 24g，丹参 30g，黄芪 30g。7 剂，每日 1 剂，水煎取汁 400ml，早晚分服。嘱温水洗脸。

二诊（2013 年 4 月 19 日）：服上药后，局部瘙痒略有减轻，肤色略变淡，余症同前，服药期间未使用任何其他药物，按医嘱使用温水清洁面部，未使用其他洗涤用品及涂抹护肤品等；舌红，苔薄黄腻，脉沉滑。继用上方去牡丹皮，加苍术 12g，地肤子 12g。7 剂。

三诊（2013 年 4 月 26 日）：服上药后，前发际线内皮肤恢复正常，颜面、额部、颞部皮肤仍红，瘙痒，但肤色变淡，不高出皮面，皮温不高，口黏口干口苦减轻，发质偏油，情绪平稳，纳可，睡眠好转，二便调。余查体未及异常。舌暗红，苔薄黄腻，脉沉滑。继用原方去牡丹皮，加苍术 12g，地肤子 12g，蝉蜕 6g。14 剂。

四诊（2013 年 5 月 10 日）：服上药后，颜面、额部、颞部皮肤仍红，但病变范围变小，肤色变淡，不高出皮面，瘙痒明显减轻，皮温不高，发质仍偏油，无口黏口干口苦，情绪平稳，纳可，睡眠正常，二便调。余查体未及异常。舌暗红，苔薄白微腻，脉沉细。继用原方去牡丹皮、蒲公英、滑石，加车前草15g，黄柏12g，苍术12g。20剂。

五诊（2013年6月2日）：头面部未见明显斑丘疹，仅颧部少量蜕皮，气候干燥时明显，无口黏口干口苦，发质略油，情绪平稳，纳可，睡眠可，二便调。舌淡暗，苔薄白，脉沉细。患者皮肤病变基本消失，嘱其注意饮食，颜面部避免长期接触易过敏物质。

按： 该患者西医诊断为"激素依赖性皮炎"，以头面部红色斑丘疹，融合成片，瘙痒为主要症状，从中医学角度来说，证属热证，而患者体型偏胖，口黏口干口苦，发质偏油，为体内有湿之征，情绪易激动，为肝郁之相，结合舌脉，故可辨证为湿热内蕴肝郁；热扰心神则失眠多梦，肝郁则心烦；根据辨证选择三仁汤，方中酌加疏肝解郁、解毒活血之品，二诊后又加入息风之品，取得极佳疗效。

临证之际，多遇颜面部皮肤疾病，诸如斑丘疹、痤疮、脓疱疹等，郑老师治疗此类疾病，根据病变部位色红，有时可见脓点，伴见口黏，苔腻脉弦，考虑湿热，故以三仁汤清热利湿，更加蒲公英、鱼腥草以增清热之功，车前草以利湿，生黄芪以托毒排脓，灵活运用三仁汤治疗面部取得良好疗效。

三仁汤出自清代吴鞠通《温病条辨·上焦》"头痛恶寒，身重疼痛，苔白不渴，脉弦细而濡，面色淡黄，胸闷不饥，午后身热，状若阴虚，病难速已，名曰湿温。汗之则神昏耳聋，甚则目瞑不欲言，下之则洞泄，润之则病深不解。长夏、深秋、冬日同法，三仁汤主之。""三仁汤方：杏仁五钱，飞滑石六钱，白通草二钱，白蔻仁二钱，竹叶二钱，厚朴二钱，生薏仁六钱，半夏五钱。甘澜水八碗，煮取三碗，每服一碗，日三服。"书中对三仁汤并没有给出详细解释，仅指出"惟以三仁汤轻开上焦肺气，盖肺主一身之气，气化则湿亦化也"。清代叶天士在《临证指南医案·湿》评价此方："治湿不用燥热之品，皆以芳香淡渗之药，疏肺气而利膀胱，此为良方。"皆因湿气弥漫，闭阻阳气，阳气不得升发于表，病位偏于肺表，故治疗亦重在轻开宣化。由此可知，病邪为"湿"之病，其治疗目的为祛"湿"，治疗手段则为"气化"，通过"气化"达到祛湿的目的。

当代方书对本方的诠释，多从药解方的角度，认为本方有"宣上、畅中、渗下"之功。如秦伯未在《谦斋医学讲稿》中指出："三仁汤为湿温证的通用方。它的配合，用杏仁辛宣肺气，以开其上；白蔻仁、厚朴、半夏苦辛温通，以降其中；苡仁、通草、滑石淡渗湿热，以利其下。虽然三焦兼顾，其实偏重中焦。"陈潮祖《中医治法与方剂》一书中也说："方中杏仁辛开苦降，开肺气，启上闸；白蔻仁芳香化浊，与厚朴、半夏同用燥湿化浊之力颇强；苡仁、滑石、通草皆甘淡渗湿之品，使湿邪从下而去；用竹叶、滑石略事清热，数药合用，则辛开肺气于上，甘淡渗湿于下，芳化燥湿于中。"

此方宣肺之力较胜，故尤适于湿在上焦。郑老师则认为：吴鞠通创立的三仁汤方包涵了清热利湿、疏通三焦、调理气机、健脾利小便等治疗湿温病的普遍治疗法则，其治疗范围实在远不止于上焦卫气分湿温病一证。对于急慢性胃肠炎、痤疮、汗证、黄疸等病症，病位在中上二焦的均以其加减论治。此例即为三仁汤治疗面部皮肤病的实例。

（二十五）聚合性痤疮 - 湿热证

张某，男，22 岁。2013 年 10 月 11 日就诊。

主诉：面部痤疮 2 年。

既往史：2 年前无诱因出现面部痤疮，曾服用米诺环素后症状明显缓解，但因明显出现头晕、头痛影响工作，遂停用。停用后痤疮逐渐增多。后使用异维 A 酸治疗，出现水肿，查尿常规提示尿蛋白（++），白细胞（++），遂停用。后未在治疗。

现病史：来诊时前额、面颊、颏、唇周出现丘疹，背、臀亦可见无数黑头、丘疹、色红，脓疱、囊肿、结节以及凹陷性瘢痕，伴口黏，多梦，手足心热，颜面及头发油性大，小便微黄，余无不适。舌淡红，苔白腻，脉弦。

西医诊断：聚合性痤疮。

中医诊断：聚合性痤疮。

证型诊断：湿热证。

治法：清热利湿。

方药：三仁汤加味。杏仁6g，生薏苡仁15g，白蔻仁6g，滑石10g，竹茹6g，生甘草6g，厚朴9g，通草6g，莱菔子12g，蒲公英30g，丹参30g，生黄芪30g，车前草15g，鱼腥草30g。7剂，每日1剂，水煎服。

二诊（2013年10月18日）：服上方后，未再新发痤疮，诸症减轻，唯觉手足心热。舌红苔薄白，脉沉。给予知柏地黄丸，每日3次，每次3丸。

三诊（2013年11月11日）：服上方后痤疮明显减轻，未再新发痤疮，无自觉症状。舌淡红，苔薄白，脉滑。继用知柏地黄丸，坚持服用直至手足心热消失。

四诊（2014年5月6日）：患者因感冒咳嗽来诊，诉服用知柏地黄丸至今未再新发痤疮，并配合激光治疗瘢痕。

按：聚合性痤疮即重症痤疮，是指痤疮发展到一定阶段，结节、囊肿聚合在一起。一般来说，痤疮按病因分型有湿热证、内毒血热证、血虚风燥证三种。痤疮的发病与平时喜欢吃辛辣、甜腻的食物有关。长期食用巧克力、可乐、冷饮、牛羊肉等高热量的食物，都容易引起体内湿热的加重，使面部痤疮加剧。随着生活水平的提高，这种因嗜食肥甘厚味而使湿热内蕴引起痤疮的病例，在临床上更为常见。一般临床表现为皮肤油性大、头油大，同时可以伴有口黏腻，口甜，大便黏滞，小便频数短涩、尿赤、口干不欲饮、胸脘满闷、苔黄腻、舌质红、脉滑数等症状。该例辨证为湿热证，故给予三仁汤加减治疗。需要注意：湿热郁久，容易化火成毒，所以治疗时需要加入清热除湿作用很好的车前草，协同蒲公英、鱼腥草等有清热解毒功效的药物，同时还应该注意加入具有活血化瘀作用的药物如丹参，加速局部微循环，排除体内毒素，恢复内分泌平衡。此外，湿热日久，热邪伤阴，湿气日久，困厄气机，故极易导致气阴两伤。久病气血不足，卫外不固，极易感受风邪，会导致病情反复。故病情好转后，以知柏地黄丸滋阴清热濡养肌肤。

（二十六）头皮疖肿 – 湿热证

陈某，男，28 岁。2013 年 9 月 24 日就诊。

主诉： 头皮疖肿半年。

既往史： 体健，否认高血压、冠心病、糖尿病等病史，否认肝炎、结核等急慢性传染病史，否认外伤史，无输血史。否认药物及食物过敏史。

现病史： 半年前开始出现头皮疖肿，散发，局部隐痛不适，自行涂抹百多邦（莫匹罗星软膏）有效，但食辛辣刺激食物或劳累或紧张后复发，且渐次增多。就诊时发内密布疖肿，色红，部分有脓点，口苦口黏，大便黏滞不爽，纳可，眠可，小便正常，舌红苔黄腻，脉沉滑。

诊查： 一般情况可，体型偏瘦，余查体未及异常。

西医诊断： 疖肿。

中医诊断： 疖。

证型诊断： 湿热证。

治法： 清利湿热。

方药： 三仁汤加味。薏苡仁 30g，杏仁 6g，豆蔻 6g，竹茹 6g，厚朴 12g，清半夏 9g，通草 6g，滑石 10g，甘草 6g，野菊花 12g，连翘 12g，蒲公英 24g，鱼腥草 24g，黄芪 30g，丹参 30g。7 剂，每日 1 剂，水煎取汁 400ml，早晚分服。药渣泡水洗头。

二诊（2013 年 9 月 30 日）： 服上药后，均无脓点，部分疖肿结痂、缩小，口苦口黏及大便黏滞不爽减轻，纳可，眠可，小便正常，舌红苔白腻，脉沉滑。服药期间未使用任何其他药物，按医嘱使用药渣加水洗头。继用上方去野菊花，加紫背天葵草 12g。继用 14 剂，药渣泡水洗头。

三诊（2013 年 10 月 14 日）： 来诊时头皮光洁，无口苦口黏，大便正常，纳可，眠可，小便正常，舌淡红苔白微腻，脉沉。给予健脾祛湿之剂后续调理。

按： 此例为郑老师应用三仁汤治疗头面部皮肤病的又一案例。疖肿，中医为热毒壅盛之证，故郑老师在清热利湿基础上，加强清热解毒之力，而获满意疗效。

（二十七）贝赫切特综合征 – 阴虚内热

王某，女，38岁。2014年5月7日就诊。

主诉：口腔溃疡反复发作3年，加重1周。

既往史：3年前无明显原因出现发热，体温最高38.5℃，就诊于当地医院，给予肌注退热药治疗，体温降至正常。1周后舌尖及双颊黏膜出现多个散在溃疡，大小不一，伴疼痛，自行口服复合维生素B后消失。1个月后口腔、舌尖及外阴均出现溃疡，疼痛伴外阴瘙痒，自行服药效不佳。近2年来下肢反复出现结节性红斑，口腔黏膜、外阴溃烂，躯干可见散在毛囊炎，就诊于我院。查免疫系列、肿瘤系列均（–），红细胞沉降率33mm/h，余检查未见异常。在患者背部皮肤予以多处针刺试验（+），西医诊断：贝赫切特综合征，中医诊断：狐惑病，给予局部外用冰硼散，口服甲泼尼龙片（每日1次，每次12mg）、沙利度胺片（每日1次，每次50mg，睡前服）及静滴环磷酰胺联合治疗近1个月，患者症状减轻。后患者坚持规律服用药物治疗3年，多次复查红细胞沉降率降至正常，但口腔溃疡反复发作，伴疼痛。

现病史：口腔黏膜和舌边、舌尖等处有多个绿豆大圆形溃疡，伴咽干口苦，心烦，五心烦热，小便黄，舌红，苔少，脉细数。

西医诊断：贝赫切特综合征。

中医诊断：狐惑病。

证型诊断：阴虚内热。

治法：益气滋阴，清热利湿。

方药：玉女煎加减。生石膏10g，盐知母9g，麦冬15g，生地黄12g，怀牛膝9g，蒲公英30g，丹参30g，生黄芪30g，生薏苡仁12g，金银花12g。7剂，每日1剂，水煎取汁400ml，早晚分服。

二诊（2014年5月15日）：患者溃疡疼痛较前减轻，数量较前减少，纳食一般，夜眠可，大便时稀时干，小便调。舌红少苔，脉细数。治疗仍以益气养阴、清热解毒为主，佐以健脾祛湿。原方加麦芽 10g，白术 10g，薏苡仁 15g。10 剂。

三诊（2014 年 7 月 21 日）：患者 1 周前感冒后自觉口干口苦来诊。诉上诊后坚持服用 1 个月，期间未再复发，此后停药，亦未再发。

按： 患者长期服用糖皮质激素及免疫调节剂治疗虽然可以使炎性指标达到正常，但是无法缓解反复发作的口腔溃疡。面对病因病机复杂的免疫疾病，中医治疗有其自身独特的优势，辨证论治，虚实同治，达到病症缓解。结合本病致病固有的特点，选取玉女煎滋肾阴，清胃火，配以黄芪、丹参益气活血，金银花、蒲公英、薏苡仁清热利湿、泻火解毒。全方虚实同治，标本兼顾，共奏奇效。同时，复诊时考虑患者长期服用激素和免疫调节剂治疗，故加服麦芽、白术顾护胃气，减少滋腻。

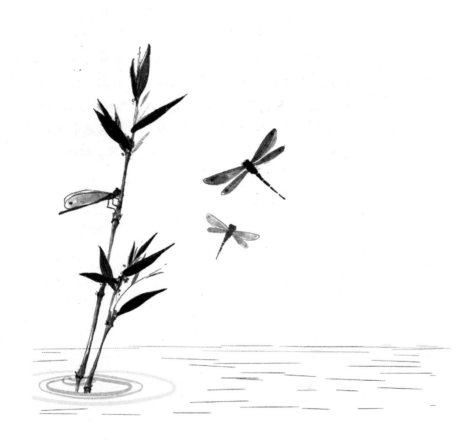

第5章 师徒对话

一、谈行医、治学之道

徒：面对现代的诸多诱惑和不理解，部分医生已经失去自我，不是单纯地治病救人了，我们该如何自处？

师：任何时代，任何环境都会让我们面临选择，只要我们能做到无愧于患者，就可以了。

徒：郑老师，现在医患关系比较紧张，我总觉得和患者沟通得不是很好，您在这方面有什么好的经验吗？

师：做好医患沟通是我们对待患者的基础，不仅要有精湛的医术，而且要有高尚的医德医风。在我国古代，医术又称作仁术，优良的医德医风一直是中医自古以来的追求之一。药王孙思邈曾说过："人命至重，有贵千金，一方济之，德逾于此。"他的《千金要方·大医精诚》，更是被誉为"东方的希波克拉底誓言"。其核心就是教育我们，行医要有一颗仁爱之心，且要一视同仁，不可此重彼薄。要有责任感，要对患者关心、细心，容不得半点马虎。不但要细致地观察患者病情，而且要从患者的角度考虑问题，对患者病情之外的因素也要有所观察，不论是心理上的压力还是生活中的压力，都要及时发现，及时疏导，不仅有利于改善医患关系，也有利于患者的病情。临床上产生医疗纠纷的诱因中，沟通不当所占的比重出奇之高，因此在做好上述几方面之外，养成良好的服务态度也是必不可少的，"医家至上，病家求治"的观念切不可取。我们要着力于与患者建立亲人般的关系，充分尊重患者的知情权、选择权，尊重患者的意愿，切实履行告知义务，帮助患者了解自身病情及诊疗选择，学会策略性的说话方式，这样就能大大减少和避免纠纷。

徒：郑老师，您在治疗老年肿瘤患者方面经验丰富，治疗用药时，除了经典的中医辨证施治，还会考虑其他的现代医学用药原则吗？常看您给患者开的药方中药味很少，患者开药后也常问"就这么点药够吗？这么便宜的药有用吗？"您是有什么特殊的遵循原则吗？

师：来我这里就诊的大多是经过多方治疗无效才来就诊的患者，有的甚至是抱着试一试的态度来看中医，我们不能只是简单的望闻问切，需要详细地询问病史并清晰地书写病历，查看患者既往的化验检查单及治疗记录，仔细的诊脉及查看舌象后开具处方。我个人比较擅长用补肾化瘀的理论治疗各类老年病及妇科病，用解卫清气法治疗外感热病，最大的原则就是用药审证精细、立法严谨、配伍灵活，方精味少，质轻量小。

作为一名现代中医，绝不能仅限于知晓每一味中药的性味及功效，组方用药在辨证的基础上，除了要遵循方中各药的配伍原则，更需要从药理学角度了解每种药物的现代中药药理研究进展，包括药理作用、适应证以及可能出现的副作用，这样不仅能更好发挥药物的治疗作用，也能避免用药过程中不良反应的发生，充分发挥中西医结合思想理论的精髓。所谓结合，不仅是单纯的相加，更重要的是互相渗透、互为所用，如此才能发挥更大的作用。

举个例子，老年肿瘤患者常借助中药治疗作为其化疗的辅助用药，在组方选药的同时，除了辨证施治，更多的是要考虑患者的整体情况是否能够耐受药物，加用了中药治疗是否会加重机体各脏器代谢的负担。例如肾功能不全时，不仅要注意调整化疗药物剂量，还要注意中药辅助治疗时，是否存在加重肾脏负担的可能，例如要慎用含钾离子高的中药白茅根、夏枯草、泽泻、金钱草、牛膝等，因为这些药物有可能会引起或加重高血钾。再例如肝移植、肝癌患者在使用益气扶正中药时，要注意避免使用增强免疫的药物，慎用人参、冬虫夏草，而生黄芪具有调节免疫的作用，则可以小量使用。

二、谈中医、中西医结合之路

徒： 中医学有着几千年的历史，现代医学只有几百年。几千年前的古人无论是急症、瘟疫，还是慢性病，就连骨折等外伤都是用中医治疗的，但现在为什么中医被认为只可以用来治疗现代医学治不好的病或者是一些慢性病及作为肿瘤晚期患者的临终安慰呢？

师： 其实这些认识是对中医治病的误区，中医几千年的沉淀不是仅仅用来治疗慢性病，或者是作为绝症患者的临终安慰。在"非典（严重急性呼吸综合征）"的救治中，以中医为主治疗效果显著。例如广州中医药大学第一附属医院共收治"非典"患者 36 例，无一例死亡，医护人员也无一人受到感染。这些病例均确诊为"非典"，中医治疗后，再用现代医学方法确认为痊愈，从接诊到痊愈均有严格的病历记录。目前大家认为中医就是养生预防疾病的，即使治病也是治疗慢性病的观点是错误的，其实中医对急性病有其独特的优势，并且中医也是靠与急性病做斗争而发展起来的，中国历史上几百次瘟疫都是靠"一根银针、一把草药"治好的。如果发生急性传染病，现代医学用的是对抗疗法，其研究对象是细菌和病毒，找出对应的药物予以消灭，但找出病因、消灭病毒的时间往往没有病毒变异的速度快。而中医学是用药调整人体的自身组织能力或者说自我康复能力，调整自体抗病能力，调节体内环境，不让疾病生存，正所谓"正气存内，邪不可干"。目前由于社会环境、经济环境等影响，才导致人们出现这种误解。

徒： 中医相关专业毕业生面对一定程度的就业选择方面的困难，人才市场总是场面火爆，一职难求。容易上岗的医院要么待遇差，要么没有发展前途，中医专业和中西医结合专业的就业面更窄。请问我们应该如何面对就业压力？

师： 目前中医专业和中西医结合专业在就业上确实存在一些制度和职业学期上的实质性困难。一类困难属于医学生共性的困难，比如很多医疗岗位人员饱和等问题，在其他医学专业通常也有类似的问题。另一类困难与中医专业或中西医结合专业本身有关，属于这类医学生面临的特殊性困难。

对于共性困难，医学生需要对目前的就业形势有着正确的认识。随着当前一段时间的毕业生人数充裕，以及部分医疗岗位的相对饱和，导致在求职市场上确实出现了表面上较为让人困扰的就业难问题；然而实质上这些表面上的求职困难主要也只集中于较大的三甲医院等，对实质上一直缺乏人才引进的基层医院而言，一直存在着人才引进困难的问题，与之相对应的是医学生对于基层医院的接受度一直偏低，普遍向往收入可能相对较高，也可能更有利于个人职业生涯进展的三甲医院等。导致了不同层次医院供求关系严重失衡。目前国家医疗改革逐步优化和推进，不同层次医疗机构在待遇和技术水平方面的差异在逐步缩小，这将有利于人才向基层医院流动，也将促进医学生的既往就业选择观念狭窄的状况。对于当下的医学生而言，应该摆正自身姿态，把扎实努力放在第一位，不要把大医院作为唯一选择，在较低层次的医院反而可能有更为自由广阔的发展空间和选择，有着更为全面的技术锻炼。

另外，即使是较大规模的医院，实质上也一直存在着用人紧缺的问题，所能提供的岗位有限并非实质上的人员过剩，而是由于其他一些原因暂时无法提供更多岗位，与此同时，我国社会医疗的需求也不断增加，各级医院都存在医疗资源相对不足和失衡的问题。随着医疗改革的推进，这些资源需求将逐步带来实质性的岗位需求的增加，因而大家不必对自己远期的就业前景过分担忧，即使暂时没有选择到心仪的岗位，通过自身努力，也可以实现人生目标。

对于中医专业和中西医结合专业而言，本身教育体系就存在和现代医学教育系统融合的问题，一方面必须了解现代医学，另一方面又不能被现代医学同化，否则中医学就失去了存在的意义。因而在就业上，中医专业和中西医结合专业受到了制度和政策的硬性制约。以现代医学为主的医院或科室在用人选择上也存在困惑，一方面确实需要中医加强和支持，但另一方面又难于摆正中医的位置，即使上岗，也存在用之不善的情况，对于中西医结合专业尤其如此。可喜的是，这一状况正在得到改善。现代医学不必认同或理解中医的辨证机理等深层次内容，只需要尊重和充分发挥其实用性即可获得很好的相互适应。

因而，中医专业，尤其是中西医结合专业就业选择上远不应拘泥于中医院或中医科，而是应该大胆开拓就业领域，相信中医大有可为。就业和从医过程中也应端正心态，一方面虚心接受和包容现代医学疗法，相兼相融；另一方面也要坚持不忘本职，扎实坚持中医诊治理念，用中医施治，实现与现代医学的相辅相成，为患者服务。

相应的，中医专业和中西医结合专业也跟现代医学专业一样可以考虑从事并非与临床直接相关的工作岗位，包括科研、教学、管理等，只要适合个人取向和兴趣，都是人生规划的正确选择。

徒：老师，究竟什么叫中西医结合呢？您能否举例说明一下？

师：中西医结合从理论上讲是将中医逻辑思维的认识论与现代医学唯物求证的实验论相互融合，从方法上讲是将中医辨证施治与现代医学辨病施治在应用上相互结合，取之理论上的亲和，用之方法上的互利，取长补短，扬优弃劣，围绕疗效论"英雄"。所以我们没有必要一定要说谁比谁更好，能够达到治疗疾病的目的才是我们最想要的效果。

我们就拿脑卒中后遗症来说，中医称脑卒中为中风，发病后患者往往会遗留半身不遂，即肢体运动功能障碍。主要选用补阳还五汤加减，配合针灸治疗。风病多在阳经，选穴上主要为上肢肩髃、外关、曲池、手三里、合谷，下肢梁丘、足三里、阳陵泉、委中，还可根据患者肌张力情况选用电针以增加疗效。现代医学则应用扩张脑血管，改善脑血流的药物，后遗症期应以康复治疗为主，即采用运动疗法、作业疗法促进患者肢体功能恢复。综上，中风后遗症采用中西医并举的治疗方法，会收到较好的治疗效果。

三、谈如何学习中医

徒：郑老师，中医学在现代医学中的影响力越来越小，中医科在综合医院里不是优势学科，我们这些年轻的中医医生又该如何在中医和西医中找到平衡？如何真正地做到中西医结合？如何学习和发展呢？

师：立足于综合医院大环境下的中医科，对中医医生的临床业务水平要求更高。中医知识要精通，现代医学知识更要扎实，要熟读中医经典，更要掌握现代医学的专业基础知识，对中医学理论及临床各科都要精通，要继承和发扬中医学的精髓，勤求古训，更勇于探索，精于古而不拘泥于古，我们不需过分地去追求现代医学或中医学单方面的作用，中西医理论要灵活地结合和运用，各取所长，互相补充以期达到事半功倍的效果。

徒：古籍的内容博大精深，任何一句话都可能是救命的良药，可是现代人已经少有人阅读古籍了，那还可以成为一名好的中医学者或中医医生吗？

师：现代有现代的文明，古代有古代的奥妙，只要能做到少私、清静、寡欲、乐观，那就成功一半了。私心是百病之根。庄子曾形象地比喻说，水泽里的野鹤，十步一啄，百步一饮，逍遥自得，情绪乐观，因之得以保生；而笼中的鸟儿，郁郁寡欢，意志消沉，羽毛憔悴，低头不鸣，因之难以全生。一个人只有心底无私，才能知足常乐。

徒：郑老师，那究竟如何才能成为一名合格的中医医生呢？

师：从自身来讲，学中医绝对不是死记硬背，要有悟性，天人相应、取类比象，掌握中医诊疗的思路和方法，活学活用，重视临床，反复实践、提高。要想成为一名合格的现代中医，就要做到"四勤"。一是勤临证。一方面要认真完成门诊、病房及会诊工作，另一方面要做好病例的积累工作，遇到疑难及典型病案还要随时做好记录工作，详细询问患者的病史，尤其重视患者的回访。二是勤思考。在临床中遇到的问题要勤于思考。例如在中晚期肿瘤患者的治疗中，我发现此类患者多见气虚血瘀表现，并存在血液黏稠度增高症状，于是在治疗中加入丹参活血化瘀，并将血液流变学的检测作为中医辨证的参考指标。三是勤查阅。除了阅读中医经典及历代医家名著，还要随时追踪现代医学的新观点、新成果。

例如提出伏邪在肿瘤的发病以及复发转移中的作用，就是受到现代医学"病毒与肿瘤发病关系"思想的启发。四是勤总结。每次会诊或临证的点滴心得体会都要随时记录，这样才能每日都有所提高。

徒： 郑老师，中医医生需要做科研吗？科研思路应该怎样立题和选题呢？

师： 中医医生更应该做科研，这也是中西医结合的一部分。在基础研究方面，中药现代化的发展为我们开了个好头，很多中药的有效成分被发现，并通过先进的技术手段被提炼出来，可是在临床方面，中医现代化还有很长的路要走，这就更需要我们静下心来做科研。从思路来讲，不一定非要去开创什么新药物、新疗法，多思考中医学的经典理论，并与临床实际工作相结合，先从临床入手，验证其有效性，再进一步研究其作用机理，循序渐进，用现代医学的方法为中医经典思维和治疗方法找到具体的理论基础，才能使得中医更好的发展、更好地推广。

徒： "肾主生殖"是您多年的研究方向，用胎肾细胞悬液以肾补肾的方法也是您首先研究的，您对目前您的研究及中医的研究现状怎么看？

师： 目前中医的研究越来越不被研究人员认可，甚至认为是假的，永远可以做出阳性的结果。这是因为近年来有些中医的研究缺乏真实可信的证据，是一些低水平的重复，但是没有低水平的重复很难写出高水平的文章，毕竟中医自身的理论指导是以人为主体，那科研只能放到临床去做。而且中医学自身理论并没有明确的检测指标，继续用生化或生理的指标又是在走现代医学的路。中医临床的科研很难撇开现代医学，基础研究更难撇开现代医学的研究思路。中医学根本就没有对基础研究的指导，能做的就只是用现代医学方法验证中医的疗效。现在所做的中医研究就是反证法，证明中医理论的正确。尽管我们还是运用现代医学的模式，但是我们也在用自己的方法去证明中医的正确性，毕竟几千年的传承并不是一蹴而就的。历代几乎所有著名医家都对中医学进行了大量的研究，并使之得到了发展。尽管他们的着眼点不同，研究领域各有侧重，但都为中医的发展准备了充分的条件。

徒：那我们以后发展中医科研，应该如何去做？

师：把握住目前中医发展的领域，遵循目前中医发展的原则，提出自己创新的意见，坚持不懈地努力下去。目前中医的主要应用领域包括：预防、治病及防治疾病的变异。中医学用综合的方法对人进行整体观察，这就决定了一步步分析研究的方法不适用于中医。对中医学理论进行分子水平、信号传导等研究，不等于中医水平的提高，事实上，还是在用现代医学的理论框住中医。因此宏观把握、运用中医整体观才是中医的精髓，也是中医临床发展的根本着眼点。同时要求中医药界的医者、学者能克服浮躁情绪，本着发扬求真务实的精神，静下心来踏踏实实做学问。

四、谈老年病的治疗总则

徒：您为什么选择老年病作为您的研究方向？

师：一方面，随着目前人类步入老龄化进程，越来越多的人身患多种疾病；而老年医学科在解决老年人常见疾病、多种疾病以及危重症疾病方面有独到的认识和诊治能力；在老年疾病和衰老防治上也有明显的优势。另一方面，我们的老年群体有这个迫切的需求，需要我们老年病科的医生去服务于他们，使他们不用每天排队看不同的科室，在每个科室都将自己的病情叙述一遍，重复很多次检查才能得到诊治。

徒：老年病的治疗总则是什么？

师：肾虚是老年人的生理特点。根据《素问·上古天真论》"女子七岁，肾气盛齿更发长……六七，三阳脉衰于上，面皆焦，发皆白；七七，任脉虚，太冲脉衰少，天癸竭，地道不通，故形坏而无子也。丈夫八岁，肾气实，发长齿更……六八，阳气衰于上，面焦发鬓颁白；七八，肝气衰，筋不能动，八八，天癸竭，精少，肾脏衰形体皆极，则齿发去"的理论，认为老年人存在生理性肾虚，机体衰老女性从 35 岁开始至 49 岁明显，男性从 40 岁开始至 56、64 岁时最为明显，这种生理性变化是由肾元精气逐渐虚衰所致。肾精气虚衰，则生命失去了物质基础，不但出现肾精衰之证候，而且还会出现阴虚、阳虚、阴阳俱虚等病理变化。肾阴不足，脏腑组织器官失于滋养、濡润，导致阳热亢盛，火热内生，炼津为痰，灼伤营血；肾阳气虚衰，脏腑组织器官失于鼓动、温煦，导致阳气不足的寒证以及血液、水液不能温运而停于体内发生瘀血、痰饮诸证。瘀血、痰饮是生理性肾虚使脏腑功能失常，气、血、津液代谢紊乱产生的病理产物，是引起老年病的直接原因。瘀血、痰饮郁久化火，又可形成气、痰、湿、火、瘀结于体内，使病情不断复杂化。基于以上论点，根据"治病求本"的原则，故提出以补肾化瘀为治疗老年病的基本治法。实验研究发现，补肾活血法可增加自由基含量，降低超氧化物歧化酶活力，明显改善神经 – 内分泌功能紊乱、血脂代谢异常等情况，适用现代医学的心、脑血管系统疾病，内分泌系统疾病，风湿免疫系统疾病，肿瘤等。

徒：刘茂甫教授说"肾虚、血瘀为人体衰老之本"，而《素问·上古天真论》"女子七岁，肾气盛，齿更发长……八八，天癸竭，精少，肾脏衰形体皆极，则齿发去"，说明机体衰老是由肾元精气逐渐虚衰所致。那么是不是说老年病的治则还是应以补肾为主，化瘀为辅呢？这里的"瘀"仅仅是指血瘀吗？

师："肾为先天之本"，肾藏精，精气为人体阴阳之本。肾中之精气是构成机体的基本物质和维持生命活动的原动力，对机体各方面的生理活动均起着极其重要的作用。肾虚使人体阴阳失调，脏腑功能失常，以致瘀血、痰饮等邪内生。而瘀血和痰饮是引起老年病的直接原因。瘀血和痰饮是由肾虚所致，是老年人因生理性肾虚，使脏腑功能失常，气、血、津液代谢紊乱所产生的病理产物，也是引起老年病的直接原因。

补肾化瘀法，是刘教授根据老年人肾虚兼瘀的生理病理特点而设立的治疗大法。补肾，是扶正的总称，不但包括了益精、滋阴、壮阳补肾，还包括了调补气血及调节各脏腑功能，但以补肾益精、滋阴、壮阳为主。化瘀，则是祛除邪气的总称，包括了活血、除湿、化痰、行气、消食等祛除瘀邪的方法，但以活血、化痰、行气为主。所以这里的"瘀"不仅是指血瘀。老年人由于体虚，病情容易多变，所以治疗时还应注意辨证与辨病相结合，必要时中西医治疗同时应用。

五、补肾化瘀论痴呆

徒：郑老师，随着大众健康意识逐渐增强，前来就诊的痴呆患者越来越多，现代医学治疗该病以改善认知、改善记忆力等对症治疗为主，我们中医是如何认识"痴呆"的，治疗上又有什么特色呢？

师："痴呆"是现代医学病名，是指在意识清醒状态下，出现的已获得的职业和社会活动技能减退和障碍，认知功能下降，记忆力减退和丧失，视空间技能损害，定向力、计算力、判断力等丧失，并相继出现人格、情感和行为改变等障碍，呈进行性加重过程。依据其临床症状，中医学将该病隶属于"文痴""善忘""郁证"等病的范畴，本病病位在脑，多属本虚标实证，以肾精亏虚、髓海不足为本，痰浊瘀血阻闭清窍为标。治疗痴呆当以补肾益脑、活血化瘀、涤痰开窍为主要治则。具体临床应用中，本着辨证论治的原则，可根据兼证的不同，适当佐以祛风、行气、清热、化浊等方法，来调整脏腑的功能状态，使得机体气旺血和，血脉通畅，瘀去新生，气化复常，痰浊得消，经络得通，清窍复聪。

徒：那又如何理解"痴呆"以肾精亏虚、髓海不足为本，痰浊瘀血阻闭清窍为标呢？

师：《灵枢·经脉》云："人始生，先成精，精成而脑髓生。"肾为先天之本，藏精，主骨生髓，通于脑。脑为元神之府，又为髓海，秉五脏之精华，六腑之清气，脑髓与人的思维、记忆密切相关。肾精充足，气血上荣则耳聪目明，思维敏捷。相反，年老久病，虚劳内伤，肾精亏损，髓海空虚，脑失所养，神明失用，则神情呆滞。同时，肾虚阳失温煦，无以气化，水湿内停，聚而成痰，阴不制阳则阴虚火旺，虚火灼伤津液，炼津为痰，痰瘀互结，阻滞脑络，蒙蔽清窍，清窍不利，遂成呆证。因此痴呆病位在脑，以肾虚为本，痰浊、瘀血阻滞脑络为标。

徒：老师，您治疗痴呆有什么心得或疗效好的方剂吗？

师：我根据"痴呆"以肾精亏虚、髓海不足为本，痰浊瘀血阻闭清窍为标，以补肾活血为治疗痴呆的大法，临床常用补肾健脑方（菟丝子、枸杞子、丹参、银杏叶、川芎、五味子等）及醒脑胶囊（淫羊藿、益智仁、黄精、桑椹、川芎、郁金、天竺黄、石菖蒲等）。以上方药经我长期临床应用，具有良好的提高患者学习能力、改善记忆力、延缓痴呆病情发展的功效。

徒：补肾活血中药治疗痴呆临床效果虽好，但其治疗痴呆是否有现代医学证据？

师：近年对于补肾活血中药治疗痴呆的研究有很多，也取得了明确的实验证据证明补肾活血中药对痴呆的防治有积极作用。我们的研究表明补肾健脑方可以增加血管性痴呆小鼠皮质和海马的脑血流量、增加皮质内神经肽（AVP、SS）含量，乙酰胆碱含量及细胞外调节信号激酶（ERK1 及 ERK2）阳性神经元表达，从而改善学习、记忆能力。另外补肾健脑方的治疗作用具有剂量依赖性，因此临床应用时应当适当延长治疗疗程。

徒：如何看待血管性痴呆，临床治疗是否应该重在活血通络？

师：随着人们生活水平的提高，生活及工作压力的增加，目前脑卒中的患者越来越多。而血管性痴呆往往是有一些血管病的病史或者病因，前期得过脑梗死、蛛网膜下腔出血等脑血管病，以意识障碍、肢体语言等神经功能缺损为主要临床表现的脑卒中都归于中医学的脑中风范畴。中风病形成是脑脉痹阻或血溢脑脉之外所引起的脑髓神机受损。病位在脑，病性为本虚标实。本虚即肾精亏虚，标实主要指风、火（热）、痰、瘀四方面邪实。总的来说，中风属于一种衰老性疾病，肾气亏虚为中风发病之病机根本。肾主精生髓，脑为髓海，肾中精气充足，生髓旺盛，髓海得养，髓满则脑充发荣，精力充沛；肾精亏虚，髓海不足，则脑络凝涩不畅，神机失灵。中老年人因肾气渐损，精水日涸，髓海空虚，脑络失养，遂致脑络血液凝涩不畅，发为中风。《医经溯洄集·中风》云："中风者，非外来风邪，乃本气病也。凡人年逾四旬，气衰之际，多有此疾。"《景岳全书·非风》云："人于中年之后，多有此证其衰可知，根本衰则人必病，根本败则人必危矣。所谓根本者，即真阴也。"《临证指南医案·中风》亦云："精血衰耗，水不涵木，肝阳偏亢，内风时起。"上述皆强调，肾虚为中风发病的根本，而年老肾精渐衰，故而中风病好发于中老年人。从这个角度我们就能明确，血管性痴呆作为脑中风的后遗症，还应当从肾虚的本入手，补肾化瘀标本并治，不可仅执化瘀一端，过用通络克伐之品耗伤正气。

徒：据我临床观察，许多中风患者都有苔厚腻，便不通，脉见滑之症，这要如何理解呢？

师：中风患者的此种舌脉现象确实多见，原因在于痰瘀痹阻贯穿于中风病之全过程，早期尤为突出。脑为髓海，肾为生髓之源，脑髓之病当责之于肾。肾主水，肾阳亏损，不能温煦全身，导致水湿内停，痰浊内生。痰浊日久而生瘀，均可使气血不畅，脑髓脉络瘀阻，而发为中风。朱丹溪在《明医杂著·风症》中云："古人论中风、偏枯、麻木酸痛不举诸证，以死血、痰饮而言。"《本草新编·淡竹叶》说："中风未有不成痰者也。"这些论述，无不强调了痰浊和瘀血在中风发病中的地位。而血瘀者可见舌质紫暗，舌底脉络迂曲；湿浊痰饮停聚舌面，夹寒或夹热，故可见舌苔白腻或黄厚腻。

徒：古代医家对中风的认识不尽相同，您是如何理解古代医家对中风病的不同认识呢？

师：古代医家对中风的认识不尽相同，对该病的病因病机各有侧重，如刘河间主"心火暴甚"，李东垣倡"正气自虚"，朱丹溪云"湿痰生热"，这些实际上应当是在肾虚为本的基础上形成的。因只有肾虚，肾失去调和阴阳的能力时，心火才会因其他因素而"暴甚"，肾虚对各脏腑组织器官的推动温煦作用减退时，才得以出现"正气自虚"。至于"湿痰生热"，也当责之于肾虚，因"肾为生痰之本"，湿与痰同类，肾虚痰生，久虚湿痰不去，必然郁而化热。故古代医家对中风病的病因病机有不同认识，但归其根本肾虚血瘀为中风病的主要病机。

徒：中风病的治疗中该如何灵活应用补肾活血法？

师：肾虚血瘀是中风发病的主要病机。在中风病的防治中，要做到补肾生髓，活血化瘀，同时使用针药结合的综合治疗手段，使肾精髓旺，血活瘀祛，如此则精盛、髓满、脑充、瘀散、络畅、窍通。具体针药结合的方法如下。

中药以补肾活血为法，在补肾健脑方（菟丝子、枸杞子、丹参、银杏叶、川芎、五味子等）及醒脑胶囊（淫羊藿、益智仁、黄精、桑椹、川芎、郁金、天竺黄、石菖蒲等）的原方基础上，因人因时因地辨证，加减化裁，做到辨证论治与专病专方专药相结合。

针灸以补肾通阳，行气通络为原则。选取足少阴肾经太溪，足太阳膀胱经肾俞，足太阴脾经三阴交以达到补肾养阴，调理肾阴之功；选取足阳明胃经足三里补气益血，通经活络，强壮全身；选取督脉的大椎、至阳、命门以通周身之阳气；选取合谷、太冲、风池，刺之可开通全身气机；选取患肢井穴，可使患肢远端活动加快恢复，并直接刺激大脑神经。另外侧卧位针刺，选取上下肢前后阴阳经络之经穴，有利于达到益气活血、通经活络的效果，从而使患肢迅速达到阴阳平衡，最大限度恢复肢体功能。

六、补肾化瘀治痛证

徒：您把补肾化瘀法运用于呆证及中风病的治疗中取得了显著临床

疗效，同时在治疗各种痛证中应用该法效果卓著，您是如何理解治"痛"从补肾化瘀论的呢？

师：疼痛是临床最常见的症状，可涉及临床各科疾病，发于身体任何部位。其证候虽错综复杂，但从中医角度来看，病机不外虚与实。痛证之虚表现为"不荣则痛"，痛证之实表现为"不通则痛"。我的导师刘茂甫教授就曾说过：肾为先天之本，因虚所致痛证多与肾虚有关，故不荣应着重从肾论治；外感六淫、内伤七情多致人体气机阻滞，久之气血瘀滞，故痛证之不通应着重从瘀论治。从而奠定了"补肾化瘀"法治疗痛证的理论。

徒：老师，您临床常用的治疗痛证的补肾化瘀方药有哪些，您又是如何精巧组方的呢？

师：经过我多年的临床实践，总结了补肾化瘀法治疗痛证的常用方药：枸杞子 15g，菟丝子 15g，五味子 15g，当归 15g，桃仁 12g，红花 12g，丹参 30g，地龙 9g，川芎 12g。该方枸杞子、菟丝子、五味子补肾益精均为君主之药；丹参、当归、桃仁、红花活血化瘀，通经为臣药；川芎活血行气，地龙通络利湿为佐使药。诸药合用，共奏补肾化瘀，通络止痛之效。临床以该方为基础方，随症加减，取得了显著疗效。

徒：您运用补肾化瘀法有效治疗呆证、中风、痛证，果真是灵活应用中医"异病同治"理论的典范。

七、中西结合治黄疸

徒：郑老师，您还记得这个病例吗？患者女性，28 岁，剖腹产后出现腹膜感染、肠梗阻、胆汁淤积性黄疸，黄疸指数异常升高至 280μmol/L，经过 1 个月余的外科手术及内科保守治疗，后服用激素 80mg 近半个月，黄染症状无减轻，胆红素无降低，医生建议停用激素予中医治疗，后患者就诊于您处。就诊时可见患者双侧巩膜、皮肤黄染，黄色鲜明，呈橘子色，伴口干，时有口苦，伴身重肢体酸困，伴小便黄，时伴大便干燥，舌红苔黄腻，脉弦数，属于中医"黄疸"范畴，证属热重于湿，治以清热通腑，利湿退黄，方选茵陈蒿汤加减：茵陈 30g，栀子 12g，大黄 9g，赤芍 12g，鱼腥草 15g，白茅根 24g，车前草 15g，丹参 30g，牡丹皮 12g，蒲公英 15g，黄芪 30g，金钱草 10g。服用 20 剂后，患者黄染消退，黄疸指数降为 85.9μmol/L，继用上方，调整黄芪为 50g，同时加服枸杞子 15g，鸡内金 12g。继续服用 10 剂，黄疸指数降为 45.2μmol/L，后患者腹膜感染已经痊愈，减去鱼腥草、蒲公英，继续服用 10 剂，黄疸指数降为 26μmol/L，全身黄染尽退。这个患者黄疸明确，方以茵陈蒿汤利湿退黄，为治疗阳黄的经典处方，我能理解，但余药加入的意义何在呢？

　　师：黄疸的认识最早见于《黄帝内经》，其指出"目黄者，曰黄疸"。后人进一步明确将黄疸分为五种，黄疸、谷疸、酒疸、女劳疸、黑疸，并对各种黄疸机制进行了论述，茵陈蒿汤为经典方剂，故选茵陈蒿汤为主方。患者既往有腹膜感染，鱼腥草、蒲公英的加入，从中医角度是加强清热解毒的功效，而现代药理研究也表明这两药有卓越的消炎杀菌功效。加入白茅根、车前草使邪从小便而去。

　　徒：方中以清利湿热为主，何以加服枸杞子？

　　师：《温病条辨·中焦》："湿之入中焦……有伤脾阳，有伤脾阴……伤脾胃之阴者十居一二。"患者因湿郁生热，热盛化火而伤及脾阴。需要在除湿的同时滋阴。

　　徒：治病讲究辨证施治，可患者未见气虚血瘀之症，何以加服益气活血的药物？

　　师：《素问·调经论》云："血气不和，百病乃变化而生。"任何疾病的基础，皆与气血相关。同时剖腹产、肠梗阻的手术皆使患者元气大伤，正气不存，邪气侵袭，必至气虚血瘀，因此这是其患病的根本，所以泻实的时候必须补虚，顾护根本。同时我们还注意到患者采用了大剂量的激素治疗，激素乃纯阳之品，大量使用不仅伤阴，更耗气。黄芪不仅可以大补阳气之匮乏，而且现代医学表明大剂量的黄芪有激素样药理作用，我们大剂量使用黄芪，还可以缓解停用大剂量激素带来的副作用。这也是中西医结合的一种体现。

八、中西结合治失眠

徒： 郑老师，我发现您会给许多失眠的患者开倍他乐克，这是为什么呢？什么样的患者适合使用倍他乐克来治疗失眠呢？

师： 失眠从中医角度来说，可以分为很多证型，其中心肾不交型、阴虚火旺型、肝郁化火型三种类型的患者在失眠的同时多伴有心烦、多梦、虚烦、心悸不安，或心悸易惊，或急躁易怒等症状。这些患者做自主神经功能检测，常会发现存在心脏副交感神经功能受损。此类患者如果没有倍他乐克的禁忌证，就可以睡前服用1/4或1/2片的倍他乐克，可以很好的改善患者失眠。此时配合中医辨证治疗，效果更佳。

徒： 郑老师，我发现您会给很多自诉没有高血压甚至自称低血压的患者查动态血压，往往会发现这些患者存在高血压，或者是夜间高血压。您是如何筛选这些患者的呢？

师： 高血压病属于中医头痛、眩晕等病范畴。其中阴虚阳亢型和肝阳上亢型患者多见失眠多梦之症，而夜间高血压患者存在血压昼夜节律的变化。因此对于长期晚上失眠无法入睡，同时伴有眩晕头痛、五心烦热、心悸健忘，或面红目赤、烦躁易怒、口苦口干，舌红苔少，脉见弦的患者，可以监测动态血压，往往能发现高血压，而且此类患者经过降压治疗，可以明显改善失眠症状。

中国科学技术出版社医学分社图书书目

ISBN	书 名	作 者	定价（元）
名家名作			
978-7-5046-7359-6	朱良春精方治验实录	朱建平	35.00
978-7-5046-8287-1	柴松岩妇科思辨经验录：精华典藏版	滕秀香	68.00
978-7-5046-8136-2	印会河脏腑辨证带教录	徐远	35.00
978-7-5046-8137-9	印会河理法方药带教录	徐远	35.00
978-7-5046-7209-4	王光宇精准脉诊带教录	王光宇	29.50
978-7-5046-8064-8	王光宇诊治癌症带教录	王光宇	35.00
978-7-5046-7569-9	李济仁痹证通论	李济仁，仝小林	29.50
978-7-5046-8168-3	张秀勤全息经络刮痧美容（典藏版）	张秀勤	98.00
978-7-5046-9267-2	承淡安针灸师承录（典藏版）	承淡安	38.00
978-7-5046-9266-5	承淡安子午流注针法（典藏版）	承淡安	38.00
经典解读			
978-7-5046-9473-7	《内经》理论体系研究	雷顺群	99.00
978-7-5046-8124-9	新编《黄帝内经》通释	张湖德	99.00
978-7-5046-8691-6	灵枢经讲解——针法探秘	胥荣东	128.00
978-7-5046-7360-2	中医脉诊秘诀：脉诊一学就通的奥秘	张湖德，王仲宗	29.50
978-7-5046-9119-4	《医林改错》诸方医案集	甘文平	49.80
978-7-5046-8146-1	《醉花窗》医案白话讲记	孙洪彪，杨伦	28.00
978-7-5046-8265-9	重读《金匮》：三十年临证经方学验录	余泽运	48.50
978-7-5046-9163-7	《药性歌括四百味》白话讲记①	曾培杰	26.00

ISBN	书 名	作 者	定价（元）
978-7-5046-9205-4	《药性歌括四百味》白话讲记②	曾培杰	26.00
978-7-5046-9277-1	《药性歌括四百味》白话讲记③	曾培杰	26.00
978-7-5046-9278-8	《药性歌括四百味》白话讲记④	曾培杰	26.00
978-7-5046-9526-0	《药性歌括四百味》白话讲记⑤	曾培杰	26.00
978-7-5046-9527-7	《药性歌括四百味》白话讲记⑥	曾培杰	26.00
978-7-5046-9528-4	《药性歌括四百味》白话讲记⑦	曾培杰	26.00
978-7-5046-9529-1	《药性歌括四百味》白话讲记⑧	曾培杰	26.00
978-7-5046-9487-4	《药性歌括四百味》白话讲记⑨	曾培杰	26.00
978-7-5046-7515-6	病因赋白话讲记	曾培杰，陈创涛	18.00
978-7-5236-0013-9	《运气要诀》白话讲记	孙志文	45.00
978-7-5236-0189-1	《脾胃论》白话讲解	孙志文	45.00
临证经验（方药）			
978-7-5236-0051-1	中成药实战速成	邓文斌	45.00
978-7-5236-0049-8	用中医思维破局	陈腾飞	59.00
978-7-5046-9072-2	误治挽救录	刘正江	58.00
978-7-5046-8652-7	经方讲习录	张庆军	48.00
978-7-5046-8365-6	扶阳显义录	王献民，张宇轩	45.00
978-7-5236-0133-4	扶阳临证备要	刘立安	49.00
978-7-5046-7763-1	百治百验效方集	卢祥之	29.50
978-7-5046-8384-7	百治百验效方集·贰	张勋，张湖德	35.00
978-7-5046-8383-0	百治百验效方集·叁	张勋，张湖德	35.00
978-7-5046-7537-8	国医大师验方秘方精选	张勋，马烈光	29.50
978-7-5046-7611-5	悬壶杂记：民间中医屡试屡效方	唐伟华	29.50

ISBN	书　名	作　者	定价（元）
978-7-5236-0093-1	悬壶杂记（二）：乡村中医30年经方临证实录	张健民	39.80
978-7-5046-8278-9	男科疾病中西医诊断与治疗策略	邹如政	39.80
978-7-5046-8593-3	百病从肝治	王国玮，周滔主	48.00
978-7-5046-9051-7	基层中医之路：学习切实可行的诊疗技术	田礼发	39.80
978-7-5046-8972-6	广义经方群贤仁智录（第一辑）	邓文斌，李黎，张志伟	39.80
978-7-5236-0010-8	杏林寻云	曹云松	45.00
978-7-5236-0223-2	打开经方这扇门	张庆军	45.00
临证经验（针灸推拿）			
978-7-5046-9477-5	针刀治疗颈椎病	陈永亮，杨以平，李翔，陈润林	58.00
978-7-5046-9378-5	岐黄针疗法精选医案集	陈振虎	45.00
978-7-5046-7608-5	振腹推拿	付国兵，戴晓晖	65.00
978-7-5046-8812-5	陈氏气道手针	陈元伦	35.00
978-7-5046-9077-7	管氏针灸门墙拾贝	管遵惠，管傲然，王祖红，李绍荣	65.00
978-7-5046-9610-6	针灸治疗与解惑（典藏版）	王启才，张燕，郑崇勇，钱娟，曹雪梅	98.00
周易医学、运气学说			
978-7-5046-8255-0	《黄帝内经》七论新编	阎钧天	39.80
978-7-5046-8799-9	《金匮要略》经纬	阎钧天	39.80
978-7-5046-8254-3	五运六气推算与应用	阎钧天	39.80
978-7-5046-8257-4	运气伤寒临证指南	阎钧天	39.80
978-7-5046-9118-7	疫病早知道：五运六气大预测	田合禄	45.00

幸福中医文库系列		
书　名	作　者	定　价
用药秘传	王幸福	58.00
医方悬解	王幸福	58.00
医境探秘	张　博	49.00
医案春秋	张　博	58.00
医海一舟	巩和平	45.00
临证实录：侍诊三年，胜读万卷书	张　光	49.00
书　名	作　者	定　价
医灯续传	王幸福	45.00
杏林薪传	王幸福	35.00
杏林求真	王幸福	35.00
用药传奇	王幸福	35.00
临证传奇 1——中医消化病实战巡讲录	王幸福	35.00
临证传奇 2——留香阁医案集	王幸福	35.00
临证传奇 3——留香阁医话集	王幸福	35.00

出版社京东自营
官方旗舰店

出版社官方微店